내향형 인간의 농담

내향형 인간의 농담

염문경 에세이

북하우스

차례

2장 — 픽션 없는 시나리오

3장 — 게으르지 않은 리얼리티

4장 — 적당한 위로의 기술

프롤로그

내향형 인간입니다

나는 틀림없는 내향인이다.

"저는 내향적이에요"라고 스스로를 소개했을 때 대부분의 사람들은 잘 믿어주지 않는다. 전혀 그렇게 안 보이는데 무슨 소리냐며 웃어넘긴다. 〈자이언트 펭TV〉의 기획 작가, 꽤 많은 연극과 영화를 거친 배우, 심지어 직접 단편 영화를 만들겠다고 감독으로까지 나선, 일 벌이기 좋아하는 사람. 퍽 외향적이거나 심지어 뻔뻔한 사람으로 보일 법도 하다. 하지만 나는 정말 나를 안다. 그 모든 순간들에 최대한 멀쩡하게 존재하기 위해서 얼마나 많은 에너지를 쓰는지 말이다.

나 때문에 어색해질까 봐 일부러 더 큰 목소리로 농담을 던지고, 술자리에서 누구보다 밝게 웃어놓고선 바로 지쳐서 시계만 쳐다보는 사람. 걸려온 전화를 바로 받지 못하고 '무슨 일일까', '뭐라 말할까' 고민하다가 타이밍을 놓치는 사람. 늘 사회성 배터리의 방전 신호에 귀를 기울이다 집에 돌아와 홀로 뻗어 눕는 순간이 어느 때보다 행복한 사람. 그게 나다.

하지만 무엇보다 내게 '내향형 인간'이란 마음속에 불씨를 간직하고 있는 사람들이다. 평온해 보이는 겉모습과 달리, 마음속에 '삐요옹-' 하고 솟아올라 '팡!' 터지는 생각의 불씨가 많은 사람들. 그 불씨는 대체로 무해하지만 주로 모순적이고 또 음흉하기도 하다. 내 안의 들끓는 욕망들이 부딪치며 만들어내는 파열음에 귀를 기울이다 보면, 생각하는 것이다. 이런 나는 나만 알아서 천만다행이야.

이를테면 '겸허해지고 싶어, 그런데 책은 잘 팔렸으면 좋겠어!'라든지. '아무도 내게 전화하지 않았으면 좋겠어, 그렇지만 유명해지고 싶어'라든지. '이젠 제발 안정적인 삶의 궤도에 오르고 싶어, 하지만 언젠가 이놈의 사회 따위 꼭 뒤엎어버릴 거야!'라든지. '사랑이나 결혼을 믿기엔 이 세상이 얼마나 엉망진창인지에 대해 연재 칼럼이라도 쓸 수 있지, 그래도 나만큼은 섹시한 연인과의 영원한 연대에 성공하고 싶어'라든지. '그 누구도 비하하지 않는 윤리적인 인간으로 살아가겠어, 그런데 아슬아슬 짓궂은 농담들에 그만 종종 참을 수 없이 웃고 싶어 ……'라든지.

이 책은 '펭수 작가'의 에세이집이기도 하지만 그 이전에 이처럼 삐죽거리는 욕망들을 다루며 용케 한국 사회를 살아온 평범한 사람의 기록이기도 하다. 89년생, 여자. 『원피스』와 『해리포터』를 보며 자랐고, 초등학생 때 처음 등장한 인터넷에서 엽기와 포르노가 뒤섞인 무언가를 목격했으며, 그 남성적인 인터넷 문화에 빠져들고 동경하고 혐오하며 청소년기를 보냈고, 스물 즈음엔 내가 '된장녀'인가를, 서른 즈음엔 내가 '메갈'인가를 자문했던 인간. 그럴듯한 대학, 그럴듯한 학과를 졸업한 직후 전혀 그럴듯하지 못한 바닥을 기며 오디션을 보러 다녔던 무명 배우. 참을 만한 모멸과 참을 수 없는 분노 끝에 해소되지 않는 질문을 품고서 이런저런 일을 전전하는 프리랜서 창작자.

인간으로서 또 직업인으로서 영락없이 고꾸라졌던 순간도, 꽤나 기쁨에 찼던 순간도 있었다. 하지만 돌이켜보면 좌절에도 환희에도 그리 오래 머무르진 않았던 것 같다. 왜 그랬으려나. 그건 어쩌면 내가 마음속에서 타오르는 불씨들에 끊임없이 거리를 두며 살아왔기 때문이다. 집 안에 가만히 누워 그

많은 모순적인 번민에 귀 기울이다 보면, 차츰 모든 게 얼마나 하찮으냐며 냉소하게 되는 것이다. 다치고 싶지 않아서, 집어삼켜지고 싶지 않아서 택한 생존 전략이었겠으나 그 덕에 건강하게 살아남을 수 있었다. 사실은 아이처럼 이기적으로 뜨거워지고 그만큼 금방 지쳐 타버리는 스스로를 알고 있었으니까. 그랬기에 나를 더 솔직하게 똑바로 보고, 비웃어주고, 위로하려 노력했다. 괜찮아, 다 웃긴 일일 뿐이야.

아름답고 시끄러운 하룻밤의 불꽃놀이를 보듯, 내 마음을 나 혼자 구경해왔다. 열 받는 일이 있을 때는 삶이 던진 독한 농담이라 생각했다. 감당할 수 없는 희열은 곧 의미 없어질 연말 보너스라고 생각했다. 그럼에도 머리보다 가슴의 박동에, 마음의 온도에 훨씬 쉽게 휘청거리는 건 어쩔 수 없어서 속으로 참 많이 싸웠다. 기울어져 넘어지지 않으려고 무모하리만치 반대 방향으로 나를 던질 때도 있었지만, 돌이켜보면 균형을 잡기 위한 발버둥이었다.

이토록 뜨거운 내향형 인간인 내겐 그래서 농담이 필요하다. 좋은 농담은 대체로 자기 객관화와 거리두기를 연습시켜주니까. 농담을 통해 나는 이 삶을 보다 안전하게 살아낼 여유를 찾는다. 삶의 뜨거움에 데지 않고 괜찮은 어른으로 살고 싶어 연마한 기술을 내가 만드는 웃기는 이야기들에 곧잘 써먹기도 한다. 그렇게 제멋대로 타오르는 불씨를 놀이로, 농담으로 바꿔내며 스스로를 지켰던 순간들을 기억해 세상에 내놓는다. 그러고 보면 내향형 인간에게 농담이란, 세상과 자기 자신 사이에 두는 안전지대 같은 것인지도 모르겠다.

밑장을 좀 깔아보자면, 이 글을 쓰면서 속생각을 드러내는 공포뿐 아니라 그런 내가 틀릴 수도 있다는 더 구체적인 불안과도 싸웠다. 이 책의 어딘가에 내가 놓친 어리석음이 묻어 있다면 그건 전적으로 저자의 공부나 표현력이 부족한 탓이다. 이해를 바라고 양해를 구한다.

그 외엔, 그저 재미있게 읽어주셨으면 하는 바람이다. 고개를 끄덕이며, 때론 동의하지 않다가도 어떤 대목은 공감해주시길, 이 세상엔 이런 생각을 하며 살아가는 인간도 있구나 하고 피식 웃어주시길 기도하고 있다. 딱히 사는 데 도움 되는 기술이랄 건 없겠으나 이런 삶도 있다는 측면에서 작은 동질감 하나, 위안 하나 보탤 수 있다면 바랄 게 없겠다.

대부분의 서투른 인간이 그렇듯 가까운 사람들에게 못된 성질머리를 제일 못 숨기고 살았다. 받아주고 지지해준 가족들에게 감사를 드린다. J를 비롯해 이 책의 밑거름이자 버팀목이 되어준 많은 분들께도 감사하다.

무엇보다 이 책을 펼쳐주신 당신께 가장 큰 감사를 전한다.

1장

아무도 불편하지 않은 농담

괴로운 일이 많았기에 즐거운 이야기를 쓴다

〈자이언트 펭TV〉와 로맨틱코미디 영화 〈모럴 센스〉 각색을 병행하던 때의 일이다. 연출가 J언니, 배우 H언니와 함께 그레타 거윅의 〈작은 아씨들〉을 보러 갔다. 영화의 중반부를 넘어서자 옆에서 계속 훌쩍거리는 소리가 났다. 나는 어둠 속에서 울고 있는 언니들의 옆얼굴을 훔쳐보았다. 과연 한국의 잘나가는 여성 창작자들, 공감 능력이 너무 뛰어난데? 영화가 끝나고 '염은 왜 울지 않았냐'는 언니들의 농담에 나 역시 닭똥 같은 눈물을 흘릴 뻔했으나 꾹 참은 거라 항변했다. 아니, 저도 뭐 '한' 공감 하는 사람이라고요, 라고 말하고 싶긴 했지만 솔직히 내겐 참을 수 있을 정도의 눈물이었다. 가장 착한 사람은 병을 얻고, 떠나간 유년기만은 눈부신데 인생은 결국 모순과 어긋나는 타이밍으로 가득하다. 늘 그렇다. 그렇지 뭐! 나는 어쩌면 제일 시니컬한 막내였던 것인지도.

그런데 사실을 말하자면 나는 영화의 첫 장면에서부터 이미 울컥했더랬다. 맨 처음, '조' 역할의 시얼샤 로넌이 글을 팔기 위해 출판사 문을 열고 들어서기도 전, 검은 화면에 어떤 문장이 떠올랐을 때.

괴로운 일이 많았기에 즐거운 이야기를 쓴다.

『작은 아씨들』의 저자 루이자 메이 올컷이 남긴 이 문장을 읽은 순간 이상하게 뜨거운 게 치밀어 올랐던 것이다! 이윽고 똑 하고 잉크가 떨어지듯 마음에 뭔가가 따뜻하게 번져갔다. 스크린에서는 글 써서 먹고 살고픈 젊은 여자 주인공이 출판사 사장에게 가혹한 첨삭을 당하고 있었다. 나는 눈물을 삼켰지만 애써 쓴 글을 난도질당하는 (몹시 공감 가는) 장면이 괴로워서는 아니었다. 그럼에도 불구하고 씩씩하게 타협하고 돈을 받아 즐겁게 달리는 그녀를 보자 눈시울이 붉어지면서 다만 웃음이 났다. 왜였는지, 그 말의 울림이 왜 그렇게 컸는지는 아직도 잘 모르겠다.

아무리 생각해도 나는 별로 긍정적인 사람이 아니다. 불안이 심해 병원에 간 적도 있고, 연애만 시작하면 끝날 일을 걱정하며, 어떤 일의 단점부터 아주 그냥 기가 막히게 '캐치' 한다. 유년기에 대해 말할 때면 슬프고 억울했던 기억만 선명하게 떠올려서 부모님에게 괜한 죄책감을 심기도 한다. 그렇다고 내가 '충분히 불행한' 인간이냐 누가 묻는다면 할 말이 없다. 가정환경이며 공부머리며, 운 좋게 주어진 게 많은데도 나는 유독 나 자신을 긍정하기까지 오랜 시간이 걸렸다.

이십 대에 내 세계는 괴롭고 부조리한 일들로 가득했다. 그래서 운동을 하고 연극을 했는데, 거기에도 답은커녕 엉망인 것들만 보여서 더 화가 났다. 화내는 일에는 에너지가 많이 든다. 괴로워서, 더는 화를 내지 않기 위해 부당하고 슬픈 것들에 대한 관심을 거두기 시작했다. 그래선 안 됐지만, 내 마음부터 편하고 싶어서.

연극을 관두다시피 했고, 여성주의 외부 활동을 접었으며, 기사 댓글을 읽지 않았다. 어느 틈엔가 부쩍 '예능', '코미디', '로맨틱' 등에 그나마 소질이 있는 작가로, 알음알음 일감을 얻으며 살고 있었다. 나처럼 비판적이고 '노잼'인 사람이 어쩌다……. 의아했지만, 그게 그렇게 됐다. 아무튼 조금씩이나마 인정받는 기분이 좋았다. 배우로서, 작가로서 살아온 인생 중 가장 쓸모 있는 인간 취급을 받고 있었다.

사람들은 재미있고 빠른 이야기를 좋아하는군. 더욱 그렇게 쓰는 법을 익히자. 이게 내가 정말 하고 싶은 말인가에 대해서는 점점 의문을 갖지 않게 되었다. '이 말이 하고 싶어서' 이야기를 만드는 게 아니라 '무엇이든, 어떤 이야기든' 재밌게 만드는 방식으로 전환하려고 노력하고 또 노력했다. 시나리오 작법서에도 그게 더 좋다고 나와 있었다. 할 말부터 잡고 쓰는 글은 재미없다고. 맞는 얘기인 것 같았다. 그러기를 벌써 이삼 년.

이 글을 쓰고 있는 지금도 그렇다. 내 글을 읽을 사람들이 어떤 이야기를 듣고파 할지부터 먼저 궁리하는 나를 발견한다. 이 세계는 잘못되었다고 불같이 성토하면 인기가 있을까. 퇴사해도, 우울해도, 이직해도 다 괜찮을 거라 말하면 좋아해줄까. 아니, 아무래도 펭수 이야기를 최대한 많이 해야 하려나. 펭수의 성공담 같은 거. 이런저런 생각 속을 헤매다 알게 됐다. 내가 좀 멍청해졌다는 걸.

사실은 언제나 불행에 대해 말하고 싶었다. 모든 확고하지 않은 모순과 개인적이고도 사회적인 슬픔에 대해 털어놓고 싶었다. 하지만 나는 '충분히 불행하지도' 않으면서 단지 좀 예민할 뿐인, 부모에게 얹혀사는 무명의 삼십 대 예술인 나부랭이. 예민한 응석받이는 결코 사랑받지 못한다는 사실을 인간으로서도, 창작자로서도 깨우칠 필요가 있었다.

그래서 밝고 사교적인 모습으로 사회생활 하듯, 사람들이 재밌어할 법한 이야기를 썼다. 누군가를 정확하게 겨냥해서 분노를 일으킬 게 아닌 이상, 우울하고 부정적인 이야기는 인기가 없으니까. 매일이 썩 즐겁지는 않았지만 그래도 최대한 즐거운 플롯과 대사들을 썼다. 어떻게 하면 웃길까, 한 줄 한 줄 '드립'을 고민하던 그 시간이 가짜였다는 건 아니다. 다만 예쁨받고 싶어서 그러고 있었다는 생각이, 지금에야 든다. 사랑이 고픈 아이처럼. 그래서였을지도 모른다. 괴로운 일이 많았기에 즐거운 이야기를 쓴다는 그 말이, 그래서 날 위로한 것인지도.

문득 요 몇 년간 이루어낸 일들이 진정한 나를 반영하고 있지 않다는 생각이 들었을 때, 그래서 그 모든 일들이 사실은 가치 없는 게 아닐까 하는 무의식적인 자조를 품었을 때, 그렇지 않다고 말해주는 것 같았다. 너의 슬픔과 분노는 여전히 유효하며, 바로 그렇기 때문에 즐거운 이야기를 쓸 수 있노라고.

희망이며 따뜻함이라는 단어가 오글거릴 순 있지만 그것을 추구하는 것 또한 삶의 진실이 아닐까. 인간은 괴로움 속에서도 반드시 웃음을 찾기 마련이니까. 그리고 그런 이야기를 통해 어쩌면 나의 기쁨만이 아니라 슬픔까지 공유할 수 있기를 소망해본다.

처음 '펭귄 극장' 대본을 썼을 때, 펭수가 펭귄어로 남극에 있는 엄마랑 통화하는 장면을 보고 사람들이 그렇게 슬퍼할 줄 몰랐다. 펭귄어로 '까악 까악' 하며 통화한다니 웃기겠지, 짠해 보이는 모습이 더욱 패러디답게 연출되겠지, 그 정도로 생각했다. 근데 웬걸, 너무 많은 사람들이 댓글에서 울고 있었다. '와이 엠 아이 쿠라잉' 이게 댓글판의 대세였다. 나를 비롯한 제작진은 의아했다. 아니, 웃기다는 댓글은 없는 거야? 이럴 일이라고?

뒤늦게 깨달았다. 펭수는 내가 생각했던 것보다 더 많은 이야기를 담을 수 있는 존재라는 걸. 사람들은 펭수의 세계 안에서 웃음뿐 아니라 슬픔과 괴로움도 기꺼이 겪는다. 그게 우울해서 보기 싫은 게 아니라, 바로 그것 때문에 누군가는 펭수를 더 사랑할 수 있다는 걸 알게 된 계기였다. 펭수는 언제나 힘든 것 하나 없다고 말하지만, 굳이 강요하지 않아도 사람들은 열 살 펭귄의 외롭고 서글픈 '모먼트'를 이해하고 공감한다. 괴로운 일이 많았기에 더욱 호쾌하게 웃을 수 있는 인물, 그리고 그런 이야기. 어쩌면 사람들이 정말 보고 싶어 하는 건, 그리고 내가 정말 쓰고 싶은 건 그런 이야기인가 보다.

그래서 다시, 즐거운 이야기를 쓴다.

단지 다른 사람에게 사랑받기 위해서가 아니라 아직도 어리광쟁이인 내 안의 불행을 구원하기 위해.

웃음을 통해 타인과 소통하는 건 분노를 공유하는 것만큼 강력하진 않을 수 있어도, 반드시 삶을 지탱해준다. 살아나갈 힘을 준다. 웃음이 나지 않을 때 부러 웃어보는 것만으로 좋은 기분을 만들어낼 수 있듯, 내가 만들어내는 즐거운 이야기들 역시 가짜가 아닐 것이다. 『작은 아씨들』, 『해리포터』, 날 키워낸 수백 권의 만화책을 비롯해 내가 보고 읽은 수많은 즐거운 이야기들이 나에게 진짜였듯이 말이다.

그럼에도 언젠가 슬프고 괴로운 이야기를 마주해야만 하는 순간이 온다면, 그땐 외면하지 않고 담을 것이다. 좀 더 커서, 그것조차 즐거이 다뤄낼 힘 있는 마음을 갖고 싶다.

남을 웃기기 전에 내가 먼저 웃을 것

내가 작가 세계에 입문한 건 드라마 〈퐁당퐁당 LOVE〉와 〈우주의 별이〉를 통해서였다. 두 드라마를 연출한 김지현 감독님은 이쪽으로는 별다른 경력이 없는 나를 선뜻 보조 작가로 발탁해준 소중한 선배다. 어느 날 감독님이 아는 피디가 어린이 드라마 작가를 찾고 있으니 만나보지 않겠냐고 제안했다. 그때까지도 메인 작가 경력은 없었지만 단편이니 용기를 내보고 싶었다. 그렇게 〈자이언트 펭TV〉를 만든 이슬예나 피디님과 만나게 되었다.

약속 장소인 카페는 집에서 가깝고도 먼 애매한 거리. 그때까지만 해도 배우로서 미팅에 훨씬 익숙했던 나는 오디션을 볼 때처럼 흰 바지에 하늘색 셔츠를 입고 다이어트를 위해 자전거를 탔다. 생각보다 시간이 빠듯해 예기치 않게 땀을 뻘뻘 흘리고 허둥지둥 들어섰더니 유리창 안에서 그걸 지켜보고 있던 이슬예나 피디님이 깔깔 웃으며 맞았다.

"아니 세상에 작가님, 자전거라니요. 포카리스웨트인 줄 알았잖아요."

지금도 피디님은 가끔 그 첫인상을 언급하며 웃는다. 나 역시 그때의 피디님을 인상적으로 기억하고 있다. 사실 낯선 사람과 드라마 작가로 만나는 건 처음이었다. 근데 이 스스럼없는 포용력 뭐지. 무척 예의 바른데도 친근하고 외향적인 사람이다. 방송국 사람치고 안 무섭네. EBS라 그런가. 땀을 흘리며 그렇게 생각했다.

알고 보니 피디님은 EBS 안에서도 꽤나 튀는 성격이었다. 잘은 몰라도 주변에서 슬쩍 지켜보기엔 약간 모난 돌인 거 같았다. 감성적이고 다혈질적인 면은 나랑 비슷한데, 관습적인 게 싫다며 위에다 입바른 소리까지 막 해버리는 스타일이었다. 소위 '고인 물'이 되고 싶지 않은 사람, 새로운 게 늘 궁금한 사람. 그랬으니 방송 작가로 제대로 훈련받지 않은 이상한 경력의 나와도 '쿵짝'이 잘 맞았을 것이다.

그렇게 둘이서 단편 어린이 드라마 〈마법소녀 최리〉를 만들었고, 이듬해 보니하니 웹드라마 〈멍냥꽁냥〉도 함께해 유튜브에서 좋은 반응을 얻었다. 내가 만든 인물, 내가 쓴 대사에 누군가가 울고 웃고 실시간으로 댓글을 다는 걸 보는 게 처음이었다. 우리 생각이 틀리지 않았어. 청소년들이 이런 이야기를 원했던 게 맞았어. 피디님도 나도 에피소드가 하나 올라갈 때마다 달리는 수천 개 댓글을 끝까지 읽고 캡처하고 공유하곤 했다. 그때를 생각하면 두 사람이 같은 꿈을 꾸고 있었던 것 같다. 피디님이 다음 작품의 플랫폼으로 유튜브를 선택한 것 역시 어쩌면 쌍방향 소통의 행복감을 알았기 때문인지 모른다. 바로 그다음 작품이, 〈자이언트 펭TV〉다.

처음엔 세계관 기획까지만 참여하려 했다. 드라마 대본이면 몰라도 예능은 내가 할 수 있는 영역이 아니었기 때문이다. 그럼에도 이 배에 탑승하게 된 건 역시 피디님을 좋아하기 때문이었다. 배가 이렇게 커져 대항해시대로 나아갈 줄은 꿈에도 몰랐지. 〈자이언트 펭TV〉 팀이 꾸려진 과정을 생각하면 가끔 『원피스』라는 만화가 생각난다. 이슬예나 피디님이 루피인 셈이다.

"야, 너 내 동료가 돼라!"

그렇게 지나가던 배우 겸 작가 하나 탑승. 너무도 착한 능력자 미술 감독님과 너무도 유치한데 천재 같은 편집 감독님 탑승. '대빵' 이슬예나의 그 예의 바른 친근함에 이끌려 하나둘 모인 사람들의 면면을 살펴보면 누구 하나 평범하거나 악한 사람이 없었다. 결정적으로 가장 범상치 않은 자이언트 펭귄 펭수가 우리와 함께했고.

그렇게 출발한 〈자이언트 펭TV〉는 시작부터 EBS 채널의 유튜브 콘텐츠치고 나쁘지 않은 성과를 거뒀다. 물론 지금과 같은 대성공은 아니었다. 그럼에도 우리 팀원들은 하나둘 깨알같이 오르는 구독자 수로 내기를 하고 댓글을 공유하며 신이 났다. 어린애들 같은 팀이었다. 펭수처럼 모두가 열 살의 마음이었는지 모른다. 우리가 재밌는 거, 우리가 너무 웃겨서 이렇게 만들었잖아. 근데 다른 사람들도 이게 웃기대. 그게 너무 좋아, 기뻐! 생각만큼 '한 방'이 빨리 오진 않았지만 누군가는 꾸준히 펭수를 재밌어하고 사랑해줬다. 그 순수함이 원동력이 되었다.

창작을 한다는 건, 어떤 작품을 세계에 내놓는다는 건 내가 가진 취향과 욕망, 그 세계관을 상대가 이해하고 받아들여주길 바라는 행위라고 생각한다. 내가 재미있다 여긴 걸 너에게 보여주고 싶은 욕망. 우리가 함께 웃으며 공감하고 있다는 감각. 나 혼자가 아니라는 안도. 〈자이언트 펭TV〉에는 그런 우리의 순수한 취향과 욕망이 고스란히 버무려져 녹아 있다.

그러니까, 펭수의 성공은 내게 그런 의미다. 내가 좋아하고 믿을 수 있는 사람들과 즐거운 일을 잔뜩 벌이고 그걸 짠, 사람들에게 보여줬을 때 더욱 잘 이해받을 수 있다는 가능성. 억지로 맞추고 고통받으면서 일할 때보다 그 편이 훨씬 과정도, 결과도 좋을 수 있다는 희망. 그걸 알게 해줬다는 게 가장 고맙다.

나는 계속해서 내가 재미있는 걸 내가 좋아하는 사람들과 만들어갈 거다. 시야가 좁아지지 않아야 될 테니 후배님들에게 '요즘 무슨 생각하세요'라고 늙은이처럼 묻기를 멈추지도 않을 생각이다. 그래도 일단 남을 웃기기 전에 내가 먼저 웃기를, 남을 설득하기에 앞서 나부터 설득할 수 있는 작업을 하기를 바란다. 그렇게 내놓은 결과물을 통해 얼굴도 모르는 사람들과 서로 이해하고 이해받는 단맛을, 이미 알아버렸으니까.

그런 식으로 이 광활한 온라인 플랫폼 시대에 외롭지 않은 하나의 창작자이자 개인으로 존재하고 싶다. 좋은 이야기를 만드는 인간, 이해할 수 있는 이야기를 만드는 인간, 그걸 공유해 소통하는 동시대 인간. 뭐, "나도 밀레니얼 세대"라고 우겼다간 야유받기 십상인 나이이기는 하지만. 그렇게만 살 수 있다면 더할 나위 없겠다.

아무도 불편하지 않은 농담

아무도 불편하지 않은 농담. 처음 책을 써보라는 제안을 받았을 때, 편집자님이 건넨 책 제목이었다. 어느 강연 비슷한 자리에서 내가 한 말을 인용했다고 한다. 그럴듯한 의미를 가지고 한 말은 아니었는데, 이렇게 보니 썩 그럴듯하군요! 좋은 제목이라고 생각했다. 그런데 글을 꽤 쌓아온 지금, 이 제목을 생각하면 좀 우스운 기분이 든다. 아무도 불편하지 않다니, 반어법인가? 소소한 에세이를 쓰자고 해 놓고 하나 걸러 하나씩 불편한 얘기만 늘어놨는데, 일단 '힐링' 책은 못될 것 같고, 아무래도 제목을 바꿔야겠다…….

아무도 불편하지 않은 농담이란 게 가능하긴 할까. 자신 없다. 가급적 많은 사람들이 불편하지 않도록 최대한 노력할 뿐이다. 그마저도 시대가 바뀌면 어떻게 재평가받을지 모른다. 예전엔 아무렇지 않았던 희극과 비극 가운데 지금의 감수성으로는 도무지 허용할 수 없는 것들이 있다는 사실만 봐도 자명하다. 정치적 올바름을 개그계에서 유독 소화하기 어려워하는 것도 당연하다. 대부분의 코미디는 나를, 혹은 상대방을, 혹은 세상의 어떤 가치나 상징을 끌어내려 모방하고 희화화하며 발생한다. 백 명 중 아흔아홉 명이 깔깔 웃었다 해도, 뜻밖에 끌어내려져 남몰래 쓴웃음을 삼키는 한 명은 분명 어딘가 있을 거다. 아주, 아주 엄밀히 따진다면 말이다.

펭수도 자유롭진 않다. 다만 여기서 펭수의 강점은, 펭수가 혼자가 아니라는 데 있다. 펭수는 물론 펭수지만, 펭수이자 이슬예나고 박재영이며 염문경이다. 사람들이 존재를 알기도 하고 모르기도 하는 수많은 이름들이다. 대중 앞에 놓이는 열 살 펭수는 그 많은 생각의 필터를 여러 번 통과한 존재다. 펭수를 돕는 백 명 중 아흔아홉 명이 하하 웃었더라도, 그 농담이 불편하다고 생각하는 한 명의 영향력이 존재한다. 이런 의사결정 방식에는 장단이 있는데, 일단 회의나 후반 작업 등 촬영 전후로 많은 시간이 든다. 대신 펭수는 그 시간을 거친 이름들과 함께 조금 더 안전해진다. 거름망이 매번 완벽할 순 없지만 명백한 권위나 펭수 자신을 향하는 경우를 제외하고는 섣불리

희화화하지 않는 게 어쨌든 기본 철칙이다.

이런 방식이 통했다는 게 기쁘기도 하고 씁쓸하기도 하다. 〈자이언트 펭TV〉 댓글창은 다른 유튜브와 비교했을 때 상당히 '클린'한 편이다. '클린'함을 넘어 사실상 대부분의 댓글이 펭수를 향한 애정으로 넘쳐난다. 유튜브 댓글이란 게 많은 경우 (그것이 호감이더라도) '놀림'이나 '드립'으로 표현된다는 걸 생각해보면 펭수를 향한 모난 데 없는 애정 표현들은 놀라울 정도다. 그건 펭수가 웬만해선 누군가를 공격하지 않는다는 뜻이기도 하고, 그만큼 펭수 콘텐츠의 날이 무디다는 뜻이기도 하다. 펭수가 처음 '센세이셔널'한 반응을 불러일으켰던 편이 'EBS 아이돌 육상대회'였다는 걸 생각해보면 더 그렇다.

그때 〈자이언트 펭TV〉를 처음 접한 사람들은 〈딩동댕 유치원〉만 하는 줄 알았던 EBS에서 애들 캐릭터를 데려다 속칭 '꼰대'를 패러디하고 '기울어진 운동장' 같은 개념을 언급한다는 데 충격을 받았다. 그 사실 자체가 콘텐츠의 '날카로움'이었던 셈이다. 의도했든 아니든 누군가를 향할 수도 있는, 날이 꽤 센 패러디였고, 그 증거로 댓글창은 꼰대 선배로 표현된 뚝딱이에 대한 신나는 드립(예를 들어 '틀딱이' 같은 표현. 흔한 인터넷 드립이지만 사실상 노인 혐오 표현이다)으로 가득 찼다. 이후 모바일 콘텐츠에서나마 뚝딱이에게 동년배 친구들을 그리워하는 따뜻한 서사를 줬던 것도 그 이미지를 중화하려는 의도가 있었던 게 사실이다.

펭수를 보는 사람들이 많아질수록 제작에 처음보다 더 신중을 기하게 된다. 이런 '집단 지성 거름망' 덕에 펭수를 마음 편히 사랑해주는 분들도 있고 점점 '노잼'이라며 떠나가는 분들도 있다. 분명 아쉽기도 하다. 유튜브 조회수는 전통적인 시청률보다 더 적나라하게 실시간으로 쉽게되고, 다들 뼈를 맞는 기분으로 속 쓰려 한다. 그럼에도 나는 지금 이 열 살짜리 펭귄이 상징하는 짓궂은 따뜻함이 귀하다. 예나 피디님과 처음 〈자이언트 펭TV〉를 기획할 때 가졌던 초심이랄까, 그런 걸 떠올려보면 더 그렇다.

어린이, 청소년들은 단지 어른들이 대상화하듯 '순수하고 순수해야만 하는' 존재들이 아니고, 그들이 EBS의 해말간 프로그램보다 유튜브를 더 재미있어하는 것도 당연하다. 그러나 그런 아이들이 즐겨보는 콘텐츠에서 생산되는 공격적인 농담들은 우리 취향이 아니었다. 취향이야 다를 수 있다만, 그런 농담들만 존재하는 세계여도 괜찮은지 의문이 들었다. '그나마 재밌는 거' 중에서 지금 아이들이 선택하고픈 게 그것밖에 없다면, 적어도 다른 선택지를 주고 싶었다. 의외로 나름 '병맛'이지만 누군가를 해하지 않는 농담을 만들고 싶었다. 그렇게 만난 아이가 펭수다. 그때의 마음을 생각한다면 역시 콘텐츠의 둥그런 성격을 아쉬워하기보다는 기뻐해야겠지. 그 와중에 조금이나마 날을 세우고, 웃긴 댓글이 달리길 바라며 매주 머리를 싸매고 회의하겠지만 말이다.

따지고 보면 그게 다, '누구도 불편하지 않은 농담'이라는 유니콘을 창조해보려는 노력인 것도 같다. 쉽진 않겠지만 그 노력이 헛되다 생각하지도 않는다. 남극에서 한국까지 헤엄쳐 온 펭수처럼, 포기하지 않고 이상을 좇는 이들이 세상을 조금씩 움직일 테니까.

어떤 건

네 생각이라 치더라도

2020년의 거의 절반을 단편 영화 〈백야〉를 만드는 데 쏟아부었다. 내가 작가이자 감독이자 배우로 참여한 그 영화에 나오는 대사 가운데 이런 게 있다.

> 날카로운 건 좋아. 근데 있잖아, 배타성이 강한 글은 결국 누군가를 찔러. 근데 관객은…… 인간은 찔리는 걸 별로 좋아하지 않거든.

비슷한 말을 실제로 어디에선가 들어본 적이 있다. 정확한 상황은 기억이 안 나지만, 단지 하나의 깨달음만이 오래도록 머리에 남았다. 나의 글은 배타적으로 읽히는구나. 풍자고 전

유이며 패러디라고 생각했던 나의 농담이 누군가를 상처 줄 수도 있겠구나.

그러고 나서 시무룩해졌던 기억이 난다. 내 개성이라곤 그것밖에 없는데. 작품 안에서 나 자신을 포함한 모두를 조금씩 '돌려 까기.' 그래서 누구 하나만이 아니라 전부 다 웃긴 걸로, 그냥 이 슬픈 세상이 웃긴 걸로 만들어버리기. 웃긴 세계를 그리는 방법을, 난 그것밖에 모르는데 나보고 어쩌라는 거야. 어려워, 짜증나! 다들 날 이해 못 해주고 멍청해!

솔직히 그랬다. 나는 배타적인 인간이었다. 겉으로 모두와 그럭저럭 잘 지내는 만큼, 속으로는 남들을 이렇게 저렇게 판단하는 일이 많았다. 그게 작품에 반영될 수밖에 없었다. 어떤 사람에 대해, 어떤 직군에 대해, 어떤 나이대에 대해, 어떤 성별에 대해, 어떤 외형에 대해, 어떤 말투에 대해……. 짓궂어도 그 스테레오타입을 디테일하게 그리는 일이 재밌는 건 어쩔 수가 없었다.

딴에는 나름 애정을 담아 묘사하긴 하지만 특히 내 기준에서 별로 멋지지 않다고, 우습다고 생각하는 모든 행태에 대해 신랄해지고 싶은 욕망을 숨길 수는 없었다. 그래서였을까. 내 글을 읽은 유명인으로부터 초면에 이런 말을 들은 적도 있다.

"내가 널 위해서 해주는 말인데, 이야기를 그런 식으로 쓰면 언젠가 큰코다치고 망해. 글이 문제가 아니라 네 사상이 문제라고."

그분의 조언은 하필 너무 일방적이어서 특히나 불쾌했다. 솔직히 귓등으로 듣고 싶었다. 그럼에도 나는 일주일이 넘도록 혼자 그 말을 곱씹으며 속을 끓였다. '꼰대가 하는 말 따위 무시하면 그만이지'라고 생각하면서도 엄청 고민했다. 그분이 옳은 말을 한 걸까. 조언하는 태도가 불쾌했다는 이유로 '꼰대'라고 미워하는 건 내가 너무 배타적이기 때문인가. 어쨌든 저 사람은 유명해질 정도로는 성공했잖아. 그럼 난, 역시…… 망하려나?

그렇게 고민하다가 깨달았다. 나는 내게 퍼붓는 악담에 일말의 진실이라도 있지 않을까 싶어 오만 가지 경우의 수를 되짚으며 괴로워하지만 정작 아무 말을 퍼부은 상대는 하루도 곱씹지 않으리라는 것을. 그렇게 치면 취중에 막말처럼 내뱉은 타인의 말을 일주일이나 끌어안고 끙끙댄 나를 스스로 배타적이 아닌가 의심하는 건 너무 억울한 일 아닌가. 적어도 난 타인의 평가를 차단하진 않았으니까. 치열하게(?) 고민하니까. 자아성찰? 할 만큼 했으니까! 그렇게 결론지은 뒤 장기하의 노래를 열 번쯤 반복 재생해 들었다.

그냥 니 갈 길 가. 이 사람 저 사람, 이러쿵 저러쿵, 뭐라 뭐라 뭐라 뭐라 뭐라 뭐라 해도 상관 말고, 그냥 니 갈 길 가. 미주알 고주알 친절히 설명을 조곤 조곤 조곤 조곤 조곤 조곤 해도 못 알아들으면 이렇게 말해버려. 그건 니 생각이고. 아니, 그건 니 생각이고. 알았어 알았어 뭔 말인지 알겠지마는 그건 니 생각이고. 니 생각이고!(장기하와 얼굴들, "그건 니 생각이고", 2018)

그러니까 어쩌면 난 아직 크게 성장하지 못했을지도 모른다. 고민은 했으되, '맞아 그럴지도'보다 '그건 네 생각이고' 쪽으로 기울었으니까. 흔들리긴 엄청 흔들리면서 결국은 삐죽 고집을 부리고 마니까. 어쩌면 조만간 큰코다치고, 망할지도 모르겠다. 어쩔 수 없지 뭐. 망하면 훌쩍 다른 나라로 떠나야 하려나. 멀리멀리.

그래도 매번 고민을 한다. 그게, 좀 중요하지 않나 싶다. 내 인생은 외국으로든 어디든 멀리멀리 떠나보낼 수 있지만, 그런 내가 세상에 내놓는 것들은 어떻게든 남의 인생에 가닿고 마니까. 거기에 책임감은 있어야 하지 않나 싶다. 정답을 모르면 끙끙대는 시늉이라도 하는 것. 그게 일주일이 걸리든 한 달이 걸리든 적어도 내가 납득할 수 있고 타인을 설득할 수 있는 수준의 답이라도 제시하려고 노력하는 것. 세상에 내놓을 농담을 만드는 사람의 업보라 생각하고 그 정도는 받아들여야겠지. 누가 나보고 게으르다고 하면 일단 화가 나겠지만 어쨌든 다시 고민하겠지. 살아갈수록 세상을 이해하는 품이 넓어지기를 바란다. 어떤 건 '네 생각'이라 치더라도, 어떤 건 받아들일 수 있기를.

충분히 용감하진 않습니다만

「에스엠 엔터테인먼트」라는 단편 희곡을 쓴 적이 있다. 소녀시대 있는 그 에스엠SM 말고, 생각하시는 다른 에스엠 맞다. 비디에스엠BDSM 할 때의 그 에스엠.

그렇다고 '에로 에로'한 야설은 아니고, 피학과 가학의 놀이 가운데서 위안을 찾으려는 외로운 플레이어들에 대한 이야기였다. 작품은 공모에 뽑혔고, 주최 측에서 기획한 '관객과 함께 희곡 낭독하기' 행사에 초청되었다. 희곡은 낭독 행사를 위해 작은 책자로까지 출간되는 영예(!)를 얻었다. 책을 받아들고 보니 작품과 어울리는 빨간색 표지에 대문짝만하게 내 이름이 새겨 있었다. '에스엠 엔터테인먼트, 염문경 지음.' 희곡 작가 데뷔!

행사는 미리 참여를 신청한 관객들과 함께하는 연말 파티 분위기였다. 배우가 읽기도 하고 관객이 직접 소리 내어 낭독도 하며, 작품에 대해 이야기하는 자리였다. 사람들이 내가 쓴 대사를 읽는 걸 실시간으로 듣고 있자니 민망하면서도 뿌듯했다. 몇몇 관객분들은 사람들 앞에 나서기 쑥스러웠던지 행사가 끝난 뒤에 내게 직접 와서 감상을 건네고 가기도 했다. 내게 말을 건넨 분도 그런 관객 중 한 명이었다.

"재밌게 잘 읽었습니다. 정말 용감하시네요."

"네?"

"이렇게 젊은 여자분이 어떻게 이런 이야기를 쓸 생각을 하셨어요. 참 용감하세요."

그렇게 칭찬을 건넨 뒤 그분은 악의 없는 미소와 함께 작별을 고하고 떠났다. 그 미소에 담긴 선의는 분명 진짜였지만 죄송스럽게도 나는 조금 어리둥절한 상태가 되고 말았다. 대체 무엇이 '용감하다'는 것일까. 이렇게 '야한' 희곡을 실명으로 쓴 것? 아마도 그것이겠지.

희곡 「에스엠 엔터테인먼트」의 내용을 소개하자면 이런 이야기다. 한 여자와 남자가 어색한 에스엠 플레이를 시도하고 있다. 뭔가 열심히 해보는데 점입가경으로 꼬이기만 한다. 알고 보니 두 사람은 에스엠 커뮤니티에서 연락하다가 처음 만난 사이. 여자는 섭(sub: 비디에스엠 관계에서 피지배자 역할)인데 페미니스트고, 남자는 돔(dom: 비디에스엠 관계에서 지배자 역할)인데 심약한 '찌질이'다. 두 사람은 계약대로 플레이를 통해 쾌감을 얻고 싶지만, 그게 진짜 같을수록 행위의 비윤리적 폭력성을 견디기 힘들고, 가짜면 가짜인 대로 집중이 되지 않아 딜레마에 빠진다. 둘은 싸우기도 하고 역할을 바꿔보기도 하다가, 플레이에서의 역할이 아닌 진짜 본인의 이야기를 조금씩 털어놓게 되는데, 쩜쩜쩜.

짐작하다시피 비디에스엠은 주제 의식에 가닿기 위한 장치 정도, 실상 내용은 현대의 두 이성애자 남녀가 겪는 모순적인 외로움을 이야기하는, 어쩌면 좀 흔할 수도 있는 이인극 코미디였다. 굳이 낚으려는 의도는 없었으나 혹시라도 야한 것을 기대하고 온 사람이라면 별점 1점 주고 악플을 달 수도 있는, 상당히 평이한 수위. 다시 말해, 그 관객이 평한 나의 '용감함'이란 '선정적인 장르'를 밀어붙인 용감함이 아니라, '흔히 선정적이라고 일컬어지는 소재 자체를 다룬' 용감함인 것이다. 심지어 '젊은', '여자분'이 이런 소재를? 용감하군요!

이 감탄은 이후로도 내 머릿속에 꽤 오래 각인되어 있었다. 그 말을 듣는 순간 나의 작업들이 누군가에게 어떻게 비쳐질지 처음 깨달았던 것 같다. 페미니즘, 관습적인 엄숙주의에 대한 반발심, 전체주의적 신념이 가하는 폭력, 젠더 갈등이나 세대 갈등의 다양한 층위에서 발생하는 아이러니, 혹은 그게 뭐가 됐든, 안전하게 지내고자 하면 가급적 언급을 피하는 편이 좋은 모든 것들. 배우로서 작가로서 직접 창작한 작업들은 대부분 크거나 작게 그런 결을 가지고 있었다.

스스로 어떤 결단을 가지고 '이걸 꼭 말해야겠어, 용감하게!'라는 식으로 접근한 적은 별로 없었다. 그냥 어쩌다 보니 그런 얘기를 자꾸 하게 됐다. 내게 의미 있었고, 재미있었고, 말하고 싶었다. 왠지 하면 안 될 것 같은 분위기가 싫어서 더 그랬는지도 모르겠다. 그전까진 의식적으로든 무의식적으로든 자꾸만 그런 것들을 탐구하려는 나의 욕망이, 누군가에게 의도치 않은 반응을 불러올 수도 있단 걸 크게 의식하지 못했었다.

아무리 개인의 서사에서 출발한 것이고, 개인의 취향과 관심사에서 비롯되었다고 할지라도 작품으로 발표하는 순간 정치적 표상이 되어버리고 마는 주제들이 있다. 누군가는 그걸 '용기'라고 말하겠지만 또 다른 누군가는 그런 나를 '관종'이라고, '나쁜 애, 이상한 애'라고 손가락질할 수도 있는 주제들. 나는 나의 선택에 대한 책임을 의식하기 시작했다.

처음 〈자이언트 펭TV〉를 시작하고 얼마 되지 않았을 때, 나는 종종 농담 반 진담 반으로 피디님에게 말했다.

"전 펭TV에 출연하면 안 돼요. 페미니스트로 찍혀서 악플 달릴지도 몰라요."

옳고 그름을 떠나서, 웹상에 내 이름으로 쓴 여성주의적인 글이나 작업들, 거기에 묻어 있는 이슈가 누군가에겐 왈가왈부의 대상이 될지도 모른다고 생각했다. 물론 피디님은 그냥 웃었지만 난 좀 진심이었다.

내 정체성으로 내가 욕먹는 것까진 괜찮다. 하지만 공영방송으로서 안전성을 고려할 수밖에 없는 프로그램에 불이익을 끼치고 싶진 않았다. 게다가 예기치 않게 펭수가 최고의 히트작이 되긴 했으나 그 와중에도 나는 〈자이언트 펭TV〉 작가일뿐 아니라 새로운 영화나 드라마 시나리오 작업, 그리고 배우 일을 계속 병행하고 있었다. 프리랜서로 다른 작업들을 선택할 때, 내가 속한 팀의 성격에 위배되지 않는지를 고려해야 하는 걸까. 별 생각 없이 주어진 일들에 감사하며 바쁘게 지내다가도 가끔씩 그게 헷갈렸다.

그러다 결국 일이 하나 터졌다. 김조광수 감독님의 제안을 받아 시나리오를 썼던 장편 로맨틱코미디 영화 〈메이드 인 루프탑〉이 완성되고 보도자료가 나가면서 뜻밖의 기사가 뜬 것이다.

"'펭수' 메인 작가 염문경, 퀴어 영화로 장편 각본 데뷔."

틀림없는 사실의 나열이었지만 무엇을 강조하고 있는지는 꽤 분명한 헤드라인이었다. 성난 댓글이 그걸 증명하고 있었다. 댓글로 욕먹은 적은 가끔 있었지만 화가 나는 게 아니라 겁이 난 적은 처음이었다. 지금까진 농담 반 진담 반이었는데나, 진짜로 팀에 폐가 될 수도 있겠구나. '페미'로 찍힐 줄 알았는데 '퀴어'로 찍힐 줄은 몰랐군. 하하하. 식은땀과 웃음이 동시에 났다.

문제가 더 확대될 것 같지는 않았지만 그래도 우선 〈자이언트 펭TV〉 팀에 알렸다. 오히려 팀원들은 걱정 말라고 다독여 주었다. 비난 댓글은 한두 번 보고 다시 읽지 않았다. 개중 가장 재밌었던 댓글은 "펭수는 젠더, 성평등 사상을 심어주기 위해 만든 캐릭터였습니다. 그것도 모르고 사람들이 미쳐 있는 거죠"라는 댓글이었는데, 젠더나 성평등이라는 단어 자체를 욕으로 쓰고 있다는 지점에서 느껴지는 좁힐 수 없는 거리감이 신선할 정도였다.

얼마 뒤 또 하나의 소식이 날아왔다. 희곡 「에스엠 엔터테인먼트」를 계기로 제안을 받아 각색에 참여한 영화 〈모럴 센스〉의 넷플릭스 제작이 결정되었다는, 아주 반가운 소식이었다. 기뻐 마땅해야 맞는데 순간적으로 걱정이 됐다. 〈모럴 센스〉는 에스엠 플레이를 소재로 한 로맨틱코미디 웹툰이 원작인 영화다. 그래, 나 진짜 안 유명하긴 하지만, 그렇지만……. 혹시라도 이것까지 기사화되기 전에 정말이지 〈자이언트 펭TV〉를 그만둬야 할지도 모른다고 생각했다. "변태가 되자는 이야기가 아니라요, 다양성을 인정해보자는 이야기예요"라고 외쳐본들, 누군가는 다양성이란 단어 자체를 욕으로 사용하며 악플을 달지도 모를 일이었다.

내가 모든 작품들에 그런 무시무시한 프로파간다(!)를 의도적으로 숨겨놓는 건 아니다. 그보다는 세상에 대한 호기심에 이끌려 만들어내는 작업이 더 많았으니까. 그러나 이제는 안다. 내가 선택하는 작품과 행보가 하나의 결을 만들고, 그것이 모여 나의 정체성이 된다는 것. 그 정체성으로 인해 어떤 곤란을 겪더라도 그것은 나의 책임이라는 것. 누군가 나의 창작물에서 그가 '정치적'이라고 생각하는 어떤 개념을 발견한다면 나는 분명 그것을 지지하길 선택한 것이다. 스치듯 그 말이 다시 떠올랐다.

"참 용감하시네요."

내가 굳이 '용감한' 사람이 되길 원하지 않아도 내가 하고 싶은 말들을 멈추지 않는 이상, 계속해서 사람들은 나를 그렇게 볼지 모른다. 그걸 받아들이자.

한편 문제의 "펭수 작가는 퀴어 작가" 기사의 댓글을 읽으며 많이 반성했다. 내가 '이제 동성애 가지고 왈가왈부하는 촌스러운 사람이 어디 있어?' 정도로 여겼던 감각조차, 그리하여 스스로 편견 없는 사람이라고 자부했던 그 당연함조차, 얼마나 당사자성이 없는 안일함이었던가를 깨달았기 때문이다.

내가 처음 '여성주의'라는 단어도 모른 채 여성주의적 글을 쓰기 시작했을 때, 나를 움직인 원동력은 일기예보 기사에조차 맥락 없이 흔히 달리던 '김치녀', '된장녀' 따위의 혐오 댓글들이었다. 그건 내가 여성 당사자였기 때문에 더 깊이 느꼈던 슬픔과 분노였을 테다. 그리고 지금, 누군가가 나의 사진과 이름을 따서 붙인 기사 아래 단 성소수자 혐오 댓글을 읽어 내려가며, 이제야 새삼스레 통감한다. 혐오는 아직도 얼마나 고통스럽게 만연한가. 나도 이렇게 화나고 아픈데, 평생을 이런 발언과 시선 속에서 살아왔고 살아가야 할 당사자에게, 고작 요만큼 진보했을 뿐인 대한민국의 감수성은 얼마나 폭력적인가.

'그저 재미있는 글을 썼을 뿐'이라는 말은 어쩌면 당사자가 아니기에 가질 수 있는 자세였다. 그건 그 어떤 종류의 사람도 대놓고 적으로 돌리지 않으려는 비겁함 같았다. 이 불합리에 더 적극적으로 맞서고 싶어졌다. 작품으로 표하는 일종의 연대가 혹여 내게 어떤 불이익을 준다 해도, 내가 인생에서 하고 싶은 선택은 그런 것이었다.

솔직히 별로 용감한 사람이 못 된다. 훨씬 용기 있게 생의 많은 시간을 올바름에 할애하는 사람들을 보며, 종종 스스로를 비겁하다고 생각한다. 그러나 누가 만약 나를, 내가 선택하는 이야기의 주제를, 나의 작품이 가지는 특징을 '용감하게' 본다면, 그걸 받아들이고 더 용감한 사람이 되기로 한다. 남 보기에 부끄럽지 않은 일보다 스스로 보기에 부끄럽지 않은 일들을 더 많이 선택할 수 있었으면 한다.

평타는 칩니다

두 번째 단편 영화 〈백야〉 촬영을 앞두고 스토리보드를 그릴 때였다. 스토리보드란 연출의 의도를 모두와 공유할 수 있도록 장면을 만화처럼 한 컷씩 시각화해 보여주는 것인데 중학생 때 만화가를 꿈꿨던 나로선 내심 자신이 있었다. 한데 막상 그림을 그리기 시작하니 웬걸, 20년의 공백기 끝에 드러난 실력은 처참했다. 서사는 엄청 심각한데 콘티로 그려놓고 나면 하나도 빠짐없이 대두에 주먹손이 되어 귀엽기 짝이 없는 형상. 아니 귀여운 건 둘째 치고, 배경의 원근이 특히나 엉망이라 애초에 스토리보드로서 기능이 애매했다. 잠시 절망한 뒤 그때까지 그린 것 중 가장 잘 그린 페이지를 찍어 '관종'답게 인스타 스토리에 올렸다. "생각보다 그림 너무 못 그려서 좌절!"(그러니까 빨리 "아냐 잘 그렸어"라고 말하라)이라는 멘트를 덧붙여서.

다행히 나의 자비로운 지인들께서 눈치 있게도 "아녜요, 너무 잘 그리셨는데요"를 시전해준 덕에 용기 있게 작업을 이어갔다. 계속 그리다 보니 왠지 좀 나아지는 것도 같았다. 내 안의 강백호가 뻔뻔하게 살아나기 시작했다. '역시 실력은 어디 안 가. 십몇 년을 안 그렸는데 이 정도라니, 난 참 잘하는 것도 많지. 후후.' 물론 그 정도로 나아진 건 결코 아니었다. 부끄러움도 모르는 강백호가 기어 나온 것일 뿐. 그래도 '괜찮아, 난 천재니까'를 외쳐주기 시작하면서 확실히 재미가 붙었다. 아, 나 만화 그리는 걸 좋아했었지. 되든 안 되든 혼자 스토리보드를 완성했다. 스캔해놓고 감상하며 생각했다.

'음, 이 정도면, 평타는 치지 않겠어?'

그렇다.

나로 말할 것 같으면, 좀 평타 인간이다.

나를 적당히 아는 사람들이 내게 제일 많이 하는 말 중 하나가 이런 거다. "정말 여러 가지 일을 하시네요." "못하는 게 없군요." "팔방미인이시네." 이런 말들은 나를 으쓱하게 하는 동시에 주눅 들게 만든다. 좀 이상하지만 그렇다. '맞아, 내가 좀 이것저것 다 꽤 하는 편이지'라는 생각이 없지 않지만, 마음 한편에서는 그 말을 스스로 꼰다. '그렇다고 눈이 번쩍 뜨일 만큼 한 가지에 특출 난 건 없지. 역시 한 우물을 파라는 이야긴가?' '네 정체성이 대체 뭐냔 얘기일 수도 있겠군.' 무난한 평타형 인간이 왜 하필 예술은 한다고 해서 이렇게 자학하며 사냔 말이야. 아이고, 내 팔자야.

배부른 소리란 거 안다. 내 안에서 거만한 강백호와 배부른 열등감이 둘 다 못난이 같은 얼굴로 서로 싸우는 걸 지켜보며 이십 대를 보냈다. 지금은 좀 낫냐고? 음……, 그럭저럭. 조금은. 이렇게 말할 수 있게 되기까지, 십 년은 걸린 것 같다.

십 대 후반에서 이십 대 초반의 나는 소위 '팔방미인형'인 스스로를 적극적으로 자랑스러워하며 보냈다. "어머, 문경이는 공부도 잘하는데 놀기도 잘하네." "노래도 잘 부르고 그림도 잘 그리고 심지어 오락실에서 펌프도 잘하네!" 그런 말을 듣겠다고 더 공부하고 더 놀았다. 나대다가 미움까지 받았지만 멈추지 못했다. 공부만 하는 '범생이' 말고 놀기만 하는 '날라리' 말고, '신기하리만치 다 잘하는 아이'로 존재하고 싶었던 거다. 남의 평가에 휘둘리고 있다곤 생각지도 못했지.

그대로 대학에 입학했고, 대학 생활도 비슷했다. 연극 동아리에, 밴드부 활동에, 학점 관리, 다 해내야 한다고 생각했다.

다 해낼 수 있다고 믿어 의심치 않았다. 그때까지 뭐든 별로 크게 실패한 적이 없었으니까. 내심 '일단 하면 어떻게든 될 거야'라고 생각했고, 실제로 아무리 일을 벌여도 어떻게든 되곤 했다. 그게 딱 2년 차까지는 먹혔다.

몸만 대학생이지 고등학생이나 다름없던 시절이 지나자, 친구들은 각자의 방향으로 튀어 오르기 시작했다. 다 같은 신문방송학과인데 누구는 디자인 감각이 천부적이었고, 누구는 엄청난 세련미를 갖추더니 아나운서가 되어갔고, 누구는 이미 음악 천재나 마찬가지고, 또 누구는 사회운동에 심취해 무려 귀농을 했다. 그게 어떤 분야건 얼마나 성공하건 간에 그들의 개성과 몰입 그리고 헌신은 특별해 보였다. 그럴 수 있다는 것 자체가 재능이었다.

한편 나는 여전히 남 보기에 좋은 건 다 하면서 살고 있었는데, 그게 점점 남루하게 느껴지기 시작했다. 사람들은 내게 "넌 뭘 해도 잘할 거야"라고 말해줬지만, 그건 "넌 이걸 하면 정말 잘할 거야!"라는 말과는 달랐다. 연극 동아리에서도 '적당한' 내 연기보다 존재감을 뿜어내는 친구의 연기가 관객을 더 즐겁게 했고, 아무도 모르게 나가본 슈퍼스타케이 오디션에선 1차도 못 넘기고 빛의 속도로 탈락했다. 학점 관리는 잘하는 편이었지만 그렇다고 특정 학문을 막 파고들 의욕은 안

생겼다. 그때쯤 동아리에서 처음으로 연출을 맡았는데, 엄청나게 좌절했다. 그제야 깨달았다. '리얼 월드'에선 어떻게든 다 되는 게 아니구나. 지금까지 나는 작고 순진한 세상에서 홀로 강백호 놀이나 하며 살아왔던 것이다.

꼭 그래서만은 아니지만, 배우가 되겠다고 선언했다. 졸업하자마자 연극판에 뛰어들었다. 천재가 아니란 건 알겠고, 그래도 가장 몰입하고 싶은 게 연기였기 때문이다. 그러나 오디션장에서 내가 받아야 했던 질문이란 주로 이런 것들이었다.

"좋은 대학 나와서 왜 연기를 하려 그래요?"

"부모님이 안 싫어해요?"

오디션뿐만이 아니라 현장에서 만난 선배들도 자꾸 나만 보면 측은한 눈빛으로 "왜 연극을 하려 하니……" 하며 고개를 저었다. 먹고살기 힘든 판에 들어온 '뉴비'에게 누구나 한 번쯤 건넬 수 있는 말이긴 하지만 그런 질문도, 눈빛도 죽도록 싫었다. '너 같은 먹물은 예술 할 깜냥이 안 돼'라는 말을 돌려 전하는 것처럼 들렸기 때문이다. 그렇게 혼자 쓸데없이 상처를 받았다. 때로 더 직접적으로 내 재능을 의심하는 말을 듣기도 했다.

"넌 베이지야. 쟤는 너보다 연기는 못하지만 딱 보면 '핫핑크'잖아. 넌 베이지라고."

"쟤는 어제 공연이 1인데 오늘은 10을 치잖아? 너는 매회 공연이 7, 8점이야. 어떻게 보면 대단하다 너도. 근데 넌 10을 못 치지."

나름 한 분야에서 일가를 이뤄보겠다는 야망을 품고 뛰어든 여자가, 저 말을 듣고 어찌 칼을 갈지 않을 수 있겠는가? 하, 차라리 더 제대로 똑똑했더라면 진작 박차고 나왔을 텐데, 그놈의 10점짜리 '핫핑크'가 되어보겠다고 발버둥친 삽질을 생각하면 아직도 머리가 아프다.

똑똑함조차 7, 8점이었던 나는 결국 가스라이팅이나 마찬가지인 그런 말들에서 자유로워지는 데에만 몇 년을 소비했다. '연극 정말 못해먹겠다' 싶을 즈음 다행히 제대로 동료다운 동료들을 만나기 시작했다. 그러면서 조금씩 특정 연출가를 만족시키는 연기가 아니라 내가 추구하는 연기에 대해 생각하게 됐다. 슬슬 이런 의문이 들었다.

'아니, 베이지인 게 뭐? 베이지가 '핫핑크' 되려고 용쓴다고 그 발색이 나오나?'

'공연마다 7, 8점을 안정적으로 유지하는 게 쉬운 일인 줄 알아?'

'내가 머리를 쓰는 인간인데 어떻게 안 쓰는 인간인 척하라는 거야? 그게 더 가짜 연기 아냐? 그래, 나 먹물이다. 그러니

먹물이 하는 연기를 하면 되잖아?!'

그러니까 내 말은,

'네가 좋아하는 연기만 정답인 척 나한테 강요하지 말라고 이 자식아!'

이렇게 생각을 고쳐먹으니 배우로서 나도 자유로워졌다. 그리고 그건 인간으로서 한 발짝 나아간 것이기도 했다.

배우란 연출가의 그림을 완성해주는 사람이라고 생각했고, 그래서 어떻게든 연출가의 기준을 만족시켜야 훌륭한 배우라고 생각했던 적이 있었다. 하지만 그 이전에 나 스스로가 인정하고 만족하지 않으면 아무 소용없는 일이었다. 내가 아닌 것이 되려고 억지로 애쓰는 순간부터 연기는 실패하고 만다. 나중에 어떤 노력을 하건 일단 내 생긴 모양새를 인정하고 거기서부터 출발해야 한다. 삶도 마찬가지다.

괴팍함이랄지, 즉흥성이랄지, 개성이랄지, 내게 어떤 예술가적 특별함이 없다면 그냥 그게 나였다. 대신 내겐 약간 더 거시적인 사고방식이 있었고, 자기 객관화의 습관이 있었으며, 세상에 대한 의문이 있었고, 하고 싶은 말이 있었다. 본격적으로 글을 쓰기 시작한 것도 이런 나를 긍정하면서부터였다. '연기도 아직 제대로 못하는데 한눈팔면 안 돼'라는 강박에서 벗어날 수 있었던 건 '지금 내게 주어진 일, 그리고 지금 내가 할 수 있는 일을 하자'는 마음가짐 덕분이었다.

연기도 글도 평생 평타일지도 몰라. 하지만 괜찮아. 열두 가지 분야에서 오백 미터씩밖에 나아가지 못한 사람일 수 있겠지만, 그렇게 살아가다 돌아보면 '내 인생'이라는 하나의 분야에선 생각보다 멀리 걸어와 있지 않을까. 그것도 꽤 괜찮은 삶의 깊이가 아닐까.

평타 인간은 그렇게 정신승리를 하면서, 내 안의 강백호와 열등감 둘 모두를 귀엽게 끌어안고, 오늘을 살고 있다. '팔방미인'이라는 카피가 붙은 인터뷰 기사가 나갈 때마다 쑥스러워하다가 잠깐 우쭐해하기도 하면서. 그러다 자기과시형 인간으로 보일까 봐 걱정도 하면서. 다시 괜찮아, 나 스스로에게 정직하면 돼, 다독이면서. 내가 즐길 수 있는 일들에서 최선을 다한다.

12점짜리 천재가 되고 싶은 욕심을 완전히 버릴 순 없겠지. 그래도 난 7점짜리 내가 좋아 8점만 돼도 물색없이 기뻐하는 사람이 되고 싶다. '관종'이라 손가락질 받아도 좋으니 남들에게 자랑하고 싶다.

저, 이래봬도 평타는 칩니다.

권력의 맛

영화 〈백야〉 촬영 1차 인건비 정산을 끝냈다. 직접 연락해서 일 좀 해주십사 부탁했던 팀원들 한 분 한 분에게 차례로 송금을 했다. 처음 해보는 일이었다. 나름 넉넉해 보였던 제작비 통장이 순식간에 텅텅 비었다. 이체를 끝낸 후에, 문제없이 들어갔는지 확인 부탁한다며 또 연락을 돌렸다. 휴, 일단락되었구나. 다 끝내고 나니 알 수 없는 뿌듯함이 밀려왔다. 이 느낌은 뭐지? 아직 후반 제작비며 내가 쓴 돈들은 정산하지도 못했는데 왜 기분이 좋지? 영화 만들라고 지원받은 제작비로 영화 만든 값을 치렀을 뿐인데, 마치 회사의 대표라도 된 것 같다. 내 식구 먹여 살렸다는 이 근거 없고 위험한 가부장적 자부심! 오호라. 나는 깨달았다. 이것이 바로 권력의 맛일지도 모르겠군.

배우로서 인간의 여러 가지 감정을 이해해보려 할 때, 가장 이해할 수 없는 것 중 하나가 권력욕이었다. 권력욕이 나쁘다거나 잘못됐다는 게 아니라, 그냥 나라는 개인의 성향상 직관적으로 와닿지 않는 감정이었다. 남을 휘둘러 내 마음대로 컨트롤하는 게 뭐가 좋지? 속 편하게 혼자 해버리고 말자는 개인주의자인 나로선 도무지 알 수 없는 욕망이다.

대학교 4학년 때 운동권(그렇다, 끝물이지만 운동권이 있었다) 학생회였던 친구와 잠깐 사귄 적이 있었다. 그 친구가 페이스북에 글을 쓰면 수백 명의 학우들이 '좋아요'를 눌렀고, 나로선 너무 많이 들어 지겨워 죽겠는 역사 강의로 후배들을 감복시켜 농활이며 국토대장정에 잘도 데려가던 친구였다. 그 친구와 청경관이라고 불리던 교내 식당에서 종종 밥을 먹었는데, 청경관에는 고질적인 문제가 있었다. 사람들이 가방만 남겨두고 어디론가 사라져버려 정작 밥을 먹으려는 사람들은 늘 앉을 자리가 없다는 것. 난 그저 다들 양심 없다며 툴툴댈 뿐이었는데, 그 친군 매번 날 앉혀두고 본인이 청경관에 시행하고픈 정책 '썰'을 펼쳤다.

대충 이러저러한 글을 써서 붙이고, 이러저러한 감시 시스템을 만들면 사람들이 달라질 거라는 말이었는데, 정작 야심차게 읊어대던 정책의 내용이 무엇인지 도통 기억나지 않아 옮길 수 없는 게 아쉽다. 아무래도 귀담아듣지 않았던 모양이다. 그도 그럴 것이, 난 그의 말을 들으며 딴 생각을 하고 있었으니까.

'참 신기하다. 얘는 어떻게 늘 이런 방식으로 생각해서 사람들을 움직이려고 할까.'

그 애의 눈빛에는 '상황을 해결하겠다'는 의지도 있었지만, '이러면 사람들이 이렇게 움직여줄 거야'라는 전략적 흥분도 분명 존재했다. 신나서 이야기하는 얼굴을 보며 이런 생각을 했었다. 그래, 얜 아무래도 정치를 하겠군.

정치와 권력이 통념상 떼려야 뗄 수 없는 관계라는 걸 인정한다면, 나는 그 청경관의 추억에서 누군가의 '권력 지향'이란 속성을 처음으로 인지했던 것 같다. 그건 좋고 나쁘고를 떠나 일종의 성격이자 재능이라는 것. 그리고 내 안에는 거의 없거나 아주 느슨하게 숨어 있는 성질이라는 것도.

누군가 나에게 청경관 문제를 해결하라며 감투를 씌워준다면 당시의 나로선 피켓 들고 서서 양심에 호소하는 정도밖엔 생각해낼 수 없었을 것이다. 아니 애초에 그만 감투를 허둥지둥 사양했겠지. 돈을 주거나 명예를 준들 그렇게 부담스러운 일엔 손대지 않았을 거다. 그러니까 내게 권력이란, 감투란, 왕관이란 그런 것이었다. 모든 책임이 나한테 있고 그렇기 때문에 죽도록 부담스러워 미처 그 맛을 즐길 여유조차 없는 쇳덩이.

그간 여러 가지 일들을 해오면서 연출에 욕심낸 적 없던 것도 아마 그런 성향 탓일 거다. 누가 그랬던가, 연출가란 기본적으로 통제 중독자들이라고(미드에선 이런 사람들을 '컨트롤 프릭Control-freak'이라고 하던데, 미드 중독자인 나로서는 이보다 더 적확한 우리말 단어를 찾기가 어렵다). 수많은 사람들을 효과적으로 움직이고 통제해서 자신이 설계해낸 그림을 고집 있게 실현하는 것. 그걸 연출이라 부른다면, 난 연출엔 썩 재능도 흥미도 없다고 생각해왔다. 이번 작품은 내가 꼭 해야만 하는 일이었으니 예외로 치더라도 연출 자리는 웬만하면 피하고 싶었다. '난 이런 걸 할 깜냥이 못 돼', 혹은 '과도한 결정권을 갖는 것 자체가 내 취향이 아니야'라고, 얼마간 단정 짓고 있었으니까. 하지만 〈백야〉를 만들면서 조금은 생각이 바뀐 것도 같다. 권력에 대해서, 연출이라든가 결정권자라는 자리에 대해서 말이다. 어쩌면 지금까지 내가 조금 편협했던 건지도 모른다.

〈백야〉에서 나는 연출과 연기를 동시에 했다. 그래서 사전 준비에 많은 신경을 쓸 수밖에 없었다. 연기를 하면서 동시에 모니터링을 할 수는 없기에 미리 스토리보드와 샷리스트(찍을 컷들의 정보와 순서를 정리한 일종의 촬영 계획표)를 철저하게 준비했다. 내가 아는 선에서 실력도 좋고 감수성도 믿을 만한 동료와 감독들을 섭외했고, 현장에 들어가서는 그들의 전문성에 기대기로 했다. 모니터 앞에서 그림을 봐줄 연출부, 연기를 봐줄 연출부를 각각 따로 두었고 그 둘과 최대한 뇌를 공유해두었다. 어차피 내 연기를 내가 모니터해봤자 배우로서 판단과 연출가로서 판단이 뒤섞일 테니, 내 그림을 동료들이 충분히 파악했을 거라 최대한 믿으며 그들이 내린 결정을 대부분 수용했다.

사실 촬영에 들어가기 전에 겁부터 났다. 촬영지 답사를 위해 모든 스태프가 모일 일이 있었는데 그들이 모두 나 하나만 바라보고 있는 것 같았다. 정신이 아득해졌다. 지금부터 이러면 연출과 연기를 동시에 해야 하는 본 촬영은 어떻게 견디지? 그런데 막상 하니까 은근히 잘 돌아갔다. 모두, 내가 그 많은 사람들을 '통제'하지 않고 '신뢰'한다는 전제하에 가능한 일이었다.

지연되는 순간도 있었고 의견이 엇갈리는 순간도 있었지만 큰 사고나 추가 촬영 없이 계획대로 무사히 촬영이 끝났다. 물론 그럴 수 있었던 건 내가 믿은 만큼 팀원들이 묵묵히 자신의 전문성을 발휘했기 때문이었다. 굳이 말하지 않아도 메이크업 감독님은 내가 회의하는 틈을 타 분장을 수정했고, 조명팀은 알아서 월광을 만들었고, 동시녹음팀은 나조차 잊었던 사운드를 체크해주었다. 현장은 늘 그렇듯 아수라장이었고 모두가 고생을 했기 때문에 너무 미화하는 것 아닌가 싶기도 하지만, 그 가운데서도 분명 나는 감사했다.

얼떨결에 꾸렸지만, 내가 꾸린 팀이다. 좋은 팀이다. 나는 내가 일하고 싶은 사람들과 일하고 있다. 그 신뢰감이 어쩌면 권력의 참맛인지도 모른다. 믿을 수 없는 누군가를 내 욕망대로 휘두르는 것이 아니라 믿을 수 있는, 내가 믿기로 결정한 사람들과 함께 일하며 안전함을 확보하는 것. 그런 것이 권력이라면 권력욕, 약간은 부릴 만도 하네 싶다.

그놈의 '내 사람', '내 식구들', '내가 먹여 살린다' 신념만 괴물처럼 커져서 자신도 모르게 책임감을 핑계로 폭군이 된다거나, 달콤하게 내 입맛에 맞는 사람들만 남기고 나머지엔 귀를 닫아버리고픈 덫에 빠지지만 않는다면, 그런 것들에 대한 경계를 늦추지 않는다면, 든든한 권력의 맛을 조금 즐기는 것도 괜찮은 거 아닐까. 어쩐지 약간은 탐욕스러운 이미지의 그것. 누군가 내게 휘두른다고 느낄 때 항상 반항하고 싶었던 것. 내게 없다고 느꼈지만 특별히 갖고 싶지도 않았던 그 힘. 권력.

이십 대 중반, 돌이켜보면 어렸던 내게 가장 부족했던 건 어쩌면 권력이 아니라 동료였다. 내가 일하고 싶은 사람과 일할 기회, 일하기 싫은 사람과는 거리를 둘 수 있는 여유가 가장 부족했다. 함께하고픈 친구들은 종종 멀리 있었고, 찜찜하지만 일할 수 있는 게 어디냐고 스스로를 다독여야 했던 순간이 너무 많았다. 그런데 삼십 대인 지금, 그런 종류의 고통과 불안은 조금씩 걷혀간다.

신기하다. 지금 곁에 남아 있거나 새로 만나는 동료들은 높은 확률로 내게 참 좋은 사람들이다. 아마도 내가 스스로를 더 이상 숨기거나 가장하지 않기 때문일 테고, 그런 나를 충분히 알고 난 뒤에도 함께해준 사람들이기 때문일 것이다. 〈백야〉 팀이 그랬고, 〈자이언트 펭TV〉 팀이 그러하며, 새롭게 만나 작업하게 된 사람들 대부분이 그러하다. 가치관을 어느 정도 공유한 뒤에 나누는 대화는 자주 즐겁다. 우린 이미 A가 좋아서 만난 사람들이니까, A-1과 A-2를 같이 고민해보자! 그렇게 진행하는 회의에는 활력이 붙고, 그렇게 이루어진 작업이 보통 결과물도 좋다.

재밌는 걸 함께 만들어 보고픈 이들과 연을 맺고 서로를 동료로 선택할 때, 또 나와는 조금 결이 다른 작업이나 사람과는 정중하게 다음을 기약할 수 있을 때, 그런 순간에 차오르는 자존감이 있다. 나의 삶을 스스로 선택하고 있다는 감각. 다른 누군가가 아닌 나 자신을 안전하게 지키고 통제하고 있다는 느낌. 내가 앞으로 권력이란 걸 추구하게 된다면 아마도 그런 즐거움을 맛보고 싶기 때문일 테다.

그러니까, 나도 그들에게 꾸준히 좋은 사람일 수 있도록 신경 좀 써야겠다. 좋은 사람들과 함께하고 싶은데 어느 순간 그들이 나를 '정중하게 거절'하는 사태가 벌어지지 않도록 자기 수련을 게을리할 수 없겠지. 사실 권력자는 대충 좀 게을러도 되는 줄 알았는데 말이지.

아, 역시! 권력을 지키기란 이렇게나 어려운 것이다.

일의 기쁨과 슬픔

'일의 기쁨과 슬픔'이라는 제목을 가진 작품을 몇 개 알고 있다. 일단은 알랭 드 보통의 에세이가 오리지널인 것 같다. (아니라면 정정을!) 간결한데 함축적인 정서가 느껴져서인지 이후 여러 장소에서 이 제목을 차용한 모양이다. 사실 아직 알랭 드 보통의 오리지널 『일의 기쁨과 슬픔』은 읽어보질 못했다. 대신 다른 두 작품에서 두 번 다 크게 감명을 받고 말았다. 하나는 웹툰 『어쿠스틱 라이프』 6권 3화 "일의 기쁨과 슬픔", 그리고 또 하나는 장류진 작가의 단편소설 「일의 기쁨과 슬픔」이다.

『어쿠스틱 라이프』는 몇 안 되는, 종이책으로 소장하고 있는 웹툰 중 하나다. 작중 인물인 '난다'는 작가 자신이기도 한데, 분명 나보다 언니겠지만 이렇게 똑똑하고 귀여운 사람이 있을까 싶어, 그리고 너무나 내 맘 같은 이야기에 소름이 끼쳐 구매하지 않고는 견딜 수 없었다. 그중에서도 유독 공감 가는 에피소드가 "일의 기쁨과 슬픔"이었다. 그 에피소드에는 직업이 만화가인 게 '이래도 되나 싶을 정도로' 좋지만 역시 일은 하기 싫다는 작가의 고백이 나온다. 그래서 좋아하는 물건이 빠진 구덩이 근처를 배회하듯, 들어가야지 들어가야지 하면서도 뱅글뱅글 머뭇대며 커피도 마셨다가, 한잠 잤다가, 잠깐 들어갔다 다시 빠져나와서 블로그 좀 했다가, 결국 마지막의 마지막까지 가서야 구덩이 안으로 뛰어든다는 것이다. 이 패턴을 반복하며 자기혐오와 '일을 대체 왜 해야 하는 것일까' 따위 철학적인 고뇌에 빠져들던 작가는 깨닫는다.

'놀고 싶으면 일을 하는 게 자연의 섭리!'

자연의 섭리 정도는 되니까 일을 할 수 있고 해야만 하는 것이다. 그러니까 일을 하자, 라고. 이 에피소드를 읽기 전까지 나는 자꾸만 일을 미루는 내 정신 상태에 문제가 있는 줄 알았다. 다들 이러고 사는 줄도 모르고. 감사합니다, 작가님.

예술가 비슷한 직업을 가지고 살면 "좋아하는 일 하고 사니 좋겠다, 멋지다" 소리를 흔히 듣는다. 뭐, 꽤 좋고 멋진 부분이 없지는 않다. 어떤 사람들은 '좋아하는 일 하면서 돈까지 많이 벌려는 건 욕심이지"라며 대놓고 표현하기도 한다. (주로 예술인 평균임금 기사 댓글에서 많이 목격할 수 있다.) 가끔씩은 예술계 내부에서조차 그런 사고방식이 엿보일 때도 있다.

"우리가 어디 돈 보고 작업합니까!"

흐음, 그렇지만 돈을 받고 하는 예술이며 창작은 어쩔 수 없이 상당 부분 노동이다. 오로지 날 위해서 하는 취미 활동이 아니니까. 아무렇게나 내키는 대로 해버릴 순 없으니까.

그렇기는 한데, 그럼에도 불구하고 회사를 다니는 직장인의 고충과 내 고충에는 조금 다른 면이 있는 듯하다. 내 경우에는 주로 감시자가 없고 출퇴근이 없다는 게 문제의 시작이다. 그로부터 미루기 패턴이 비롯되고, 그로 인해 '제대로 놀지도 못하면서 일도 안 해서 생기는 자기혐오'가 발생하며, 결국에는 마감 직전 하얗게 불태운 뒤 번아웃 되는 일상을 반복하기 때문이다. 말하자면 『어쿠스틱 라이프』에 나오는 '구덩이 심리'의 실제 사례가 여기 있다.

연극이나 영화를 할 때는 공동 작업이고 정해진 연습 날짜가 있으니 좀 덜하지만, 한 작품 끝나면 너덜너덜한 껍데기가 되는 건 마찬가지다. 게다가 이건 업계 비밀이지만 놀랍게도 무대가 너무 좋아서 공연을 하는 배우들조차 종종 무대 뒤에서 캔디 크러쉬 따위를 하며 한숨을 쉰다.

"메이크업만 받았는데 벌써 집에 가고 싶다야."

무대가 좋은 거랑 일을 하기 싫은 거랑은 상관이 없는 것이다. 그래서 난 가끔 어떤 뮤지컬의 커튼콜이 지나치게 흥겨울 때 생각한다. '아 여러분, 퇴근할 생각하니 신났군요.'

그러니까 좋아하는 일을 하고 사는 건 좋기도 하고 멋지기도 하지만 일은 일이라는 말이다. 그걸 받아들이고 성실한 예술 노동자답게 매일의 일과를 차곡차곡 해나가면 좋을 텐데, 문제는 주로 창작자로서 자아와 노동자로서 자아가 부딪칠 때 빚어지는 것 같다. 단지 '일하기 싫어'보다 조금 더 불행한 감각. 자세히 들여다보면 그건 결국 '나 이걸 잘 못해낼 것 같아서 지금은 시작하고 싶지 않아'에 가깝다.

공연 연습을 하다 보면 연습 중후반쯤에 다 같이 팸플릿을 접어야 하는 날도 생긴다. 추가적인 일거리이자 단순 노동인데, 그 시간이 의외로 즐겁다. 머리도, 감정도 쓰지 않아도 되니까. 그저 아무 생각 없이 종이만 접으면 되니까. 고통스러운 '창작'에서 잠시 벗어나 고민 없이 '노동'만 할 수 있으니까. 내가 마감이 몇 시간 남았는지 세며 유튜브에서 보고 또 본 심리학 영상이나 클릭하고 있는 것도 비슷한 거다. 그냥 일이 하기 싫은 것 같지만 사실은 불안해서 하는 짓. 자리를 잡고 앉으면 지금까지 그래왔던 것처럼 어찌어찌 할 수야 있겠지만,

만에 하나 못 해낼지도 몰라서. 만약 그렇다면 도저히 견딜 수 없을 것 같아서. 시간을 그렇게 흘려보낼수록 미래의 내가 더 고통받으리라는 걸 알면서도 정말 어쩔 수 없을 때가 많다. 그게 마음 속 불안 때문이라는 걸 스스로 아니까 관련된 심리학 영상에 끌린다는 것조차, 심지어 알고 있다. 알면서도 그러고 있다. 그러니 『어쿠스틱 라이프』의 그 구절이 눈에 들어올 수밖에. 결국 마지막의 마지막에서 더 미룰 수 없을 때, '이걸 해야 하는 이유는 돈도 무엇도 아닌 자연의 섭리다!' 정도의 결의로 눈 질끈 감고 일에 뛰어들어야 한다.

오늘도 그랬다. 창가에 모아둔 기린 피규어들로 인형극을 만들어 '그만 쉬고 일해라'라는 자기 암시를 주고, 그걸 인스타 스토리에까지 올리고, 그럼에도 시작을 못해 폭식과 미드 재탕으로 시간을 때웠다. 참치랑 밥을 먹었다가, 명란이랑 밥을 먹었다가, 밥으로 몇 차까지 가는 거냐며 동생에게 놀림을 받고, 인터넷 괴담을 연달아 읽으며 잔잔한 소름을 즐기고, 그러다 살짝 졸고, 그러다 불안으로 두근거리는 심장박동 소리에 잠이 깨 익숙한 자기혐오에 빠지고! 도저히 안 되겠다 싶어 오늘은 밤샐 각이다, 마음을 다잡는다. 하하, 밤샐 생각을 하니 천군만마를 얻은 듯 든든하군. 그러고 나서 집밖에 나가 아메리카노 큰 컵을 사왔다. 막상 한 모금 마시고 나니 아, 카페인이 혈관을 타고 흐르는 이 차가운 짜릿함……. 이런 만족감에는 일이 아닌 더 좋은 걸 곁들이고 싶어, 라는 갈망을 이기지 못하고 결국 작업창을 세팅하는 대신 아껴뒀던 소설책을 읽었다. 그렇게 읽은 것이, 장류진 작가의 단편소설 「일의 기쁨과 슬픔」이다.

기분 좋게 고개를 끄덕이며 술술 읽어 내려가다 그만 한 곳에서 시선이 멈추었다. 주인공이 회사 동료 개발자(케빈)에게 조언 비슷한 걸 건네는 장면이었다.

> "코드를 좀 멀리서 보면 어때요?"
>
> 케빈이 말없이 나를 올려다봤다.
>
> "자기가 짠 코드랑 자기 자신을 동일시하지 않았으면 좋겠어요."(장류진, 『일의 기쁨과 슬픔』, 창비, 2019, 60쪽)

버그는 그냥 버그일 뿐이라고, 버그가 당신을 갉아먹는 것은 아니라고. 소설 속의 개발자는 아무 대답을 하지 않았지만, 무심하게 커피를 마시던 내가 갑자기 눈물이 났다. 또르르. 아이고, 이거 뭐야, 눈물이네. 별 이야기가 아니라고 생각했는데 느닷없는 위로를 받은 것 같은 상황이 당황스러웠다. 어쩐지 사람들이 이 책을 자꾸 추천하더라니. 아마 이 문장은 나뿐 아니라 숱한 창작자며 프리랜서들, 이 시대에 일을 하고 살아가는 많은 사람들을 위로했을 것이다.

일은 내가 아니다. 내 일을 망쳤다고 해서 내 인생이 망가지는 것은 아니다. 그래도 우리는 일로 상처받는다. 일과 자아를 동일시한 채 기뻐하고 슬퍼하며 스스로를 평가한다. 아무도 그러라고 하지 않았지만, 왠지 '되게' 그래야만 할 것 같은 시대를 살아간다. 나의 일과 상관없이 내가 존엄하다는 건 대형서점 자기계발 섹션에서 아무 책이나 집어 들어도, 유튜브 심리학 영상만 틀어도 알 수 있지만, 그걸 안다고 해서 단번에 마음이 편안해지지는 않는다. 내가 이곳에 실질적으로 가치 있게 존재한다는 걸 증명해줄 지표는 내 일의 성과뿐이다. 그런 생각은 자기 파괴적이지만 동시에 너무나 합리적이어서, 우리는 주기적으로 스스로에게 이렇게 말해줄 필요가 있다.

"자기가 하는 일과 자기 자신을 동일시하지 않았으면 좋겠어요."

물론 그러기 힘들다는 거 알지만, 그래도 그러지 않았으면 좋겠어요, 라고. 단번에 모든 걱정이 날아가진 않지만, 조금은 마음이 가벼워진다. 오늘의 기쁨도 슬픔도 내 것이지만 거리를 둔다. 이전보다는 덜 끈적이는 마음으로 발걸음을 떼어, 일을 시작한다.

괴담, 영웅, 극장

나는 극심한 겁쟁이로, 놀랍게도 세상에서 귀신을 가장 무서워한다. 물론 살인자나 코로나나 망해버린 주식 투자 같은 현실 공포도 무섭지만 역시 귀신이 제일 무섭다. 그렇다고 귀신의 존재를 철석같이 믿느냐 하면 딱히 그런 것도 아닌데 왜인지 모르겠다. 할머니는 "문경이가 눈이 커서 겁이 많다"고 말하곤 했다. 서른 하고도 몇 해를 더 살았건만 깜깜한 집 안에 혼자 있으면 꼭 어둠 속에서 다가오는 귀신의 모습을 상상해버린다. 실제 귀신을 본 적은 거의(?) 없어서, 그 모습은 결국 영화에서 본 이미지거나 혼자 만들어낸 형상이다. 나도 모르게 그러고 있다가 '안 돼, 귀신은 자기 생각을 하면 귀신같이 알고 찾아온댔어' 하며 도리질을 친다.

그런 겁쟁이인 주제에 반전이 있다. 괴담이나 공포 영화는 또 그렇게 좋아하는 것이다. 굳이 괴담 블로그에 찾아들어가 한국 토종 무속 설화는 물론 일본산과 미국산 번역 괴담까지 섭렵하면서, 혼자 읽긴 무서워 옆 사람 귀찮게 치덕댄다. 그건 아마, '안전한 무서움'이 내게 주는 본능적인 쾌감 때문이다. 롤러코스터 같은 거다. 절대 풀리지 않을 안전 바를 꼭 쥔 채 낭떠러지로 곤두박질치는 스릴감.

어릴 땐 몰랐지만 재난 영화를 좋아했던 것도 같은 맥락이었을 것이다. 흔들리는 카메라, 실제로 해일이 덮쳐오고 운석이 떨어지고 외계인이 부숴버린 도시 한가운데를 헤매는 듯한 그 감각. 그러나 스무 몇 살의 어느 날, 나는 그 짜릿함이 '내가 겪지 않아도 되는 재난을 안전하게 체험하는 데서 오는 쾌감'이라는 걸 깨닫고선 죄책감을 갖고 말았다. 만들어진 재난을 구경하며 스트레스를 푸는 게 나쁜 건 아니지만, 영화 속 긴장감이 누군가의 현실에 가까울수록 좀 껄끄러워질 때가 있다. 그래서 같은 재난이어도 좀비물이나 귀신 이야기는 아이러니하게 맘이 편하다. 우화나 은유로 이루어진 재난의 서사 속에서 나는 불멸의 모험가가 될 테니까.

공포 영화와 재난 영화 속 주인공은 이야기가 진행되는 내

내 관객을 대신해 습격당하고 겁에 질리지만, 결국엔 성장하거나 영웅이 된다. 특히나 재난 영화의 주인공은 애초에 영웅인 경우가 많다. 과학자거나 군인이거나, 혹은 오타쿠적 개인기를 발휘해 마지막까지 살아남아 모두를 구해내거나. 재난 영화는 공포 영화의 스릴과 히어로물의 고양감을 동시에 선사한다. 재밌을 수밖에 없다.

그런 모험을 겪고 싶었다. 사실, 나의 가장 오래된 꿈은…… 영웅이 되는 것이었다! 십 대 때는 특히 더 자주 철없는 공상을 했다. 매일 반복되는 지루한 일상이 무너지고 세계에 재난이 드리우는 상상. 이를테면, 학교에 거대한 호랑이가 출몰하는 거다. 만약 그러면 나는 모두가 비명을 지르는 가운데 단호하게 호랑이 앞에 나서겠지. 놀랍게도 난 선택받은 자라서, 해리포터가 저도 모르게 뱀이랑 대화하듯 호랑이에게 내 마음을 전할 거야. 괜찮아, 해치지 않아! 호랑이를 진정시키는 데 성공해 쓰다듬으면 학교의 아이들과 선생님이 전부 깜짝 놀라 술렁이며 나를 바라볼 거야……. 그런 망상을, 자주 했다. 확실히 오타쿠였다.

염오타쿠는 자신의 공상을 만화로 그려대다가 그마저도 그만두고 대학에 갔다. 현실의 재난은 마음이 통하는 호랑이도, 나쁜 놈만 죽이는 귀신도 아니었다. 모두에게 공평하게 무자비한 취업난이었고, 경쟁이었고, 적폐나 관습 혹은 미세먼지나 전염병이었다. 진짜 공포 속에서 나는 모험가도 영웅도 되지 못했다. 그런 직업은 존재하지 않았다. 마치 안전한 재난 따윈 존재하지 않는 것처럼. 그래서 다른 방법을 찾았던 걸까.

나는 갑자기 배우가 됐다.

대학을 졸업하고 연기를 시작한 뒤에 '왜 배우가 되었냐'는 질문을 수없이 받았다. 나는 여러 버전의 대답을 가지고 있었고, 그건 모두 진실이었다. 그중 하나의 진실은 이것이다. 나는 이야기의 주인공이 되고 싶었다. 현실에선 대적할 수 없는 모험을 겪고 싶었다.

신문방송학과에 들어가 사회학을 공부하면서 깨닫게 된 사실은 명백했다. 나는 너무 작아서 실재하는 재난에 아무 영향도 끼칠 수 없다는 것. 끈질기게 노력할 순 있지만 그것도 결국 평생 계란으로 바위치기가 될 거라는 것. 혁명을 일으킬 수도, 볼드모트를 죽일 수도 없다는 것. 나는 선택받은 주인공이 아니라는 것. 현실에서는 난세를 구할 영웅은커녕 목소리를 내는 일조차 어려웠다.

내 목소리를 키워줄 스피커라도 갖고 싶었다. 그래서 친구들과 술 마시고 떠들며 그 욕망을 해소하기도 했고, 기타 치고 노래를 부르는 것으로 만족하기도 했다. 그중 가장 좋은 스피커가 바로 극장이었다. 연극하는 일. 세상과 비교해 너무 작은 내 존재감을 그 어떤 곳보다 뚜렷이 밝혀주는 이상한 공간. 극장.

극장에서는 이야기 안에서도 밖에서도 주인공일 수 있었다. 동료가 있었고 목표와 모험이 있었으니까. 관객에게, 서로에게 찰나의 영웅으로 존재했던 그 감정을 잊지 못해 다른 수많은 불나방들처럼 배우가 되겠다고 나섰다. 배우란 대부분 은밀한 관종이고 나도 마찬가지니까 스포트라이트가 좋았던 건 분명하다. 다만 그 '좋음'에 하나의 해석을 덧붙인다면 이런 거다. 재난과도 같은 현실의 무력감을 극복해보려는 절박함 비슷한 것.

나는 현실을 은유하는 실존이 되기로 작정했던 것이다. 신화처럼, 은유로서 발화하기로. 실재하지만 존재하지 않는 캐릭터가 되기로. 확성기를 든 광장의 시위자 대신 이야기 속 인물이 되어 질문하기로. 멀쩡하던 형광등이 깜박거리고, 스산한 머리카락이 기어오르고, 어디선가 처음 듣는 아기의 울음소리가 들리는, 이런 수많은 징후의 순간들이 모여 괴담을 만들 듯, 그렇게 재난을 암시하는 수많은 징후 중 하나가 되기로.

연기란 스스로에게 던지는 끝없는 질문이기도 하다. 극장이란 가끔 나 자신을 들여다보는 검은 웅덩이 같다. 나의 몸이, 어둑한 극장이 스피커가 되어 질문을 울리고 타인에게 가닿는 경험. 어떨 때 그건 세계를 뒤덮는 재난 속에서 인류를 구해내는 주인공의 흥분만큼이나 두렵고 짜릿하다. 또한 외롭다. 무대에 서면 종종 조명의 불빛 말곤 아무것도 보이지 않아서 꼭 홀로 남겨진 기분이 든다. 극장은 세상에서 가장 고독하고 자유로운 장소 중 하나일 것이다.

극장에서, 나는 그 고독의 공포를 극복하고 재난의 징후를 외쳤다. 작가나 연출가의 말일 때도 있었지만 나의 말일 때도 많았다. 지구온난화의 증거를 발견한 과학자도 못 되고 귀신과 마주할 신기도 없었으나 나는 그 작은 공간에서라도 의미 있는 존재가 되려 했다. 가짜 영웅. 그럼에도 내가 할 수 있었던 가장 영웅에 가까운 일. 이 세상의 어떤 징후에 대해, 슬픔과 위기에 대해 이야기하는 것.

사실 세상이란 바쁘고 가차 없다. 피 칠갑된 귀신의 얼굴만 보여주는 괴담처럼 잔인한 사건의 결과만 뭉텅 잘라 자극적으로 보도하는 뉴스 말고, 어떤 미세한 징후에 대해 떠들 만한 공간이란 거의 극장뿐이다. 혹은 문학의 지면, 혹은 스크린, 거칠게 예술이라 통칭해도 괜찮으리라. 그렇지만 그 모든 장르와 플랫폼을 통틀어 가장 신비로운 공간은 역시 극장인 것 같다. 가만히 극장의 공기를 들이마시면 가슴에 선득하게 바람인지 뭔지 모를 것이 들어찬다. 기묘한 명상과 공명의 장소. 공연 중인 극장만큼 내가 나의 실존에, 누군가가 나의 존재에 집중해주는 시공간은 존재하지 않는다. 그곳의 주인공이 되기를 줄곧 소망했었다.

한동안은 연극에서 좀 멀어져 있었다. 그 텅 빈 허구성에 질려버리기도 했다. 아주 오래전 극장의 허름하고 예민한 고독에 처음 매혹되었던 게 무색할 정도로 모든 게 무가치하게 느껴지던 날이 있었다. 피를 토할 만큼 외쳐도 찰나에 사라질 뿐인 공연의 순간들. 지인들끼리 서로 봐주며 한 계절 안줏거리로 끝나는 관념들. 아무도 들어주지 않는 고장 난 스피커. 고장 난 산업. 계란으로 바위치기. 이것도 어차피!

그러다 오늘 극장에 갔다. 방역 때문에 열을 재고 마스크를 꽁꽁 쓰고 거리두기를 한 채 좌석에 앉았다. 블랙박스(검은 벽으로 이루어진 극장)는 몇 개의 오브제를 제외하고 텅 비어 있었다. 그걸 가만 바라보며 기다리는데 문득, 오랜만이구나 싶었다. 이렇게 아무것도 없는 극장 말이다. 한때 선망했던 의도적 미니멀리즘. 겪어 보니 의도가 아니라 진짜 가난인 경우가 많다는 걸 깨닫고야 말았던 세련된 허름함. 나는 마스크의 필터를 통해 힘껏 극장의 공기를 들이마셨다.

먼지랑 조명 냄새. 이 공연도 사실은 지인을 보러 온 셈이다. 무대 뒤편, 어둠 속에서 긴장을 가다듬고 있을 배우들을 짐작했다. 컴컴하며 가난하고도 세련된 가짜 공포를 평정하러 올 가짜 영웅들. 객석이 어두워지고 무대 조명이 밝았다. 배우들이 말하기 시작했다. 그 모든 무의미를 헤치고, 기고, 뛰고, 춤을 추고, 얼굴을 일그러뜨리고, 말하는 광경을…… 바라봤다.

내가 하고 싶었던 건 대체 뭘까, 연기라는 건, 연극이라는 건. 이야기로, 예술 나부랭이로 나는 뭘 하고 싶었더라. 그걸 정확히 알지도 못하면서 기묘한 확신에 차서 무대에 오르던 나의 얼굴도 꼭 저랬겠지. 오래간만에 온 극장이라서 그런 걸까, 예전에 했던 나의 공연과 닮아서인가, 무척 오랜만에 배우의 얼굴을 들여다보는 기분이었다. 좋은 얼굴이었다.

배우들은 모든 걸 쏟아부은 뒤 죽은 척 검은 바닥에 누웠다. 어둠 속에서 나는 홀로 웃었다. 그 시원한 기분을 알기 때문이었다. 저 배우들 행복할까? 아마 그럴 것이다. 나도 그랬으니까. 허무하겠지? 내가 그랬던 것처럼. 그래도 충분히 맞섰을 것이고 또 맞설 거다. 무의미에 맞서 실존을 추구하는 일이 연극이고 배우니까. 그래서 좋아했으니까. 세계를 구하진 못해도 나 자신을 구원하려 애쓰는 배우의 얼굴을.

무대에 섰던 내 얼굴도 그랬을까. 안쓰럽고 아름답기도 한, 작은 어둠의 찰나에만 있다가 소멸하는 실재. 무대에서 사라진 수많은 시간들. 무의미했을까. 뭔가를 조금이라도 구했을까. 적어도 나를 구했을까.

극장에는 귀신이 많다고 한다. 이 밤, 홀로 앉아 극장 귀신 얘길 떠올리는 난 또 겁쟁이처럼 무서워진다. 사실 귀신은 은유다. 극장은 늘 공포로 가득하다. 고독, 인정 욕구, 무의미, 허무와 싸우는 공포. 극장 귀신의 정체란 결국 그런 것. 그걸 물리쳐보고자 발버둥 쳤던 헤아릴 수 없는 시간들을 기억한다. 다시 무대에 서게 될까? 모르겠다. 연극을 너무 사랑한다고 생각했던 날도, 연극엔 더 미련이 없다고 생각했던 날도 기억난다. 이젠 무대에 서도 영웅이 될 수 없다는 걸 안다. 지금 내게 배우의 일은 좀 더 실제적이고 덜 신화적인 층위의 작업이 되었다. 그래서 좋다. 극장과 연기에 대한 콩깍지가 벗겨진 뒤 오히려 나는 꾸준해질 수 있었으니까.

하지만 그럼에도 잃고 싶지 않은 건 그 얼굴이다. 조명의 흰 빛 말곤 아무것도 보이지 않던, 암흑을 직시하는 얼굴. 두려움을 뚫고 말하는 얼굴. 안전 바 없이 낭떠러지로 곤두박질치던 순간에도 눈을 감지 않을 결의. 그랬던 용기만은 간직하고 싶다. 극장의 서늘한 어둠으로 나를 매혹시켰던 무서움을.

어쩌지. 권태기인 줄 알았는데, 실은 여전히 극장을 짝사랑하고 있나 보다.

2장

픽션 없는 시나리오

✦

어떤 일의 최전선에서

소셜미디어에 말 한마디 남기는 것조차 어려울 때가 있다. 오늘 같은 날이 그러하다. 어떤 죽음이 있었다. 죽음 뒤에 남은 건 그를 고발했던 한 사람과 수많은 말들이었다.

사람들은 꽃뱀이라는 단어를 입에, 키보드에 쉽게 올리지만 누군가를 공개적으로 고발한다는 건 사실 상당한 용기가 필요한 일이다. 커뮤니티 내부의 일일 때, 오랜 시간 쌓아온 관계가 있는 사람일 때 특히 그렇다. 그래, 필시 어떤 이는 '합의금'을 떼어먹기 위해 일부러 그런 짓을 벌이기도 하겠다만…… 그럼에도 대부분의 고발은 아주 긴 고통과 자기 학대

끝에 이루어진 결단이다. 타인을 광장의 심판대에 올린다는 건 결국 나 자신을 함께 올리는 일이기도 하다.

누군가의 가해를 단언하기 전에, 심약하고 평범한 보통의 사람들은 자신이 '충분한 피해자의 자격'을 가졌는지부터 돌아보고 만다. 순결한 피해자여야만 할 것 같다는 압박감. 그렇지 못할 경우 이 고발은 받아들여지지 않으리라는 공포심. 성폭력이든 위계 폭력이든 심지어 명백한 집단 괴롭힘일지라도, 대부분의 고발은 그 모든 감정의 터널을 통과한 끝에 이루어진다. 그래서 고발은 동시에 고백이기도 하다. 완벽하지 못한 나조차 까발리는 고백. 그럼에도 당신의 잘못을 알게 하고 싶다는 열망.

남길 말을 잃은 오늘 같은 날, 대신 언젠가는 하고 싶었던 고백이 마음에 차올랐다. 대단치 않고 흔한 일이라서, 누군가를 공개적으로 상처주고 싶지 않아서, 특별히 길게 말해본 적은 없는 말이다. 그렇지만 지금도 공포와 혼란의 터널을 통과하고 있을 이와 연대하는 마음으로 떠올려본다. 되짚어 자문해본다. 왜 어떤 사람은 자신이 가해하고 있는지도 모른 채 가해하고, 어떤 사람은 나처럼 몇 년이 지난 후에야 비로소 고발 또는 고백하는가. 위력이란 무엇인가. 권위란 무엇인가.

그래서 사십 대 연극 연출가였던 A에 대한 소설을 써볼까

한다. 아래 글은 실재하는 특정 집단이나 인물과 관계가 없다.

A가 이끄는 극단의 공연은 재미있었다. '시니컬'하고 '키치'한 코드를 좋아하는 내 취향에 맞았다. 그의 다음 공연에 나올 배역 공개 오디션이 있었고, 미팅 끝에 합류하게 됐다. 경험도 별로 없는 내가! 그땐 그냥 내가 꽤 재능 있어서 된 건 줄 알았다. 이름 있는 어떤 집단이 계속해서 새로운 사람을 뽑아야 한다는 게 어떤 의미인지 몰랐다. (그건 이전에 뽑힌 누군가가 계속 나간다는 얘기다.)

새로 뽑힌 열 명 남짓의 여자 배우들은 이십 대 중반부터 삼십 대 중반까지의 연령대였고, 그 가운데서 나는 막내에 속했다. 연습이 몇 주 진행되자, 언니들 몇 명이 진절머리를 내거나 팀을 나갔다. 나는 생각했다. 그건 열정도 실력도 부족한 탓이라고. 내가 더 열심히, 내가 더 잘할 거라고. 경력 있는 사람들이 자꾸 나간다는 게 어떤 의미인지 몰랐다.

나는 A를 좋아했다. 연극의 비밀에 대해 많은 걸 알고 있는 것 같았고, 심지어 그 나이대보다 젊어 보였다. 그래서 A에게 이성으로 접근하고 싶었느냐 하면 그건 아니었는데, 그 정도로 젊어 보이진 않았기 때문이다. 당시 내겐 아주 잘 지내던 남자친구가 있었다. 그럼에도 고백하건대 나는 A를 좋아했던 게 분명하다. A가 다른 배우를 예뻐하고 나를 힐난하면(배우를 대놓고 힐난하는 게 아주 일상인 공간이었다) 깊은 질투와 수치심이 일곤 했다. 그러니까 정확히 말하면 나는 그 작은 커뮤니티 안에서 A에게 인정받고 싶었고, 총애의 대상이 되고 싶었다. 그건 연애 감정과 다르지만 꽤나 구별하기 어려운 감정이기도 하다. 언론에 알려져 갑론을박의 대상이 되는 많은 사건들에서 그러하듯이 말이다.

그래서였을까. 아마도 그런 마음이 티가 났을까. 당시 난 A로부터 약간 예쁨을 받긴 했다. 그랬던 것 같다. A는 종종 나를 다른 배우들과 비교해 치켜세우며 남몰래 우월감을 주입했다. 그러다가 한 번씩 대놓고 망신을 주거나 몰아붙였다. 그러면 내 안에서 뭘 이끌어낼 수 있다고 생각했거나 아님 그냥 자기 기분 내키는 대로였을 것이다. 혹은 나 말고 다른 배우들에게도 다 그러고 있었는지 모른다.

다만 나는 연습이 끝나고 항상 연습실 근처 스타벅스에서 A와 커피를 마셔야 했다. 도대체 차 끊길 때까지 내가 왜 거기 앉아 있어야 하는지 잘 몰랐다. 그냥 당연하듯, 얘기하자고 남으라고 했다. 작품 이야기인 줄 알았는데 보통 개인적인 넋두리였고, 연기 이야기인 줄 알았는데 다른 배우 뒷담화 같은 거였다. 데이트할 시간에 그러고 있었으니 당시 남자친구도 힘들었을 것이다. 그때 남자친구에겐 말 못했지만, A는 내 연애에 대해서도 비판적이었다. 더 예술적인 사람을 만나야 한다거나 연애에 정신 팔지 말고 연기에 집중해야 한다고 했다. 입버릇처럼 말했다. 자신이 하는 작업은 전쟁으로 치면 최전선이라고, 보통의 각오로는 부족하다고, 너는 각오가 되어 있냐고…….

아무튼 그런 얘길 거의 매일 들었다. 스타벅스에서, 둘이 앉아서. 천상 '집순이'인 나로선 솔직히 그 자리가 막 좋진 않았다. 하지만 고백건대 죽을 만큼 싫지도 않았던 것 같다. 잘 모르겠다. 매일이 너무 당연해서 거절할 수가 없었다. 커피를 하사해주시겠다는데 싫다면 미움받을까 봐 그랬는지, 그와의 대화에 좋은 점이라도 있었던 건지, 그때의 마음을 떠올리면 어지럽다.

사실 대화라 하기에는 지나치게 일방적인 시간들이었다. 내 얘길 할 기회는 없었으니까. 그냥 멍하니 그의 얘길 듣고 앉아서, 가끔씩 시커먼 자부심을 느꼈다. 나한테만 이런 얘길 해줘, 나한테만 다른 배우 뒷담화를 해, 어쨌든 난 이 중에서 좀 특별한 애인가 봐. 이 사람 말을 듣다 보면 예술이라는 전장의 최전선에서 뛸 수 있는 자격이 내게 주어지는 걸까. 뭐 그따위 마음들. 만약 그게 술자리였다면, 거기서 어떤 사고가 일어났고, 내가 피해를 주장했다면, 아무도 날 믿어주지 않았을 것이다. 나는 A와 '매일 연습 후 둘만의 만남을 갖는' 사이였을 테니까.

미리 말해두자면 A가 내게 법적으로 유효한 폭력을 가했다고 판단하진 않는다. 다만 그 공간에서 나를 포함한 모두가 겪었던 무수한 일들은 분명한 위계 폭력이었고 가스라이팅이었다. 단지 그때의 내겐 아직 '위계 폭력', '가스라이팅'과 같은 언어가 없었을 뿐이다. 언어가 없으니 개념도 없었고, 개념이 없으니 나 역시 가해자고 방관자였다. 무자비하게 공격당하는 동료를 보며 내가 '타깃'이 아님에 안도하기 일쑤였다. 제멋대로인 절대 권력자 A에게 애증을 느꼈고, 남자친구와의 연애에 충실할 수 없었으며, 불가해한 마음과 부족한 연기력뿐인 스스로를 학대했다.

내가 그랬다는 것을, 아주 서서히, 몇 년에 걸쳐 깨달았다. A와의 관계에서 겪은 일과 감정들이 있었기 때문에 나는 이후 수년 동안 직면했던 많은 참혹한 범죄와 미투 운동이 폭로한 사건 속에서 보다 또렷하게 피해자를 이해할 수 있었던 것 같다. 피해자가 겪었을 혼란과 용기를 내는 데 걸렸을 시간을.

제정신인 언니들이 다 떠나가고, 내 또래 여자 배우 넷만 남아 작은 공연 연습을 했다. 체력적으로, 정신적으로 매번 탈진

해야 하는 공연이어서 우린 더욱 제정신이 아니었다. 어느 날 연습 전 낮 시간에 A가 나를 따로 불렀다. 오늘 밤 연습 때 너희들을 혼낼 예정이니 미리 알고 있으라는 거였다.

"왜요? 무슨 일이 있나요?"

내가 일찍 퇴근한 뒤 있었던 지난밤 술자리에서 한 친구가 A에게 뭔가를 물어본 모양이었다. 단 한마디.

"근데 저희, 지난 공연 페이는 어떻게 되었나요?"

단지 그 한마디 때문이었다. 화를 낸 것도, 대든 것도 아니었다. 사실 그 친구는 A로부터 나보다 더 강한 신임을 얻고 있던 터라 편하게 꺼낸 말이었을 것이다. 제정신인 언니들을 모두 떠나게 만든 지난 공연, 수많은 폭력 속에서 완성되어 업계에서 좋은 평가를 받은 그 공연으로 우리 중 누구도 돈을 받지 못했다. 돈 안 준다고 사전 공지한 적도 없는데, 분위기상 빤하기에 물어보지도 않았다. 제작비 하고 나면 없을 수도 있지만 상식적으로 미안해하기라도 해야 맞을 텐데, A는 그 이야기를 꺼냈다는 것만으로 진심으로 화를 냈다. 짐작건대 아무 경력도, 별 볼일도 없는 애들을 무대에 세워줬더니만 봇짐 내놓으라는 격이라고 사고했던 것 같다.

"근데 왜 이 얘길 저한테 해주세요?"

"너한테만 선택권을 주는 거야. 나와 함께 최전선에 있을 건지 어쩔 건지."

"……"

그 경험 때문인지 지금의 나는 유독 예술에 헌신하라는 이데올로기, 치열함에 대한 낭만을 부정하고 조롱한다. 왜냐하면 그때의 나는 "뭔 웃기는 소리세요"라고 말하는 대신, A와 함께 '연극 예술의 최전선'에 있길 선택했기 때문이다.

나는 아무것도 모르는 척 연습실에 갔다. 아무 얘기도 못 들은 척 고개를 숙이고 바닥무늬를 셌다. 죄 없는 여자애들 넷이 고개를 조아리고 눈물을 뚝뚝 흘리며 혼이 났다. 페이 이야기를 꺼냈던 친구는 그만뒀다. 힘들게 연습했던 공연 자체도 엎어져버렸다. 지금 생각해보면 제작비 문제였거나 다른 이유로 A가 공연을 엎고 싶었는데, 마침 빌미가 생겼던 것뿐이었는지도 모르겠다.

남은 셋은 다시 연기할 기회가 오길 바라며 국공립기관에서 올리는 다른 공연에서 스태프 일을 도왔다. (A는 이 업무로 유일하게 30만 원이라는 페이를 주었는데, 우리가 무척 감사해할 거라고 생각했을 것이다. 몇 달을 일한 대가인데도 말이다.) 나도 아주 바보는 아니었다. 그 일로 혼이 난 건 아무리 생각해도 부당했다. A가 점점 더 미워졌다. 그러나 나는 A의 신임을 유지하고 싶었다. 언젠가 그에게 실력으로 인정받고 주인공으로 캐스팅되고 싶었다. 그래서 매일 아침 일하러 나서기 전에 되뇌었다.

'이건 연기야. 이것도 연기 연습이야. 나는 저 사람을 좋아하고 존경하는 연기를 하는 거야. 리얼하게.'

진짜로 매일 그렇게 생각하며 출근했다. 아주 그냥, 한 편의 사이코드라마가 따로 없었다.

스태프로 일한 공연이 끝나고 뒤풀이 자리에서 A는 모두를 앞에 두고 눈물을 흘렸다. 잘 못해줘서 미안하다고, 고맙다고. A는 이전에도 "나가고 나면 전부 자신을 욕한다"며 내 앞에서 쓸쓸해한 적이 있었다. A의 눈물도, 자기 연민도 진심이었을 것이다. 한편 그런 A를 보는 내 마음은 극과 극을 오갔다. 저 괴팍한 사람이 울기까지 하다니, 측은해서 감싸고 싶다가도 아니, 사이코패스가 착한 척을 하네, 열 받고 가증스러워했다. 놀랍게도 두 가지 마음이 동시에 들었다. A를 좋아하고 존경하는 연기를 하기로 마음먹었는데, 정말 좋아하고 있는 건지 제대로 증오하고 있는 건지 판단이 서질 않았다. 분명 스스로를 속이고 있긴 한 것 같은데 어느 쪽이 어느 쪽을 속이는 건지 헷갈렸다.

결과적으로 나는 극단을 나왔다. 그렇게 결정하기까지 헤아릴 수 없는 모호한 순간들이 있었고, 그중에는 A의 취중 고백인지, 단순한 인정의 표현인지 모를 사건도 있었다. 돌이켜보면 정말 이상하지만 당시의 나는 A가 술에 취해 내게 전화해 '사랑한다'고 말했던 그 상황을 일종의 멜로드라마 속 한 장면으로 받아들였다. 엄밀히 말해 사적 친밀감을 쌓은 적도 없는 상사의 일방적 주정이었는데도 말이다. 동시에 불안했다. 이걸 거절해야 하는데, 어떻게 거절하지? 어떡해야 심기를 건드리지 않고 신임을 유지하며 거절할 수 있지? 한밤중에 자기가 있는 곳으로 와달라며 던지는 고백을 무시할 경우, 나는 이 극단 작품을 계속할 수 있을까? 자기 맘에 안 들면 밥 먹듯이 배우를 쫓아내는 사람이다. 자신을 부정하면 연극을 부정하는 거라고 생각하는 사람이다. 혹여나 사적인 마음이 어긋났을 때 상식적으로 정중하게 받아들여줄까?

나는 결국 무시하지도, 시키는 대로 하지도 않았다. 대신 오밤중에 A가 기거하던 연습실로 가 몰래 편지를 두고 오는 방법을 택했다. 적당히 뭉뚱그리면서도 나는 여전히 당신 편임을 어필하며 자필로 쓴 편지를 직접 로켓 배송해 진정성까지 담아낸, 너무나도 비굴한 편지였다. 이튿날 출근한 나를 A는 비웃듯 묘하게 봤다. 다음 공연에서 난 여주인공으로 캐스팅되었다.

내가 영리하게 굴었기 때문에 살아남은 걸까?

아니면 내가 가장 멍청했기 때문에 그곳에 있었던 걸까?

A의 극단을 나왔던 날은 여주인공으로 캐스팅된 그 작품의 클라이맥스를 연습하는 날이었다. A는 내 연기가 마음에 들지 않았는지 나를 때릴 듯이 굴더니, 갑자기 누군가에게 바늘을 가져오라고 시켰다. 바늘로 스스로를 찔러 배역의 아픔을 직접 느끼며 연기하라고 했다. 지지 않으려 A를, 그리고 바늘통을 노려보았다. 바늘 끝이 녹슬어 있던 게 기억난다.

'아씨, 파상풍 걸리면 어떡하지. 망했네.'

그런 생각이 들었지만 일단 하나 덥석 집어 들었다. 무대로 돌아갔다. 아무도 나를 말리지 않고 지켜봤다. 마치 예전에 내가 그랬던 것처럼.

나는 녹슨 바늘로 직접 내 손을 찌르고 고통 속에 떨면서 연기했다. 이를 악물고 대사를 읊었다. 배우의 꿈을 꾸게 했던, 연극판에 들어오게 만들었던, 그토록 하고 싶었던 작품의 여주인공 대사였다. 어디까지 비굴해져야 하는 걸까 나는? 내 꿈을 위해 어디까지.

A는 그제야 쉬었다 하자고 했다. 안에서는 울고 싶지 않아 바로 밖으로 뛰쳐나갔고, 그 길로 A의 극단을 나왔다.

A에 대한 소설, 아니 고발, 아니 고백 끝.

그 사람에 대해서 이야기할 수 있다고 생각했다. 단지 그 사람이 아니라, 그 사람을 가능하게 하는 시스템에 대해서 이야기해야 한다고. 분명한 피해와 가해를 규정할 수 없는 에피소드일지라도 여전히 그런 환경이 존재한다는 이야기를, 그 안에서 욕망과 열등감을 품은 젊은 존재들이 어떤 피해와 가해의 다이내믹 속에 놓이는지를, 구시대적 관습의 잔재가 A와 같은 가부장적인 대표나 연출가에게 묻어 있고 또 여러 극단에 남아 있다는 사실을, 그러나 연극이라는 것은 이제 그렇게 운영되어선 안 된다는 이야기를, 충분히 할 수 있다고.

그런데 막상 쓰기 시작하니까 참 두려운 거다. 최대한 솔직하게 쓰려고 하면 할수록 글이 내 의도에서 벗어나는 것처럼 느껴진다. 그를 더 악마화해야 할까? 실제로 내가 느꼈던 인정 욕구, 선망, 질투 같은 것들을 숨겨야 할까? 좁은 커뮤니티와 커리어, 분명한 위계가 맞물린 상황에서 벌어지는 모든 일들은 단순하지가 않다. 단순하지 않기 때문에 누구도 쉽게 판단할 수 없으며, 그래서 더 총체적으로 사려 깊게 접근해야 한다고 말하고 싶었다. 가하는 사람도 받는 사람도 그 순간 정확하게 인지하지 못하는 위력에 대해 묘사하고 싶었다. 이해하기 어려워하는 사람들에게 설명할 수 있길 바랐다. 그 상황 안에서는 어떤 것도 냉정하게 판단할 수가 없음을.

한데 그 혼란이 고스란히 남아 있는 이 글이 오히려 다른 오해를 불러일으킬까 걱정이 된다. 의도와는 반대로 '거봐, 꽃뱀들의 마인드 잘 알겠네. 본인도 헷갈려놓고 이제 와서 미투니 뭐니 남발하는 것들이란!' 따위의 반응을 불러오는 건 아닐까? 나는 A가 내게 가하는 폭력과 함께 편애도 수용했고, 심지어 이용했다. 아부했다고도 할 수 있을 것이다. 이런 내가 위계 폭력에 대해 말해도 될까? 내게 '피해자의 자격'이 있을까?

그것이 위력의 실체다. 위계의 낮은 곳에 위치하는 사람이 스스로를 검열하게 하고, 적극적으로 순응하게 만드는 것. 그리하여 모든 것이 자신의 선택이었다고 믿게 만드는 것. 발화의 자격을 의심하게 하는 것. 바보 같은 선택을 했던 스스로가 미워서 오래 앓다가, 남들이 보기엔 얼토당토않게 긴 시간이 지난 뒤에야 깨닫게 하는 것.

누군가가 어떤 폭력이 일어나고 몇 년이 지나 그 사건을 공론화했다는 소식을 접할 때, '이제 와서 고소라니 정치 공작 냄새가 난다' 따위의 댓글을 읽을 때, 나는 그런 생각을 한다. 저 행위는 가해자에 대한 복수일 뿐 아니라 피해자 스스로에 대한 구원일지도 모른다고. 늦었지만 지금이라도 과거의 내가 외면했던 분노를 스스로 인정하지 않으면, 앞으로 나아갈 수 없을 것 같을 때가 있다. 어떤 것이 폭력이었다고 분명히 말할 수 있게 되기까지 나 역시도 오랜 시간이 걸렸다. 과거의 내가 겪은 일들이 시스템의 폭력이었음을 인정했을 때야 비로소 내가 단지 멍청하고 이상했던 게 아님을 알 수 있었고, 더 좋은 사람이 될 수 있었다. 앞으로의 삶에서는 그런 가치에 순응하지 않겠노라고 스스로에게 선언할 수 있었다. 그 선언은 내게 있어서 누군가를 향한 칼이 아니라 자신에 대한 위로였다.

한편으로 위력이란 위계의 높은 곳에 위치하는 사람에게도 잘 보이지 않는 것인지 모른다. 나 역시 누군가에게 위력을 행사할 수 있다. 나이가 들수록 점점 더 그렇게 되겠지. 조심하지 않으면, 앞에 앉아 내가 사준 커피를 마시는 누군가가 억지로 웃는 건지 아닌지도 못 알아차리는 사람이 되고 말 것이다. 우리가 할 수 있는 건 그러니까, 조심하는 일뿐이다. 눈치 보는 것뿐이다. 조심하는 세상, 눈치 보는 세상은 생각보다 나쁘지 않다. 조심하지 않아도 되는 힘, 눈치 보지 않아도 상관없는 권력이 내게만 쥐어질 수 있음을 모르는 게 오히려 나쁘다.

그럼에도 내가 누군가에게 부당한 위력을 행사하고 말 때가 생기겠지. 그때 할 수 있는 건 인정이다. 발끈하지 않고, 억울해하지 않고, 회피하지 않고, 충분히 생각해본 뒤 인정할 만한 부분을 인정하는 것. 책임을 지는 것. 재발 방지를 약속하는 것. 할 수 있는 일은 그렇게나 많다. 그렇게 많은 일들 중 무엇도 하지 않는 사람은 되고 싶지 않다. 그런 사람을 더 이상 내 인생에 들이고 싶지도 않다.

A의 극단을 떠나고서 삼 년 후, 길에서 우연히 A를 만났다. A는 아주 별일도 없었다는 듯 눈짓으로 쓱 나를 불러 세우더니, 커피를 한 잔 하자고 했다. 또 다시 순응하게 되는 기분이 못마땅했지만 결연하게 커피를 시켜 그의 앞에 앉았다. 우연히 만났지만 내 속엔 많은 말이 있었다. 삼 년간 머릿속에서 플레이해온 시뮬레이션, 당신의 폭력을 조목조목 지적해줄 명확한 논리. 당신이 우리에게 했던 이런 일과 저런 일, 그런 것들은 정말 잘못됐어요. 그렇게 생각하지 않으세요?

내 말을 한참 듣던 A는 묘한 표정을 짓더니 말했다.

"그래. 그런데 있잖아, 난 정말 억울하다? 어디 가서 사람들이 내 욕을 하는지, 지원 사업에서도 계속 배제되고. 연극계에서 너무 부당한 취급을 받고 있어. 억울해."

그때 내 얼굴을 누가 찍어놨어야 하는데. 얼마나 어처구니없고 멍한 표정이었을까. 동문서답도 그런 동문서답이 따로 없었다. 지금 대체 무슨 소릴 하는 거지? 바로 사과받을 수 있다곤 기대하지도 않았다. 적어도 내 말을 반박하거나 말싸움이라도 붙을 줄 알았다. 그런데 아니었다. A는 내 말 자체를 아예 듣지 않거나 이해하지 못한 모양이었다. 내 질문엔 아무런 대답도 하지 않고 자신이 업계에서 부당하게 푸대접을 받는다는, 엉뚱한 화제로 넘어갔다.

'아, 이 사람 안에는 끝까지 자기 자신밖에 없구나.'

허탈해서 웃음이 났다.

"아 그러세요, 안 되셨네요."

나는 적당히 커피를 마시고 일어섰다.

그날 A에게서 문자가 왔다.

"에든버러 페스티벌에 갈 건데, 통역사로 같이 갈래?"

페이를 주고 제안하는 일도 아니었다. '너 영어 좀 하는 거 아니까 내가 오랜만에 만난 기념으로 특별히 에든버러 데려가 줄게. 콜?' 이런 얘기였다. 하하. 너무 웃겨. 변할 수 없구나, 어떤 사람은. 정면으로 부딪쳐 사과를 요구해도 안 되는 사람이 있다. 그런 사람이었구나.

그날, 나는 A와 관련해 남은 한 톨의 미련과 자기혐오도 버렸다. 가벼운 마음으로 그에게 마지막 답장을 했다. 더 이상 애정도 증오도 없었다. 평온했다.

죄송하지만 시간이 안 될 것 같네요.

안녕히 계세요.

그 새끼는 지금 어디서 뭘 하고 있을까

오디션을 빙자해 직접 키스신 상대역으로 나섰던 감독. 얼빠지게 당한 부끄러운 경험담은 셀 수 없이 많지만, 그것이 나의 가장 강렬한 첫 기억이다. 그렇다. 부끄럽다. 그 자리에서 싸대기를 날리지 못했던 나 자신이. 이상하지만 그럴 수도 있겠지 머뭇거렸던 자신이. 화낼 줄 몰라서, 화가 나면 눈물이 나서, 연기에서 화내는 것조차 어색해하던 과거의 내가. 긴 잡담이 될 것 같다. 그래도 되짚어본다. 내 전투의, 상처의, 복수의 역사는 어디서부터였을까.

그건 단편 영화의 오디션이었다. 정확히 언제였는지는 기억나지 않지만, 졸업하고 연기하겠다고 사방팔방 돌아다닐 때였으니 스물네 살 언저리였으리라. 인터넷에 올라온 출처 불명 단편 영화의 시놉시스 상당수는 내 눈으로 보기에도 허접했고, 특히나 여자 캐릭터의 상투성은 가관이었다. '몸매가 좋고 섹시한 이미지', '된장녀 캐릭터', '귀엽고 청순하고 웃는 게 예쁜 캐릭터입니다'.

그것들은 인물 설명이라기엔 너무도 게으른 '뇌내망상' 수준이었으나, 그 정도라도 써주면 양반이었다. 시놉시스고 뭐고 밑도 끝도 없이 '열정 있는 이십 대 초반 여배우 구합니다. 예쁜 이미지. 페이는 교통비와 식대 지급.' 이 따위로 덩그러니 올라오는 게시글이 지금도 심심치 않다. 그게 무엇이든 경험이라도 쌓고 싶은 지원자들이 부지기수기에, 그런 글에도 프로필은 수백 통씩 들어갔을 것이다. 그렇게 전해진 수많은 여자 배우들의 사진과 개인정보가 어떻게 쓰이는지는 아무도 모르는 일이다.

작은 건물의 대기실에는 온통 내 또래 여자들뿐이었다. 흔한 '미스테리 섹시녀'였던 오디션 배역은 보아하니 남자 캐릭터를 유혹해야 하는 모양이었다. 오디션장에 들어서자 감독으로 보이는 사십 대 남자 하나와 조감독처럼 보이는 이십 대 남자 하나, 그리고 카메라 하나가 기다리고 있었다. 어딘가를 향해 또각또각 걷다가 뒤돌아서, 다가온 남자와 키스하는 장면을 연기해야 했다. '섹시하게' 걷고, '유혹적인' 눈빛을 쏘면 될 줄 알았더니 웬걸, 감독이 직접 상대역을 한단다. 진짜 키스하기 직전까지 상대역의 대사와 동작을 감독이 한다는 거다. 누가 들어도 웃기는 짓이었으나 '왜요 굳이?'라는 말을 못했다.

사실 자세한 기억은 나지 않는다. 다만 대략 오 센티미터 거리만 남기고 내 얼굴 앞으로 들이민 감독의 면상을 마주했을 때, '오케이 컷' 하고 외치기 전까지의 몇 초간이 생생하다. 중년 남자의 그 상기된 얼굴과 인상적인 구취. 나는 나름의 '진정성 있는 유혹 연기'를 시전 중이었지만, 머릿속은 불쾌함과 딴 생각으로 가득했다.

'내 연기 안 보고 자기 역에 몰입했냐? 왜 네 표정이 그렇게 떨려? 아, 입 냄새 미친!'

오디션이 끝난 배우들도 다 남아 결과를 기다리라는 명령을 포함하여, 지금이야 그 모든 것이 지나가던 강아지도 코웃음 칠 절차라는 걸 안다. 하지만 그때의 나는 그저 '기분이 나쁘다'는 느낌 말고는 그 상황을 해석할 말이 없었다. 최종적으로 나와 나보다 한 살 어린 다른 여자 배우가 뽑혔다는 통보를 받았고, 나머지 배우들은 돌아갔다. 감독은 계약서를 쓰러 사무실로 가겠다며 남자 조감독이 운전하는 차에 우리 둘을 태우더니, 대뜸 호프집으로 갔다. 경험은 없지만 바보가 아니었으니 이상했다. 오디션도 이상했고, 바로 계약한다는 것도 이상했고, 호프집도 이상했다. 하지만 생각했다. '아직은 아냐.' 혹시 모를 일말의 가능성을 바로 내칠 만한 여유가 내겐 없었다. 페이가 적건, 배역이 이상하건, 포트폴리오가 시급했다.

조금만 더 참아보자 생각했다. 생맥주를 시켰다. 감독은 자신이 내 학교 선배라면서 본인이 밟아온 사업의 역사를 스크랩북에 증거처럼 담아와 펼치며 자랑했다. 적당히 맞장구치며 언제 계약 이야기를 할지 기다렸다. 이야기해보고 친해지는 게 우선이라고 생각하는 부류일 수 있지, 합리화했다. 그러나 한참이 지나도 계약의 기억자도 나올 기미가 보이지 않았다.

감독은 맥주를 한 잔 더 시키며 자기가 구상한 형편없는 장편 시나리오 '썰'을 풀기 시작하더니, 그중 섹스 로봇과의 섹스신에 대해 어떻게 생각하냐고 질문을 던졌다. 나보다 한 살 어린 옆 자리 배우가 어색해하며 대답을 했다. 감독은 싱글거리며 턱을 괴고 그 이야기를 음미했다. 그전까지 유일한 방어막이라 생각했던 젊은 조감독마저 어수룩하게 맞장구치고 있을 뿐이었다. 더 이상 참기 어려운 지점이 있다면 여기라고 생각했다. 지금보다 훨씬 화를 못 내던 시절이었다. 조금이라도 화낼라 치면 떨리는 목소리를 감추지 못하던 때였는데도 차가운 분노가 터져 나왔다.

"지금 저희 여기 앉혀놓고 뭐하시는 거예요? 계약서 쓰러 가신다면서요."

흐뭇하게 '여배우가 들려주는 섹스신' 이야기를 듣던 감독의 표정은 순식간에 고깝고 냉랭하게 변했다.

"그런 식으로 할 거면 하지 마. 나 아쉽지 않아. 그래서 어디 가서 아무것도 못해, 너."

대충 그런 이야기였다. 그런 반응에 맥이 탁 풀려 나 또한 한 톨도 아쉽지 않았다.

"이런 거 못해도 상관없을 거 같은데요. 잘 맞는 사람 찾아 잘 해보세요."

머릿속으로는 드라마에서처럼 차갑고 멋지게 자리를 박차고 나와야지 생각했지만 실제로는 가방과 외투를 챙기느라 의자를 끌고 버벅거렸다. 그렇게 호프집을 나와 저녁 공기를 마시는 기분은 상쾌하고 흥분될 줄 알았는데, 그보단 하루 온종일을 낭비해버렸다는 현실이 비참했다.

몇 걸음 떼었을 때 뒤에서 "언니!" 하고 부르는 소리가 들렸다. 같이 앉아 있던 배우였다.

"고마워요, 언니. 저도 이상했는데 어떻게 말해야 할지 몰라서……."

아, 데리고 나올걸. 난 자리를 박차는 그 순간조차 나만 유별난 걸지 모른다는 생각을 하고 있었다. 드라마였다면 눈물을 글썽거렸을 것이다. 하지만 그 배우와 나는 지하철역까지 함께 걸으며 허탈함에 웃었다.

그 새끼는 지금, 어디서 뭘 하고 있을까.

가끔 생각한다. 그 새끼는 혹시 다른 사람들한테 똑같은 짓을 하고 있는 건 아닐까. 어차피 다시 안 볼 사인데, 뺨이라도 치고 올걸. 사진이라도 찍어 뿌릴걸. 아냐, 그런 짓을 하면 상해죄나 명예훼손에 걸릴 수도 있지. 혹시 경찰서에 간다 쳐도 '진짜 영화 만들려고 했다' 하면 그만이잖아. 그런 생각을 한다. 아무것도 할 수 없구나. 아무것도 할 수 없는 사람들이, 너무나도 많겠구나. 얼마나 많은 배우들이, 얼마나 많은 순간에 허탈한 저녁 공기를 마셨을까.

"아니, 그런 일만 골라서 겪었어요? 멍청하네."

그럴 수도 있다. 나 같은 일은 전혀 겪지 않고 좋은 사람만 만나 작업하는 사람도 있을 거다. 예전에 〈씨네 21〉이 영화 현장에서 일어나는 성폭력을 기사화한 적이 있는데 그 기사 댓글에서도 그런 사람을 찾을 수 있었다.

"내가 겪은 현장에선 저런 일 없었는데 뭐임? 다른 세상임?"

그러나 확실히 말할 수 있다. 다른 세상도, 소설도 아니다.

그 오디션장에는 어림잡아 스무 명이 넘는 여자 배우들이 존재했고, 호프집에는 내 뒤를 따라서야 나올 수 있었던 나보다도 어린 배우가 있었다. 수백 명의 무명 배우들, 심지어 약간 인지도 있는 배우들, 조그만 기획사들까지 우르르, 제작도 감독도 불확실한 '독립 장편', '상업 장편' 오디션에 줄을 서는 걸 몇 번이나 보았다. 어떤 회사들은 그 오디션 과정을 이용해 투자를 받고 도망치거나 잠적해버리기도 한다.

거기서 휘둘린 누구도 백치는 아니다. 다만 누구에게도 '확실한 정보'가 없을 뿐이다. "이거 딱 봐도 사짜 아냐?" 했다가도 그 이상한 영화가 제작될지는 아무도 모른다. 투자사와 스타급 주연 배우가 확정된 상업 영화는 대부분의 배역을 공개 오디션으로 뽑지 않는다. 그래서 인지도 없는 배우들은 학생 단편과 '진짜 큰' 상업 영화 사이 요만큼의 틈바구니 안에서 연기할 만한 배역을 찾아내고자 고군분투한다. 하지만 내 경험상 그 틈바구니에서 '배우 모집'이라는 공고글을 올리는 영화 상당수는 허풍이거나 성인 영화다.

이쯤 되면 이런 질문을 받을지도 모르겠다.

"능력이 안 되는데 빨리 뜨고 스타 되고 싶어서 눈이 머는 거 아냐?"

"배우가 연기력을 차분히 다지고 바닥부터 올라와야지, 아니면 진정성 있게 연극을 하든가."

순서대로 대답하자면 첫째, 일단 그 사짜들과 뒹구는 거기가 바로 바닥이다. 둘째, 연극계는 어떤 면에선 더 치사하고 교묘하게 성폭력이 이루어지기 참 쉬운 구조다.

주제를 너무 잘 알아서

한때 심심치 않게 올라오던 기사들을 보았을 것이다.

"연예인 시켜준다는 말로 속여 성폭행"

"모델 지망생 피해 여고생"

한결같이 "어쩌면 저렇게 멍청하냐"는 2차 가해성 댓글로 도배되었던 사건들. 그러나 내 생각에 그런 피해는 '스타의 꿈에 미쳤을 때'라기보다는 '경험과 기반 없이 이제 막 입문해보고자 노력하는 시기'에 자주 생겨난다. 욕심 때문이 아니라 무지 때문에 당한다는 이야기다.

내가 만난 '사짜'들만 짚어도 여기서 다 열거할 수 없을 정도로 무수하고 다양한 유형이 있었다. 너는 아무것도 모르니 나랑 연기 스터디부터 시작하자거나, 학원형 기획사인지 매니지먼트인지 차려두고 심심하면 불러대며 착취하는 곳이 쌔고 쌨다. 멀쩡해 보이는 제작사에서 시나리오 리딩까지 한 뒤 결국 2차, 3차, 술만 마시다가 허벅지를 건드리기도 한다. 사진 작업을 하고 싶은데 장소가 마땅치 않으니 모텔에서 만나자는 전화, 어디서 내 프로필을 봤는데 노출 있는 배역이지만 작품이 좋으니 꼭 해보았음 한다는 피싱에 가까운 전화도, 진짜 걸려온다. 노출 하니 생각나는데, 사기꾼 여부를 막론하고 레퍼토리처럼 수많은 관계자가 여자 배우들에게 엄청 흔히 해대는 훈계도 있다.

“네가 김태희처럼 예뻐? 공효진처럼 인지도 있는 스타야? 아니잖아, 네가 하고 싶은 배역은 그런 애들이 다 한다고. 근데 그런 애들이 꺼리는 게 뭐야? 노출이잖아. 결국 지금 네 위치에서 조금이라도 인지도 있는 배역으로 발돋움하려면 과감해지는 수밖에 없어. 열정! 잘 생각해봐. 다 너 잘 되라고 해주는 얘기지.”

관계자라는 사람들이 이런 이야기를 할 때 어쩜 다들 하나같이 똑같은 영화에, 똑같은 설정들을 읊어대는지 모르겠다. 한국판 〈로리타〉를 떠오르게 하는 그 영화, 그 영화에 나는 어떤 억하심정도 없으나 순진한 배우를 꾀는 데 그걸 써먹는 인간들 때문에 생각할수록 화가 난다. 그런 영화를 만들겠다는 자들 대다수는 꼭 '작품성 있는 예술 영화'를 빙자한 IPTV용 성인 영화를 만들려고 하기 때문이다.

결국 초년생 배우들은 '주제도 모르고 욕심이 많아서'라기보다 '주제를 너무 알아 뭐든 듣고 배워보려는' 자세 때문에 각종 버라이어티한 낚시에 걸려드는 셈이다. 다만 이를 낚시꾼 몇 명의 문제로만 보는 게 맞을지 고민이 된다. '사짜' 몇 명이 물을 흐리는 거라고 보기엔 저런 사례가 너무 많거든. 성희롱을 일삼는 사람들은 정말 흔하디흔하다. 체감상 초년생 시절 내가 봤던 이 세계의 절반은 그런 사람들 천지였다.

연극계 역시 만만치 않다. 적어도 내겐 그랬다. 사실은 말하기 조심스럽다. 나는 칠 년 가까이 대학로에서 스무 편 가량의 작품에 참여했고, 그중 두어 극단에선 단원처럼 생활했다. 그러나 '연극과 출신도 아니고 유명한 선배들도 잘 모르고 한 극단에서 몇 년씩 굴러본 적도 없다'는 자격지심 탓에, 스스로를 '연극인'이라고 칭하기 어쩐지 민망한 심정이 있다. 2018년 연극계 미투 이후로 상황이 조금은 달라졌을 수도 있고 말이다. 만약 내가 고작 과거 몇 년의 경험을 가지고 연극계를 '깐다'면 누군가는 "네가 뭘 안다고 그러느냐" 되물을지 모르겠다.

그러나 열정 하나로 뭐든 하겠다고 뛰어든 어린 배우가 고작 삼 년 만에 그 판에 환멸을 느꼈다면, 그것이 설령 일부의 실정일지라도 분명 자성의 여지가 있다고 본다.

어느 업계건 착취하고 희롱하려 드는 인간들이 존재하지만 연극계가 조금 더 치사하게 느껴졌던 가장 큰 이유는 바로 이런 전제들이었다. '연극은 시대의 정신적 희망이다(실제 대학로에 쓰여 있던 유명한 문구)', '우리는 위대한 예술을 하고 있다', 그러므로 '이 모든 것을 받아들이지 못하는 넌 예술혼이 부족한 거다.' 차라리 좀 더 큰 자본이 얽힌 판이라면 '저 인간이 돈과 욕심 때문에 날 이용하려 하고 있어' 하고 경계하기 수월하다. 그러나 누구에게도 돈 안 되는 게 뻔히 보이는 지하 연습실 생활에서 받아들이기 어려운 상황에 맞닥뜨리면, 사람은 도리어 비이성적인 판단을 하게 된다. '돈도 안 되는데 굳이 이래야 해?'가 아니라, '돈이 안 되는데도 우리는 이렇게 어렵고 심오한 걸 하는 거야! 그러니까 해내야 해!'라는 생각을, 하고 마는 것이다.

물론 그런 생각을 조장하는 건 대부분 거장 예술인의 탈을 쓴 괴팍한 연출가거나, 술에 취해봐야 연기가 느는 거라고 믿는 몇몇 선배들이다. 내가 만난 받아들이기 어려운 상황 몇 가지를 떠올려본다.

네가 진짜 연극을 사랑한다면 저기 저 애처럼 극단 옆으로 이사도 오고, 밥도 차리고, 궁극적으로 나를 사랑해야 한다고 말했던 연출가. "넌 아직도 남자친구 사귀니? 그러니 연기에 집중을 못하지"라던 조언. 사적 연락을 거절하자 다음날 거짓말처럼 바뀌었던 캐스팅. 연습실 밖에서 단 둘이 있을 때 내게 점점 다가서더니 "네 연기엔 성적 에너지가 부족하다"며 준 디렉션. 왜 페이 이야기가 없냐고 조심스레 물어온 누군가의 질문에 배은망덕하다며 불같이 화를 내고 연습을 엎어버렸던 일…….

이런 일들은 어처구니없긴 하지만 정말 심한 축에 들진 않는다. 정신 소모가 크긴 했으나 어쨌든 내 의지로 잘라낼 수 있었으니까. 그러나 직접 겪지 못한 소문들은 더 무시무시했다. 극단 내 여배우를 '마누라'처럼 부리거나, 호흡을 잡아준다며 가슴을 만지고 음부를 누르는 행위 등은 이미 젊은 극단에서 패러디해 비판할 정도로 공공연한 일부의 관습이었다.

이런 일들을 보고 듣고 나면 어떤 작품을 '예술과 열정에 바치는 헌사'로 읽기 어려워진다. 이를테면 〈위플래쉬〉(2014) 같은 영화. 최고의 드러머가 되기 위해 폭주하는 주인공과 그를 몰아붙이는 교수의 관계에서 누군가는 꿈을 향한 위대한 열정을 읽는다. 그러나 내겐 교수의 끔찍한 폭력과 그것을 고스란히 답습해 괴물이 되어가는 주인공이 만들어내는 심리 스릴러였고, 심지어 역겨웠다. 예술적 집착과 광기는 가끔 멋진 것을 낳기도 하지만 필연적으로 주변 사람들을 파멸시킨다. 본의 아니게 그랬어도 나쁜 일인데, 반항 못할 거 다 아니까 일부러 예술 운운하며 사람을 조종하는 건 정말로 지독하다. 그 모든 유치하고 명백한 과오가 '연극밖에 모르는 나란 바보'로 포장되는 꼴들을 보노라면, 냄새나는 지하에서 좋다고 마시는 박카스가 너무도 썼다. 이십 대 중반의 나는 정말 연극에서 시대적 희망을 찾을 수 있을 거라 믿었기 때문에, 그때 느낀 실망감은 순진했던 기대만큼이나 컸다.

실망이 좌절로, 또 자기혐오로 이어졌다. 그게 유독 견디기 어려웠던 이유는, 아마 내가 한 번도 제대로 복수해본 적이 없어서일 것이다. 무서워서, 다시 만날까 봐, 일이 필요해서, 소문이 안 좋게 날까 봐, 웃고 피하고 밖으로 나와서야 더럽다 침을 뱉었다. 하지만 문제가 있었다. 순간은 금세 지나가지만 상처는 누적됐다. 어느 순간 깨달은 건, 그렇게 살고 있는 자신을 용서할 수 없다는 사실이었다.

그러니까 나는 저 많은 일들 이상의 일들을 겪으면서 한 번도 큰 소리로 "개새끼야 그만둬"라든가, "너 같은 미친 새끼는 매장돼봐야 해"라든가, "더러운 손, 냄새 나는 면상 치워"라고 외쳐볼 기회가 없었던 것이다. 나는 회피하고 방관했다. 내가 회피하고 방관한 것 때문에 누군가는 계속 그 일을 당했을 것이다. 그게 내 자존감을 좀먹고 있었다. 그래서였다. 내가 드디어 어떤 캐스팅 업자를 고소하기로 마음먹은 것은.

실패해도 괜찮아,

복수

혹시라도 이 글을 보고 있을지 모르는 사회 초년생, 특히 여자 배우에게 말해주고 싶다. 얼굴에 '사짜'를 박지 않은 이상 알아차리기 힘든 그 인간들에게도 공통된 특징이 있다는 것.

첫째. 이유 없이 당신에게 관심을 쏟는다. 물론 수천 장의 프로필 중 당신이 눈에 띄어서일 수도 있지만, 진짜 수천 장의 프로필이 쌓여 바삐 일을 해야 하는 사람들은 조금 눈에 띈다고 해서 일일이 조언하고 수다 떨 정도로 한가하지 않다. 미팅이 필요하다면 정확하게 연락해서 효율적으로 만나면 그만이다.

둘째. 오디션에서 당신을 '후려친다.'

"너 솔직히 예뻐? 아니 물론 예쁘지. 근데 연예인처럼 예쁘냐고. 아니거든."

그 말에 어쩐지 '연예인처럼 예쁘지 못해 송구스러운' 마음이 든다면 그게 그들이 원하는 바다. 그들은 바로 그 위축된 마음을 쉽게 휘두르려고 할 것이다. 진짜 업계에서 열심히 일하는 사람이라면 당신이 못생기고 재능 없다 생각하더라도 그걸 굳이 말하는 무익한 짓을 하지 않는다. 비슷한 말로 "너 살 더 빼야 돼", "넌 스타일이 촌스러워", "넌 인상이 너무 세" 등등의 레퍼토리가 있겠다. 결국 당신이 어떻게 생겼어도 후려칠 생각이니 심려치 말길.

셋째. 그렇지만 당신에겐 매력과 가능성이 있다고 말한다. 이건 너무 쉽다. 그렇게 내 매력에 반했다면 후려치지 않았을 것이다.

넷째. 뻔한 조언을 대단한 선심 쓰듯 늘어놓는다. 다시 한 번 말하지만 제대로 된 사람들은 그리 한가하지 않다.

다섯째. 오디션 과정이 쓸데없이 길고 지난하다. 역시 효율성 측면에서 말이 안 된다. 저녁까지 시간을 끌어 술 먹으러 나가자고 하려는 의도거나, 오디션 과정을 투자자 등에 부풀려 공개하고 돈을 모으려는 심산일 수 있다.

내가 고소한 인간은 저 특징들을 빠짐없이 갖추고 있었다.

사무실로 오라는 전화를 받았을 때부터 말이 너무 많아 신뢰가 가지 않았다. 허름한 사무실에 빼곡한 담배 연기, 그리고 스스로를 꼬박꼬박 '오빠'라고 칭하는 그 캐스팅 감독을 만나자 불신은 확신으로 굳어갔다. 정해진 기준대로 일 분 만에 영상 찍고 끝나는 일반적인 광고 미팅과 달리, 그는 '뻔한 조언을 선심 쓰듯' 한 시간 동안 늘어놓았다. 무용하기 짝이 없었는데 그래도 왔으니 영상은 찍고 가야지 싶어서 버텼다. 영상도 여섯 명이 같은 공간에서 서로를 모니터링해가며 찍었다. 자긴 이런 식으로 스터디를 시켜주기도 한다나.

'후려치면서 추켜 세워주느라' 한 시간이 걸렸다. 중간중간 그가 약을 치는 게 느껴졌다.

"이따 A방송국 X피디랑 치맥 하기로 했는데, 우리 ○○도 같이 가야지. 우리 같이 발리 가서 작업하기로 했잖아, 그치? 아, 치맥 하고 싶은 사람들 함께 가도 좋아."

너무 빤하니 하도 어이가 없어서 조용히 웃고만 있던 그때까지만 해도 난 그 ○○라는 여자가 바람잡이인 줄 알았다. 결과적으로 그녀는 나와 함께 최초로 고소를 제안한 사람이었다. 웃기게도 나와 마찬가지로 그녀 역시 그놈과 그날 초면이었다고 한다. 혹시나 싶어 그녀가 모두의 번호를 따뒀던 것이 단체로 고소를 하는 계기가 되었다.

나는 일정이 있다는 핑계로 같이 못해 참 아쉽다고 웃으며 말한 뒤 먼저 영상을 찍고 혼자 빠져나왔다. ○○에게 전화가 왔을 때까지만 해도, 그래서 "이 새끼 사기꾼이에요. 지금 저희 테이프 다 지우라고 경찰 불렀어요. 무릎 꿇고 빌고 있어요"라는 말을 들을 때까지만 해도 그냥 '역시나' 싶은 마음뿐이었다. 평범한 '찌질이'인 줄 알았는데 정말 사기꾼이었다는 게 좀 신선했다.

우리가 봤던 브랜드 오디션은 실재하지 않았다. 한마디로 브랜드를 사칭해 마치 그 기업에서 CF 외주를 받아 제작하는 행세를 계속해왔던 거다. 진짜 CF도 그런 식으로 컨택이 오곤 하니 연락받는 배우로서는 구분할 방법이 없다. ○○의 전화를 끊고 나는 궁금해졌다. 도대체 왜 그런 사기를 친 걸까? 돈 될 것도 없는 오디션을 열어 좋을 게 뭐가 있다고.

예상컨대 정답은 '치맥 자리'에 있었다. 내가 가지 않은 그 자리에서 또 다른 배우는 강제적인 신체 접촉을 포함한 성추행을 당했다. 피디니 대표니 불러 앉힌 남자들도 다 출처를 알 수 없는 인간들일 게 뻔했는데, 나중에 증인들을 찾아봤더니 그 자리를 겪고도 당한 줄 모르는 사람들이 많았다.

"그냥 같이 술 마시고, 선물로 피부과 상품권도 받았는데 쓰는 방법은 모르겠어요. 그 뒤로 연락이 안 와서 떨어졌나 보다

했어요."

수소문 과정에서 찾은 또 하나의 증인은 모르는 여자와 함께 그 남자들과 술자리를 하게 되었고, 화장실 거울 앞에서 그 여자로부터 "왜 그래? 접대 처음 해봐?"라는 말을 듣고 울었다고 했다. 문제의 캐스팅 감독에게 설득당해 함께 스터디를 하기로 했다는 또 하나의 증인은 스터디 장소인 오피스텔로 갔더니 다른 사람들은 없고 자기 혼자뿐이더란다. 그녀는 그곳에 단 둘이 갇혀 "자기는 섹스 경험이 없다"는 헛소리를 듣고 "내가 돈이 이렇게 많다"며 꺼내드는 통장을 보아줘야 했다.

화가 나서 인터넷을 뒤졌다. 그 인간의 이름과 이메일 주소의 흔적을 최소 2002년부터 찾을 수 있었다. 몇 차례 가명도 쓴 것 같았지만 그간 한 번도 걸리지 않았다니 황당했다. 누군가 카페에 올린 하소연 글에서 그 인간의 이름을 발견했다. 같은 수법, 비슷한 피해자. "이 바닥은 원래 이런 거구나 싶어서 무서워져요, 그만두려고요"라는 글귀가 사무쳤다.

밤이 새는지도 모르고 네티즌 수사대를 자처했다. 그가 버젓이 운영하는 모델 에이전시 카페가 나왔다. 아동 모델 에이전시였다. 어린아이 엄마들이 "너무 잘 케어해주셔서 감사하다"며 그에게 고마워하고 있었다. 잠이 오지 않았다. 전부 캡처해 인쇄했다. 결과적으로 그 자료들은 수사 과정에 거의 활용되지 않았다. 우리가 고발할 수 있었던 범죄는 딱 그날 당한 성희롱, 성추행 건에 한해서였기 때문이다. 이렇게 사소한 사건에 '괘씸죄' 같은 건 별로 적용되지 않는 모양이었다. 시무룩했다.

지난한 고소 과정을 굳이 묘사하진 않으려 한다. 예상대로 경찰은 고소장 접수부터 비협조적이었고, 2차 가해는 빈번하게 일어났다. 그러나 우리는 배우였고, 경찰에게 외면당하지 않도록 '성폭력 피해 여성의 슬픔'을 강력히 연기해야만 하는 아이러니를 겪었다. 실제 우리가 겪은 감정은 슬픔보다 분노에 훨씬 더 가까웠음에도.

결과적으로 나에 대한 언어적 성희롱 건에 있어 그는 무혐의 판결을 받았다. 회사 내 직장 상사라든지 하는 위계 관계가 없었다는 것이 이유였다. 어려우리라는 건 짐작했으나 씁쓸했다. 판결의 해석대로라면 그와 나는 '오디션'이라는 참으로 '동등한' 상황에서 처음 만났고, 그는 순전히 업무적인 차원에서 '내 가슴이 진짜인지'에 대해 논하고 '내 허벅지가 자기 취향이라 마음에 든다'고 평한 것이 분명했다. 그런 수평적 관계에서 이루어지는 조언과 칭찬도 불편하게 여겼던 내가, 참 잘못했다.

다른 두 사람은 신체적 접촉이 있어 재판으로 넘어갔으나 결과적으로 기각되었다. 가해자가 사라져버렸기 때문이다. 우리는 저항하고 복수할 기회를 잃었다. ○○는 결국 배우를 그만두었다. 차가웠던 2016년 봄에 시작된 사건은 그렇게 새드엔딩을 맞았다. 슬펐지만 후회스럽지 않았던 건, 그게 내가 시도한 첫 저항이었기 때문일 것이다.

저항하지 않는 인간은 저항하지 않는 자신을 사랑하기 위해 결국 시스템 자체를 긍정하는 인간이 되기 쉽다. 그것이 세뇌의 과정이다. 어떤 연출가가, 어떤 판이, 어떤 사회가 나를 세뇌하려 할 때마다 나는 웃으면서도 한 줄기 께름직함을 놓지 않았다.

'이건 당연한 게 아니야. 더 좋은 길이 있을 거야.'

그 속삭임조차 놓아버렸다면 나는 지금과 전혀 다른 사람이 되었을 것이다. 그 무엇에도, 복수할 생각조차 하지 않았을 것이다.

그러니까 다른 사람들도 복수했으면 좋겠다. 내 복수는 전부 실패하고 말았다. 그래도 복수했으면 좋겠다. 성공하지 못하더라도, 신경 쓰이고 귀찮더라도 '그 사람 이상해, 상종 말아'라고 소문이라도 냈으면 좋겠다. 그럼 적어도 '사람은 이상해 보이지만 사실 나 잘 되라고 그러는 거야'의 늪에 빠지진 않을 테니까. 혹은 '고생스럽지만 여기는 원래 다 그런 거니까 괜찮아'라고 생각하지 않을 테니까. 그것이 스스로를 건강하게 돌보는 길이라고 나는 믿는다. 나를 후려치고 이용하려는 사람을 좋게 보려 노력하는 게 다 무슨 소용인가. 그것들이 당신을 더 이상 호구로 보지 못하게 하는 것, 이용하려 들지 못하게 하는 것, 우리의 복수는 최소한 그런 의미를 가져야 한다.

연예계는 꿈의 산업이다. 연극이건 영화건 드라마건 심지어 CF건, 이 이상한 세계엔 수많은 이야기꾼과 색색의 꿈들이 어지러이 뒤섞여 있다. 꿈을 이야기하는 자라면 적어도 남의 꿈을 짓밟는 데 대해 최소한의 자각은 있어야 정상이다. 그런 공감 능력도 없는 자는 내게 있어 예술가도 뭣도 아닌 사이코패스에 불과하다. 안타깝게도 이 꿈의 세계에서 역시 사이코패스들은 곳곳의 요직에 배치되어 있지만, 그래도 잊지 말자. 그건 당연한 게 아니다. 더 좋은 길이 반드시, 있어야 한다.

그럼에도 불구하고

백야

"왜 이런 이야기를 쓰게 되었나요?"

예상했던 질문이었다. 서울국제여성영화제가 주관하는 단편 영화 제작 지원 사업의 2차 면접 심사 자리. 배우로서 오디션은 숱하게 봤고, 남들 앞에서 말이야 곧잘 하는 편이니까 생각한 대로 풀어놓으면 될 거라고 쉽게 생각했다. 그러나 대답을 시작하자마자 목이 턱 막히고 말았다. 당황해서가 아니었다. 생각지도 못하게, 감정이 먼저 올라왔기 때문이었다.

"어, 제가 코미디가 아닌 단편을 써보고자 했을 때 두 가지 이야기가 떠올랐는데요, 하나는… (굳이 안 해도 됐을 쓸데없는 횡설수설, 중략) 다른 하나가, 이 이야기였는데요, 그랬던 이유는, 둘 다 제가 직접 겪은 일이기 때문입니다. (중언부언, 중략)

전부 다 진짜는 아니고 시나리오를 만든 것이기는 하지만요, 저도 그랬거든요. 제가 고소를 했던 가해자도, 죽었다고 들었습니다. 그렇게 연락을, 받았어요."

그러고 나서 이십여 분간 이어진 인터뷰 내내 나는 염소였다. 염소마냥 떨리는 목소리를 간신히 부여잡은 채 말을 이어나갔다. 아마 심사위원들은 내 목소리가 원래 그렇게 꽉 눌려있다고 생각했을지도. 사실은 말하면서도 당황스럽기 그지없었다. 아무렇지 않다고 생각했는데. 이젠 영화로 풀어낼 수 있을 만큼 스스로 객관화를 마친 사건이라고. 그런데 아니었다. "사실은 제 이야기입니다"라고 낯선 누군가에게 털어놓는 순간, 나는 깨달았다. 마음속에서 이 일을 아직 해결하지 못했구나. 내가 이 시나리오를 쓴 건 결국, 그래서였구나.

생애 처음으로 누군가를 고소한 그해 봄. 나는 고소 과정을 〈핀치〉라는 웹진에 기고한 적이 있다. "고소 연대기"라는 거창한 제목을 단 그 기사는 "가해자는 재판에 불출석하고 처벌을 받지 않았지만 내 마음은 구원받았다"는 글로 애매하게 끝난다. 글을 그렇게 끝낼 수밖에 없었던 데는 이유가 있었다. 내가 성희롱으로 고소한 가해자는 재판을 받기 전에 죽었다. 공소는 기각되었다. 그리고 그때의 나는…… 많은 사람들이 보는 글에 그 사실을 적을 용기가 없었다.

용기가 없었다니! 어디 용기라는 말을 쓸 데가 없어서 그런 데 쓰나? 용기가 필요했다는 것 자체가 우습고 아이러니한 일임을 안다. 나는 성희롱의 피해자였고, 그가 죽은 건 내 탓이 아니다. 우리는 그가 왜 죽었는지, 사인조차 알 수 없었다. 물어볼 곳이 없었으니까. 그저 연대 고소인이 재판부 혹은 검찰 측으로부터 전화를 받았을 뿐이다. 이러이러하게 되었으니 재판이 열리지 않을 거라고. 그랬다. 거창한 대의명분을 품고서 모든 거지 같은 과정을 견뎌냈는데, 그게 끝이었다. 그렇구나. 나는 더 이상 알고 싶지 않았다. 연대 고소인들도 마찬가지였던 것 같다. 우리는 그 일을 묻고 지나갔으며 서로 멀어졌다.

그랬다는 것을, 그때의 나는 칼럼에 쓸 수 없었다. 첫째로 '조금씩이라도 세상을 바꿔보자'라는 칼럼의 취지에 안 맞는 것 같아서. 둘째로, 자초지종은 전혀 모르겠고 근거도 없지만, 뭐랄까, 설명하기 어려운데 왠지, 그런 일이 일어난 게 꼭 나 때문인 것만 같아서였다.

그 전화를 받았을 때 공교롭게도 나는 경복궁 근처의 한 게스트하우스에서 단편 영화를 찍고 있었다. 발랄하고 사교적인 일본인 역할이었다. 세팅을 기다리며 상대 배역과 이런저런 수다를 떨고 있는데 전화가 걸려왔다. 아직도 그 순간을 기억한다. 외국인 손님을 염두에 두고 설계된 한옥마을의 게스트하우스는 비현실적일 정도로 예뻤고, 통화를 위해 밖으로 나와 서성거렸던 정원은 눈부신 녹색으로 가득했다. 그래서 나는 더 이해할 수가 없었던 것 같다.

"죽었다니 무슨 말이에요? 아, 진짜요? …… 근데 저 지금 곧 촬영 들어가야 되거든요. 네, 죄송해요. 네, 고생하셨어요. 제가 다시 연락드릴게요. 우리 만나서 이야기해요. 네."

전화를 끊고 나는 다시 게스트하우스로 들어갔다. 그러고선 현장에 있던 상대 배우나 스태프들에게 그 이야기를 했던 것도 같다. 제게 이러이러한 일이 있었는데요, 방금 들었는데, 그 사람이 죽었다네요. 그럴 수가 있나요? 혹시 이런 것을 조작할 수가 있나요? 본인의 사망 같은 거요. 아시는 바가 있으세요? 가벼운 일화인 듯 그런 질문을 했던 것도 같다. 발랄하고 사교적인 일본인처럼 수다스럽게. 짧은 촬영 기간 동안 고작 며칠을 함께 보냈을 뿐인 현장 사람들은 그저 "아아, 네…… 글쎄요……" 정도로밖에 대답할 수 없었으리라. 친하지도 않은데 이상한 이야기를 하는 사람이라고 생각했을지도 모르겠다. 어쨌든 촬영이 시작됐고, 나는 발랄하고 사교적으로 연기를 잘 끝마쳤다.

그 촬영이 유독 힘들었던 기억은 없다. 일본어 대사를 틀리지 않기 위해, 애교스럽고 호쾌한 배역의 태도를 유지하기 위해 최대한 연기에 집중했으며 현장은 즐거웠다. 한 가지 기억나는 게 있다면 점심에 짜장면을 먹었는데, 그 자리의 누군가 "나는 여자 감독이 더 예민한 것 같아서 가끔 불편해요"라는 이야기를 했었던 것. 그 말에 괜히 화가 나서 짜장면이 잘 안 먹혔던 것, 정도.

이후로도 그 일로 울거나 슬퍼해본 적은 없다. 그도 그럴게, 나는 가해자와 단 한 번밖에 만난 적이 없었으니까. 사건이 일어났던 그 최악의 오디션장에서, 단 하루. 내가 그를 고소했던 건 그러니까 그 사람 자체에 대해 오랜 시간 쌓인 감정 같은 게 아니었다. 그때까지 내가 배우로서 겪어온 모든 순간의 위계 폭력들, 수많은 가해자들에게 한마디도 못하고 지나왔던 몇 년의 시간들, 그 모든 것들에 조금이라도 보상하듯 처음으로 시도해본 상징적인 행위였다.

그 사람의 행동은 처벌받아 마땅했다. 지금까지 겪어온 모호한 성희롱보다 훨씬 의도가 분명했으니까. 그 사람의 정보를 직접 검색해서 십 년이 넘게 그런 식으로 살아왔다는 걸 알아냈고, 앞으로도 그럴 것만 같았으니까. 그러니 내가 죄책감을 느낄 이유도, 고통스러워할 이유도 없는 건 분명했다. 그래서 누구에게도 그런 이야기를 감정 섞인 말로 꺼내지 않고 살았다. "그냥 그랬어요. 참나" 하고 말았다.

그렇지만, 한편으로는 이렇게 생각했다. 내가 그 사람에게 분풀이를 한 건 아닐까? 그 사람이 연극계의 거목이라거나 대단한 영화감독이 아니라 일개 영세 광고 캐스팅 업자라서 고소할 수 있었던 건 아닐까? 사고였나? 자살일까? 그의 친구라는 사람이 전화를 해서는 아버지가 아프다느니 그런 이야기를 했었는데, 정말 아버지가 아팠을까? 나랑은 상관없는 일이지만. 이런 사건 잘해봐야 집행유예에 벌금 몇 백 정도라며 코웃음 칠 거라 생각했는데, 왜 그렇게 절박하게 합의하고 싶어 했을까? 그는 어떤 사람이었을까? 스무 몇 살의 어린 여자 배우들을 앉혀두고 일장연설을 늘어놓으며 자존감을 채워야 했던 그 사람은, 배우 지망생을 꼬드겨 자기보다 더 권력 있는 남자들의 옆자리에 앉히며 지내왔던 그 사람은. 어떤 인생을 살고 있었을까, 그는.

"그런 건 생각해줄 필요가 없어."

남의 일이라면 그렇게 말했을 것이다. 단호하게. 그래서 남의 일처럼 여기고 지냈던 것 같다. 어차피 잘 알지 못했던 인생이다. 나 때문에 죽은 게 아닐지도 모르고, 그러니 그 사람 인생에 대해 더 알려고 할 필요가 없다. 나는 거기서 이 사건에 대한 마음의 문을 닫아버렸다. 가능하면 열지 않도록 깊이 깊이 묻었다. 그렇게 두어 해가 지났다. 그리고 2018년 봄, 연극계 미투가 터졌다.

연극계 거장이 고발당했고, 유명 배우인 교수가 가해자로 심판받던 도중 자살했다. 내가 사랑하는 많은 사람들이 고발당한 거장을 한때 존경했으며, 나와 함께 일하는 많은 동료들이 가해 교수의 무책임한 죽음 뒤에 남겨진 제자였다. 모두가 스스로를 책망했고 많은 사람들이 설명할 수 없는 마음으로 울었다. 나의 세계는 삽시간에 어둠으로 뒤덮였다. 그해 2월은 모두가 집단 우울증을 앓았다고 표현해도 과언이 아니었던 이상한 날들이었다. 모두가 기이한 죄책감에 시달렸다.

내가 그때 참지 않았더라면 이 지경까진 안 되지 않았을까. 반대로 내가 조금만 더 참았더라면, 다른 결말을 맞을 수도 있었을까. 모두가 자기 나름의 방식으로 분투하는 것을 지켜보며 나는 떠올리지 않을 수 없었다. 깊숙한 곳에 잠가두었던 마음. 아무리 생각해도 내 잘못이 아니지만 누군가에게 구원받고 싶었던 그 마음. 내가 했던 선택이, 내가 걷고 있는 이 방향이 틀리지 않았다고 위로받고 싶었던 그때를. 아무렇지 않은 척 했지만 사실은 너덜너덜해질 정도로 되뇌었던 질문을. 혹시, 정말 혹시, 내가 잘못 살아가고 있는 건가.

그렇게 다시 두어 해가 흐르고, 나는 지금 드디어 이 이야기를 누군가에게 꺼낸다. 염소 목소리 덕을 본 것인지 아닌지 모르겠지만, 시나리오는 최종 심사에 통과되었고 〈백야〉는 무사히 촬영을 마치고 상영되었다. 나의 이야기를 '지혜'의 이야기로 바꾸며 조금은 거리를 두고 표현 방법을 고민했다. 몇 번이나 고쳐 쓰고 몇 번이나 읽어본 대사들, 더 이상 나의 말이 아닌 지혜의 말들, 이 말들로 무엇을 전하고 싶은지 수없이 생각하고 고민하면서 많은 것들을 바꾸어나갔다. 개인적인 한풀이 같은 작품을 만들고 싶지는 않았다. 영화가 무슨 트라우마 치료도 아니고요. 가해자일지언정 타인의 죽음을 예술의 원동력 같은 걸로 삼고 싶지도 않았다. 이런 개인적인 사연쯤 혼자 품고 잠가두어도 되었겠지만, 그럼에도 불구하고.

누구에게도 할 수 없었던 이야기를 누구에게라도 해도 되겠다고 생각한 건, 고통받은 게 나뿐만이 아니었다는 걸 이제는 알고 있기 때문이다. 내가 사랑하는 사람들, 이름과 얼굴 정도 알고 지낼 뿐인 많은 동료들까지, 함께 일한 적 없더라도 당신들이 그곳에서 분투하는 걸 언제나 지켜본다. 비켜나 있는 스스로를 부끄러워하고, 누군가의 투쟁에 감사한다. 그래서 허락도 구하지 않은 채 동료라고 불러본다. 이 작품으로 건네는 건 아마도 서투르고 엉성한 편지일 것이다. 그래도 긴 어둠 속에 홀로 선 것 같은 기분이 들 때, 이 편지가 당신은 혼자가 아니라고 말해줄 수 있다면 좋겠다. 우리는 조금씩 더 잘, 살아가고 있다고.

친절한 페미니스트

최근 한 동료로부터 이런 말을 들었다.

"문경 작가님은 무서워요!"

곧바로 항변했다.

"아니, 나같이 순하고 착하고 '찐따' 같은 사람이 어디 있다고 그래요?"

하지만 상대는 장난삼아 그런 말을 할 만큼 친분이 있는 사이였기에 의견을 굽히지 않았다.

"딱 보면 느껴져요. 어쨌든 뭔가 무서운 아우라가 있다고요."

나는 알았다며, 무서우면 조심하라고 받아넘겼으나 실은 진짜로 조금 삐치고 말았다. 내가 무섭다니 말이 돼? 쓸데없이 친절하게 사느라 얼마나 고생인데. 난 아마 누구에게든 무서운 사람이고 싶지 않았나 보다. 착하고 안전한 사람이고 싶었다. 일종의 착한 아이 콤플렉스였다.

간혹 누군가 나 때문에 상처받았다고 하면 불쑥 억울함이 치솟는다. 하, 온통 아무 말이나 막 하는 사람들 때문에 상처받는 게 누구인데, 대체 내가 뭘 얼마나 잘못했다고 그래? 못된 사람 되기 싫어서 얼마나 습관적으로 누르고 사는지 알지도 못하면서, 참다 참다 고작 한마디 했다고 상처받았다면 내가 뭐가 되냐고. 반성 대신 이런 화딱지부터 나는데 표현은 또 눈물로 나온다. 그런 자기 연민이 서러워서 징징 우는 거다. 몇 번 그런 일들이 인생에 있었다.

나는 내가 착하지 않다는 걸 잘 인정할 수 없었다. 물론, 바로 이런 마음 자체가 자기중심적인 거겠지만. 누구에게도 나쁜 사람 소린 듣고 싶지가 않고, 미움 사는 일은 생각만 해도 아찔하다. 그래서일까. 내 마음을 설명하고 다른 사람을 설득하는 데 가끔은 너무 많은 에너지를 쓴다고 느낀다. 내가 나쁜 게 아니라는 걸 상대방에게 인정받기 위해 온갖 언어를 총동원하느라고. 이런 내가 피곤하다가, 또 누가 날 무섭거나 뾰족하게 보면 억울하고 슬픈 마음에 변명이 산더미처럼 불어난다. 나란 인간의 화법이란 그런 악순환을 데굴데굴 굴리며 다듬어온 눈덩이인 셈이다.

얼마 전, 오래된 남자 사람 친구 L과 〈밤쉘〉이라는 영화를 봤다. 작업실에서 영화나 한 편 보자기에 내가 손수 골라 결제했다. 미국의 막강한 언론 권력 폭스뉴스 회장을 성희롱으로 고소한 여성들의 실화를 바탕으로 한 영화였다. 한마디로 내게는 '진작 필관하려고 했는데 미처 못 본 영화', 그리고 페미니즘 공부 중이라는 L에게는 '염문경이 추천하는 또 하나의 여성 영화'였을 것이다.

샤를리즈 테론이 당시 대통령 후보이던 트럼프와 미국 보수 언론사 구조를 다큐멘터리처럼 설명하는 초반부는 이 제작진이 만든 영화가 으레 그렇듯 다소 산만했다. 그렇지만 특정 '피해'에 공감할 준비가 이미 충분히 되어 있는 입장에서, 그 피해를 만들어낸 특정 '권력 구조'를 학습하는 일은, 어려울지언정 지루하진 않았다. 그러나 L에게는 다를 수밖에 없었다. 안 그래도 이야기가 복잡하게 전개되어 하나도 놓치지 않으려고 집중하고 있는데 옆에서 말을 걸기 시작했다. 영화랑은 썩 관계없는 잡담이었다. 천천히 대충 대답하면서 넘겼지만 머릿속에 한 가지 생각이 박히고 말았다.

'아, 이 자식, 나하곤 다른 층위에서 감상하고 있군.'

한 번 그렇게 생각하고 나니 관람 내내 L의 행동을 의식하게 되었다. 지금 저걸 놓치면 내용을 이해하지 못할 텐데 핸드폰을 보고 있잖아. 지금 엄청 중요한 장면인데 화장실에 가버리고, 잠깐 멈춰달라고도 하지 않는군. 화장실 간 사이 지나간 장면도 못 봤으니 남은 영화엔 더 공감 못하겠고. 거봐, 역시 이 장면에서 슬퍼하지도 않네. 마고 로비가 친구에게 피해 사실을 고백하며 우는 장면이었다. 나는 고개를 돌려 혼자서 몰래 눈물을 닦았다. 옆 사람은 그만큼 공감하지 못하는 게 빤한데 나만 감정적이 된 게 쪽팔렸기 때문이다. 그렇다고 L을 구박할 순 없었다. 영화를 나만큼 재밌게 봐주지 않는다고 해서 구박하는 건 내가 생각해도 사이코 같은 짓이었으니까.

크레딧이 올라가자 L이 기지개를 켜면서 말했다.

"아휴, 나쁜 새끼. 저 새끼 처벌받았나?"

그 말에 불쑥 짜증이 났다.

"야, 영화 전체가 고소하는 내용인데 당연히 처벌받았겠지!"

(나중에 알아보니 회장직을 사퇴했을 뿐, 형사 처벌은 결국 피했다고 한다. 내가 틀렸다.)

사실 진짜 하고 싶은 말은 괄호 안에 남겨두었다. 어쩜 그렇게 영화 끝나자마자 남 얘기 하듯, 가십성 범죄 프로그램 본 사람처럼 말하냐? 나는, 나는 있지, 내가 겪은 일과 똑같은 '거지 같음'이 글로벌하게 펼쳐지는 게 영화 보는 내내 너무 통탄스러워서……! 에라이, 말을 말자.

괄호 안에 감춰둔 날카로운 기색을 눈치챘는지 L은 머쓱한 말투로 구시렁거렸다.

"아니, 저렇게 해도 법적으로는 피해 갔을 수도 있잖아……"

나는 결국 못 참고, 감정을 잔뜩 실어 L을 구박하고 말았다.

"아무튼, 아무튼! 너어는 진짜, 도통 이해를 못해."

뜬금없는 공격에 L은 어리둥절 눈만 끔뻑거렸다.

"야, 내가 뭘?"

"내 말은, 같은 걸 봐도, 너하고 나하고는 결국 이해하는 정도가 다르다는 거야!"

내 딴엔 반 농담인 척 유들유들 말한다고 했으나 부당하게 비난하고픈 못된 마음을 감출 순 없었을 거다. 결국은 L도 조금 삐쳤는지 시무룩해하더니 조용해졌다. 아차, 싫었다. 내가 너무했다. 그렇다고 L이 잘못한 건 아닌데. 잠깐 침묵하던 L은 드디어 할 말을 찾았는지 슬쩍 나를 흘겨보며 말했다.

"그때 S누나한테 들었다던 얘기 기억나? 좀 괜찮은 남자 페미니스트가 필요한 만큼, 좀 친절한 여자 페미니스트도 필요하다고. 그러니까 내 말은……"

"야! 내가 진짜, 진짜 단언할 수 있는데, 내가 바로 그 친절한 페미니스트야 이 자식아!!!"

그날 그렇게 티격태격하다가 우리는 결국 화해했다. 나는 불쑥 성질을 낸 것에 대해 사과하면서 "더 친절한 페미니스트가 되어달라"는 L의 요청이 왜 나를 화나게 했는지 세상의 모든 언어를 총동원해 설명했다. S누나가 그 말을 하는 것과 그가 그 말을 하는 게 왜 다른 일인지, 심지어 내가 개인적으로 더 친절한 페미니스트가 되고 싶다 해도 왜 L이 하는 그 말이 문제적일 수밖에 없는지, 그런 말들이 더 나쁜 다른 말들에 얼마나 쉽게 힘을 실어줄 수 있는지에 대해. 그 순간의 나는 정말이지 누구보다 '친절한 페미니스트'였다. L은 수긍하면서도 조금은 억울해했다. 아무것도 노력하지 않는 사람 취급당하는 게 서운한 눈치였다. 나는 L의 서운함을 이해한다. 누군가 나에게 토로하는 서운함을 늘, 이해했다.

하지만 나 개인의 미안함 또는 나 개인의 이해심과 관계 욕구, 그것들과 내가 옳다고 믿는 당위 사이에는 간격이 있다. 내가 좋아하는 사람들 모두에게 내가 옳다고 생각하는 모든 것들을 완벽하게 요구할 순 없다. 나 스스로에게도 마찬가지다. 나 또한 완전하지 않으나 그렇다고 내가 추구하는 것까지 불완전해질 순 없다. 그 언저리에서 끊임없이 성실한 줄타기를 하며 살아가야 한다. 그래서 나는 자꾸 친절한 페미니스트가 될 수밖에 없다. 존재 자체에 어폐가 있는, 마치 채식주의자 뱀파이어와도 같은 말이지만. ('채식주의자 뱀파이어'는 페미니스트 영문학자의 책 제목이기도 하다.)

세상에서 페미니스트라는 단어가 어떤 오명을 뒤집어쓰고 있는지 알면서도, 아니 그러기 때문에 더욱, 나는 길에서 팸플릿을 뿌리는 시민단체 활동가처럼 상냥한 설득을 시도할 수밖에 없었다. 길을 가던 사람이 역력히 귀찮은 티를 내면서 코앞에서 그 팸플릿을 버리더라도, 출근길이 바쁜 저이에게 내가 얼마나 성가신 존재일 수 있는지를 이해하는 것이다. 당신과 나 사이에 놓인 인식의 간극을 이해하는 것. 적어도 이해는 하는 것.

그럼으로써 나는 무섭지만 무섭지만은 않은, 상처 입는 만큼 상처 주지는 않는 사람이 되고 싶었다. 그릇이 크거나 단호하지 못하여 대단히 잘되고 있진 않지만……. 그래도, 말이다.

"얘길 하다 보니까 말이야. 괜찮은 남자 페미니스트랑 친절한 여자 페미니스트가 되는 건 그런 것일 거 같아."

"어떤 거?"

"똑같은 걸 보고도 너는 80으로, 나는 70으로. 또 너는 75로,

나는 90으로 느낄 수 있다는 걸 예상하는 거. 그걸 예상하고 이해하는 거. 그게 그나마 방법인 것 같아."

"응, 그렇지. 맞아."

"응, 그런 것 같아."

그러고 나서 L과 나는 다시 시답잖은 이야기로 돌아가 맥주를 마셨다. 그날, L에게 정세랑 작가의 소설 『시선으로부터』를 호들갑스럽게 강력 추천했다. 얼마 뒤 그 책을 하루 만에 다 읽었다고 L에게서 연락이 왔다. 내가 쓴 책도 아니지만 기분이 좋아졌다. 다행이다. 뭔지 모르겠지만 아무튼 다행이다.

‘팀킬’은 아닙니다

내가 지금까지 함께 일해온 ‘연출가’ 혹은 ‘감독’ 중에는 여성이 많은 편이다. 사회 초년생일 땐 남자가 압도적으로 많았는데, 나이가 들수록 여자 비율이 압도적으로 많다. 가끔씩 그런 생각도 한다. 어라, 나 점점, 남자들이 같이 일하기 껄끄러운 사람이 되고 있나? 헐, 그것 참…… 나쁘지 않은데?

꽤나 여성 연대의 덕을 보며 살아가고 있는 자로서 좀 하기 어려운 얘기가 있다. 하기 어렵지만 언제나 마음에 걸려 있던 얘기. 바로 가해자로서 여성에 대한 이야기다.

‘또라이 질량 보존의 법칙.’ 아재 개그 같은 말이지만 일리가 있다. 세상엔 특정 비율로 이상하거나 악한 사람이 있기 마련이다. 여성이라고 해도 마찬가지다. 물론 범죄자의 숫자는 남성이 훨씬 많지만, 그건 우리의 사회문화적 관습이 남성에게 폭력을 더 많이 허용해왔기 때문이다. 여자라고 해서 모두가 세심하거나 온건하거나 이타적일 리 없다. 그건 오히려 또 다른 선입견 같다.

그러나 '여성 가해자'라는 이슈는 선뜻 발화하기 어려운 주제다. 적어도 그렇게 느껴진다. 한때 진보 진영에서조차 여성 문제는 '해일이 밀려오는 데 조개 줍는다'는 식의 취급을 받았다. 어쩌면 이와 비슷하게 페미니스트 가운데서도 가해 주체가 여성인 사건을 이슈화하는 걸 일종의 '백래시'처럼 느끼는 사람들이 있을지 모른다. 실제로 많은 언론이 여성이 가해자인 사건을 두고 백래시를 명백히 암시하는 기사를 쏟아낸다. '거봐, 미러링일 뿐이라더니 정말 가해가 일어났지.' '거봐, 여자도 성폭력을 저지르지.' '거봐, 여자도 사람을 죽이고, 저 여자는 역시 진짜 꽃뱀이었지.' 남성 가해자가 비슷한 사건을 저질렀을 때보다 과한 비난이 쇄도한다.

이런 상황에서 여성의 가해자성을 언급하는 거 자체가 '지금 굳이 하지 않아도 될 일'이나 '의도가 다분한 백래시'처럼 비쳐질 수 있다는 걸 안다. 그래서 가끔 어렵다. 내가 살아가며 목도하게 되는, 여성이 저지르는 크고 작은 폭력들, 남성 중심 문화가 역사적으로 허용해온 것들에 비하면 새 발의 피이긴 한데 그럼에도 분명 나의 윤리적 허용선을 침범하는 사건들, 무조건적인 연대가 망설여지는 어떤 주장들, 그런 것들 앞에서 나는 어떤 태도를 취해야 할까?

몇 가지 기억이 있다. '방송가의 여자 어른'들을 만나기 시작하던 초창기에 나는 좀 놀랐다. 방송 출연자, 주로 연예인에게 성별 불문 대놓고 가해지는 꽤나 무자비한 평가 언어들 때문이었다.

"쟤는 입이 너무 못생겨서 안 돼."

"얘 피부 진짜 더러워서 후작업 하느라 '개'고생했잖아."

"실제로 보면 진짜 인조인간 괴물이야, 걔."

스스로를 '배우' 쪽에 훨씬 더 가깝게 정체화하고 있던 나는 그 말들을 옆에서 들으며 충격을 고스란히, 그리고 조용히 삼켰다. 연예인이란 어쩔 수 없이 그런 평가를 받을 수밖에 없는 직업이라 생각하려 했지만 여전히 껄끄러웠다.

만약 '방송가의 남자 어른'들 입에서 나온 말이었다면 애초에 별 기대치가 없었으니 '또라이'로 치부하고 말면 될 일이었다. 하지만 같은 여자들이 당연하듯 내뱉는 평가 발언은 좀 혼란스러웠다. 나쁜 사람도, 무식한 사람도 아니고, 심지어 꽤나 존경할 만하다고 생각했는데. 물론 방송계에서 일할수록 대상화의 문화에 익숙해질 수밖에 없다. 그래도 좀 짓궂은 거 아닌가. 아무리 외모가 소품 취급을 받는다 하지만 사람에게, 좀 돌려 말할 수도 있는 거 아닌가.

어쩌면 방송가의 남자 어른들을 경계하고 무서워했던 내 성향 때문에 유독 여자들에게만 그런 기대가 있었는지도 모르겠다. 여자들은 좀 더 배려 있고, 친절하리라는 또 다른 선입견. 남성적인 방송국 위계 구조 안에서 여자 피디로 살아남으려면 저런 태도를 장착할 수밖에 없었나 봐, 안정성이 떨어지는 방송 작가 직군에서 권리를 보장받으려다 보니 저렇게 여자 군대 같은 서열 시스템을 갖출 수밖에 없었겠지, 그런 식으로 남몰래 정당화하기도 했다.

나의 이런 태도가 일종의 여성 혐오는 아닌지 고민도 됐다. 마치 워킹 맘은 조금만 실수해도 '맘충'이 되는데, 워킹 대디는 조금만 잘해도 "아이고, 세상 멋진 남자!"가 되는 것처럼, 내가 유독 여자들에게만 가혹한 기준을 들이대고 있는 건 아닐까. 그렇다면 여자들은 좀 저래도 되는 걸까. 저런 남자들이 쌔고 쌨는데, 악의 평등도 평등이라 치고 여자들의 무례나 독선은 좀 허용할 필요가 있을까. 여기까지 생각이 미치면 끄응,

더욱 똥 마려운 강아지 같은 표정이 되곤 했다. 아무래도 그건 아닌 것 같긴 한데, 그런 생각을 입에 올리면 '잘 알지도 못하면서' 기계적 중립만 외치는 멍청이가 될 것 같은 기분이 들었다. 어려웠다.

페미니스트 커뮤니티 안에서도 같은 고민은 있다. 여성이 여성을 추행하거나, 여성이 여성을 위계로 휘두른다거나, 여성운동의 이름으로 트렌스젠더를 공격한다거나 하는 일들이 벌어지고 있기 때문이다. 대부분의 경우 이런 사안에서 내 입장은 꽤 선명했다. 같은 여성이거나 소수자끼리의 문제일지라도 어느 쪽이 더 약자인지, 어느 쪽이 이기적인 건지 분명해 보였으니까. 그런 이슈에 대해서는 페이스북 같은 데서 의견을 표시하기도 쉬웠다. 좀 더 옳은 쪽을 지지하고 있다는 확신이 들었기 때문이다. 하지만 여성이 가해자 자리에, 남성이 피해자 자리에 놓이는 경우, 그 상황이 문제라는 것을 알면서도 선뜻 비판하기 어렵게 만드는 묘한 맥락이 있다.

이를테면 어떤 모임에서 여자 후배가 남자 선배에게 "오늘 얼굴이 왜 그 모양이에요? 엄청 늙었네, 완전 썩었네"라는 말을 하는 걸 들은 적이 있다. 페미니즘에 대해 격의 없이 이야기 나눌 만큼 안전한 공간으로 여기던 곳에서 들은 말이어서인지 장난이래도 불편한 마음이 들었다. 동시에 생각이 복잡해졌다. 정도는 다를 수 있지만 저런 '얼평'은 여자들이 흔히 듣는 말이잖아. 내가 느끼는 불편한 마음이 혹시 성별 위계가 뒤바뀌는 것이 낯설어서 나오는 반응이 아닐까.

연상의 여자 감독에게 스토킹 혹은 성희롱에 가까운 지속적인 구애를 받고 있는 남자 배우를 본 적도 있고, 폭력을 재현함으로써 사회를 비판한다는 구실로 배우들을 신체적으로 혹사하거나 모욕을 주기도 하는 여자 연출가도 있었다. 이 연출가는 스스로 페미니스트라 칭하면서 팀원들이 자신의 방식에 반발하는 경우 그것을 페미니즘에 대한 백래시로 여겼다. 그렇게 반발한 남자 배우를 젠더 위계로 자신을 겁박했다는 이유로 팀에서 퇴출시키기도 했다.

물론 이런 상황에서도 젠더 위계는 작동한다. 여자 감독의 구애에 시달린 남자 배우가 문제 제기를 해보라는 내 제안에 '아 몰라' 하며 넘어갈 수 있었던 것, 많은 남성들이 비슷한 상황에서 '그렇다고 내가 피해자까지는 아니겠지'라고 생각한다는 것이 그 증거다. 쉽게 자신의 피해 사실을 깨닫지 못하는, 그들이 갖는 안전감 자체가 남자들 삶의 특징인지도 모른다. 그렇다고 위의 상황들이 잘못되지 않은 것은 아니다. 위계에는 젠더 위계만 있는 게 아니고, 그 위계를 전복하는 행위가 때로는 또 다른 위계로 인한 폭력을 낳기도 한다. 나의 고민은 위의 상황이 문제적인가 아닌가가 아니라 그러한 상황을 문제로 가시화하려는 순간 '이거 백래시인가' 하는 장벽에 예외 없이 부딪힌다는 것이다.

이는 구조적인 위계와 관계에서의 위계가 서로 일치하지 않을 때, 내 안에서 일어나는 불협화음 같은 건지도 모른다. 그렇지만 나의 인식이 예민해지고 사회가 변화하면서 좀 더 많이 목격하게 되는 이런 종류의 일들이 나를, 일단 나를 불편하게 만드는 것이 사실이다. 사회문화적 젠더 위계는 실존하겠으나, '먹고사니즘'과 인간관계에서 개별적으로 형성되는 위계는 완전히 다르다. 쉽고 단순하게 판단해버릴수록 뭉뚱그려 지워지는 폭력들이 있다. 이 미시적인 관계들 속에서 권력을 쥔 여성의 인격이 미성숙할 때, 거기서 벌어지는 세밀한 피해와 가해의 다이내믹을 난 대체 어떻게 분별해야 하는 걸까.

여성이 저지르는 폭력에 문제 제기하는 것이 모두 '백래시'라면 그건 '백래시'라는 현상을 너무 납작하게만 보는 것일 테다. 다만 전복적인 폭력의 경우 여러 위계가 얽혀 있을 수 있다는 것을 인식하는 것, 예를 들어 여자 연출가에게 반발한 남자 배우가 실제로 신체적 위협을 가할 수 있었을 가능성을 인식한 채로 그 문제를 바라보는 엄밀함이 필요하다. 한편으로, 어쩌면 한 번도 '집단으로서 가해자' 위치에 있어본 적 없는 사람들일수록 개별적으로 자신이 휘두를 수 있는 권력과 위계에 무감각해질 수도 있겠다는 생각이 든다. 이를테면 위의 여자 연출가는 항상 스스로를 젠더 폭력으로 피해자로 정체화하고 있었기 때문에 본인이 누군가를 가해할 수 있다고 상상하지 못했을 테니까.

나의 세계에 실존해왔고, 실존하고, 앞으로도 실존할 가해 주체로서의 여성들. 그와 관련된 이야기를 자주 꺼내들수록 나의 의도와는 다르게 이용당할 것이다. '이래서 과도한 미투가 문제야'라거나, '여자들은 예민해'라거나, '페미들은 위선적이야' 따위의 빈약한 말들에 자칫 힘을 실어주고 말 것이다. 그게 가장 두렵다. 내가 전혀 동조하기 싫은 주장들과 결과적으로 같은 결을 갖게 될까 봐. 그렇다고 단순하고 둔탁하게 돌진하고 싶지는 않다. 어쩌면 관계 속에서 미시적인 권력이 만들어내는 복잡한 위계의 그물망을 의식하며 조심스러워하는 것이야말로, 페미니즘이 내게 선사한 감수성이 아닐까 생각한다. 다른 페미니즘이 있을 수도 있지만 암만 생각해도 나는 그렇다.

누구도 윤리적으로 완벽하지 않다. 실수하고, 가해하고, 폭력적이고, 고집불통인 여성의 존재를 인정하고 받아들인다.

그렇기에 나 스스로에게도 덜 관대해진다. 전통적인 사회가 기대하는 여성성에 부합하고자 자기 검열하는 거 말고, 내가 스스로 지키고픈 규칙을 만들고 따른다.

내가, 혹은 내가 속한 커뮤니티가 품은 가해자로서의 가능성을 무시하지 않을 것. 어떤 관계에서든 내가 가진 권력을 인지할 것. 내 기분을 정당화하기 위해 서투르게 누군가를 비난하지 않을 것. 자기 검열이 너무 지나친 건 아닌가 싶을 때에도 나의 의도가 아니라 내가 처한 맥락이 나를 가해자로 만들 수 있다는 점을 상기할 것. 요새 나는 이런 것들을 염두에 두며 산다. 그러면 다른 사람의 행동에 대해서도 똑같은 잣대를 들이댈 수 있는 힘이 생기는 것 같다. 그렇다고 나를, 누군가를 다치게 하는 사람들에게 매번 "당신 선 넘었어"라고 지적하는 건 아니지만, 적어도 그 사람의 행동을 해석할 때 내가 겪을 혼란은 줄일 수 있다. 크거나 작게, 나의 잘못을 인정하기도 쉬워진다.

내가 누군가에게 조금이라도 잘못한 게 있다면 대처 방법은 성별에 관계없이 같다. 반성하고, 사과하고, 보상하고, 재발 방지를 약속하는 것. 그럴 수 있는 인간은 여자건 남자건 앞으로 나아갈 힘이 있다. 제자리에만 머무른 채 나 자신을 제외한 어떤 것도 인정하기 싫어하는 사람은 성별에 상관없이 못났다. 암만 같은 팀이라도 못난이는 싫으니까. 좀 더 괜찮은 인간으로 업데이트할 기회는 누구에게나 있단 말 정도는 가끔, 하고 싶다.

무례한 세상에 필요한 선긋기의 기술

'뽑아만 주신다'면 어디든 갔었다. 처음엔 말이다. '무명 배우한테 가릴 게 어디 있어.' 아니, 가려선 안 된다고 생각했다. 주변 언니들에게 "이런 역할이라 좀 고민은 되지만, 해봐야겠죠?"라고 상담하면 언니들은 대부분 고개를 저었다.

"문경아, 그런 거 하지 마. 더 가려, 가려도 돼."

그땐 이해 못했다. 언니는 이미 인지도가 있으니까, 성공했으니까 그렇게 말할 수 있는 거라고. 그렇게 배우 생활 9년 차. 이제는 안다. 함께 작업할 상대를 고른다는 건 사실 생존과 직결된 최소한의 경계심이라는 걸.

성희롱 고소 진행 중인 이야기를 페이스북에 올렸을 때 신기했던 건 사람에 따른 반응 차이였다. 남자 지인들은 대부분 "고생했다, 안타깝다"는 예상 가능한 댓글을 남겼는데 여자 지인들 중 일부는 댓글 대신 '은밀히' 개인적으로 연락을 해왔다. "그거 봤다." "한번 만나자." "할 얘기가 많아." E언니를 오랜만에 만나 감자탕을 먹은 것도 사실, 그 글이 계기였다.

"많이 좋아졌어, 네가 알려준 데는 아직 못 갔어."

고소를 진행하며 알게 돼 언니에게 소개해준 상담센터 얘기였다. 막 사건이 시작됐던 그해 초, 그 과정에서 받은 상처를 나는 '미친 사기꾼 새끼, 인생은 실전임을 보여주겠어' 하며 부러 씩씩하게 떠드는 걸로 상쇄하고 다녔다. 그때 E언니는 한 중소기업에서 일하고 있었는데, 만날 때마다 조금씩 피골이 상접해가고 있었다. 무슨 일이 있는 건지 조심스레 물으니 언니는 감정을 최대한 짓누르며, 생각하기도 싫다는 듯 자신의 상황을 요약해 말해줬다. 사장의 폭언과 정신적 학대, 너무 일상적이라 문제라고 콕 집기도 어려운 성희롱까지…….

"그래도 그거 빼면 업무 강도도 나쁘지 않고, 경력도…… 고소해봤자 그놈 벌금 오백 물고 끝인데 뭐. 아무것도 아니야."

체념한 듯 건조한 말투였다. 언니에게 상담센터 정보를 건네준 건 그 때문이었다. 오랜만에 만난 언니는 여전히 같은 문제로 씨름 중이었다.

"그런데 더 싫은 건, 요새 사람을 만나면 내가 그 사람을 처음부터 너무 의심하게 돼. 혹시 저 사람도 이상한 사람이 아닐까 싶어서."

그렇게 말하며 언니는 접시에 놓인 고깃덩어리를 괜스레 뒤적였다. 물기 빠진 고기는 천천히 말라가고 있었다.

"언니, 걱정하지 마. 어쩌면 그런 의심병은 오히려 좋은 거야. 경험치를 쌓아서 스킬을 습득했다고 생각해버려."

나는 위로랍시고 떠오르는 대로 말을 늘어놨다.

"내가 어린 여자 배우라서 그런 줄 알았는데, 애들 만나서 얘기해보니 어디든 다 똑같더라. 을 중의 을이니까 웃고 버티고 맞추는 게 일이야. 아무리 구린 인간이라 해도 같이 일은 해야 하니까. 근데 결론은, 그렇게 구린 인간한테 내가 맞춰 얻어낸 인연은 결국 끝까지 구리더라는 거야. 내 취향에 안 맞는 관계인 거잖아. 작업을 한들 그 작업이 내 취향에 맞겠어? 결국 끝까지 맞춰야 되는 사람은 나뿐인 데다, 최악의 경우 결과물까지 후회가 남더라고."

말하자면 이런 얘기였다.

영상 연기를 시작한 지 얼마 안 됐을 때, 한 상업 영화 감독을 만난 일이 있었다. '인맥이 모든 것의 시작이요, 끝이다' 주의였던 남자 선배가 동네 후배인 나를 '돕고자' 본인이 친하게 지내는 영화감독이랑 셋이 볼링을 치자고 제안한 것이다. 아, 지겨운 선택의 순간이었다. 내향성 인간인 나 개인의 행복을 위해서라면 가지 않을 친목의 자리. 술자리라면 대개 거절하는 편이었으나 볼링이라니……. 그래, 한 번쯤은 스포티한 면모를 보이며 좋은 인연을 만들어두는 것도 나쁘지 않겠지! 인맥 제로의 무명 여배우는 그렇게, 두 남자와 볼링을 치러 가는 것이었다.

술은 마시지 않았다. 그러나 볼링을 친 뒤 우리는 카페에 갔고, 낯설고 개인적인 수다가 새벽 한 시까지 이어졌다. 퍽 지루했지만 기왕 좋은 인연이 되기 위해 만난 거, 인상 찌푸릴 순 없는 노릇이었다. 그렇게 똑똑한 긍정 소녀가 되어 감독과 연락처를 주고받은 이후로, 그는 대본 이야기를 나누거나 영화를 보자며 심심치 않게 연락해왔다. 스케줄 핑계도 한두 번이요, 술자리도 아니고 데이트도 아니니 정색하고 거절하기도 애매했지만, 한번 만나면 대부분 내 의사와 관계없이 자정을 훌쩍 넘겨 헤어졌다.

처음 보는 누군가와 볼링을 치는 것 자체는 즐거운 일이 될 수 있다. 만약 그 사람과 잘 맞아 친구가 된다면 더 좋고, 그 인연이 발전해 작업까지 이어진다면 더할 나위 없다. 하지만 현실은 주로 아슬아슬한 경계 위에서 펼쳐진다. 감독을 만날 때 나쁜 인상을 주고 싶은 배우는 없다. 캐스팅에선 종종 연기력보다 더 큰 비중으로 사람 자체의 느낌이 중요하기 때문이다. 배우의 이미지는 연기를 보여줄 때뿐만 아니라 오디션 전후의 인사와 잡담, 혹은 일상의 사적인 순간에도 똑같이 카운트된다.

그래서 건전한 인맥을 쌓아보고자 시작되는 친목의 자리더라도, 홀로 맞추고 애쓰는 순간 갑질의 대상으로 전락하는 건 시간문제다. 서로에 대한 신뢰가 쌓이기 전까지는 불균형한 갑을관계가 형성되기 너무 쉬워서다. 만날수록 의도가 미심쩍다 한들 "내가 왜 매일같이 너랑 커피를 마시나요?" 하고 되물을 수 있는 타이밍은 오지 않는다. 애초에 좋은 인상을 남기고자 시작된 인연이라면, 이제 와서 싸가지 없이 굴어 나쁜 인상을 남길 순 없는 게 법칙이니까.

그럼에도 불구하고 나는 두어 번의 만남 끝에 '지금 선을 긋지 않으면 위험하겠다'는 판단을 내렸다. 몇 차례 나름의 단호하지만 부드러운 거절을 시도했으나 잘 먹히지 않았다. 결국 어느 날 밤, 싸가지 없을 정도로 사무적인 답장을 끝으로 그 감독과의 인연은 끝나버리고 말았다. 그땐 지금보다 훨씬 어렸으니까 그 방법뿐이었다. 지금이라면, 애초에 공적 명분 없는 둘만의 만남 요청이 왔을 때 우회해서라도 분명한 이유를 물었을 것이다. 그냥 친해지고 싶어서, 라는 건 없다. 어른의 비즈니스 친목은 그런 게 아니라는 걸 지금은 조금 더 이해하고 있다.

"만약 그 감독이 다음 작품 찍으려다 오디션 명단에서 날 본다면, '어 이 싸가지 없는 애!' 하겠지. 나라도 안 뽑아, 짜증 나잖아? 근데 만약에 내가 처음부터 그런 만남 없이 그냥 운 좋게 그 오디션을 봤어, 그랬더라면, 뭐가 어찌됐든 간에 일단 제로에서 실력으로 평가받았을 거 아니야."

E언니를 위로하고자 시작한 말이었지만 몇 년간 쌓인 혼란이 나도 모르는 새 정리되어 쏟아져나왔다. 그전까지는 확신이 없었다.

'실력은 기본이지만, 인맥도 너무 중요해.'

'술자리는 솔직히 필요해.'

'사람 일이라는 게 다 그렇잖아.'

학연, 지연, 아무것도 없는 바닥에서 사회 초년생이자 어린 여자 배우로 사 년 가까이 시간을 보내며, 얼마나 많은 선택에 부딪쳤는지 모른다. 그때마다 주워삼킨 조언들이 때로는 나를 더 혼란에 빠뜨렸다. 하지만 그날 식은 감자탕을 앞에 두고서, 그래도 된다, 싫은 사람은 안 만나도 된다, 경계하고 선을 그어도 된다, 라고 확신에 찬 말을 뱉는 나는 확실히 사 년 전보다 더 성장해 있었다. 내가 내린 선택을 옹호할 만큼 스스로를 충분히 긍정하기 시작했으니까. 그래야 결과적으로 내가 살아남는다는 걸 알게 되었으니까.

결국 언니는 퇴사했다. 고소하지도, 한마디 쏘아붙이지도 못하고 나왔다지만 다시 만난 언니의 얼굴에는 다행히도 보기 좋은 혈색이 돌고 있었다.

어디나 그렇겠지만, 배우는 특히 '예술에 대한 열정과 헌신'을 증명할 것을 강요받는다. 어리고 연고가 없을수록 그 기준은 더 가혹하고 모호해진다. 아무것도 의지할 게 없는 절박한 누군가에게 그건 유일한 자기 증명의 방식이다. 다만 그 노력 끝에 상처받더라도 자신을 탓하지 않으면 좋겠다. 그건 당신의 잘못이 아니다. '열정'과 '헌신'이라는 교훈에 기대지 않고는 일을 할 줄 모르는 사람 탓이고, 그게 없으면 유지되지 않는 엉성한 시스템 탓이다. 내가 마음속으로 '기운 내자' 읊조리며 낯선 남자 감독을 만나러 갔던 것도, 실제로 사적 인맥이 맺어주는 캐스팅이 공개 오디션보다 훨씬 많다는 걸 보고 들었기 때문이었다.

그럼에도 불구하고 조금씩 스킬은 쌓여간다. 처음 만나는 사람을 솔직하게 의심하고 온화하게 단호한 선을 긋는다. 삼십 대가 되고 나니 나를 어린 여자로 쉽게 대하는 경우가 줄어들어 수월한 것도 있지만 커리어가 쌓일수록 더 분명하게 보이는 것들이 있다. 가령 '페이' 문제도 마찬가지다. 일을 제안하며 먼저 돈 이야기를 꺼내지 않는 상대는, 대부분 작업에 들어가서까지 그 문제를 언급하지 않아 결국 사람을 치졸하게 만든다. 그걸 아니까 이젠 첫 미팅이 끝날 즈음, 반드시 물어보는 거다.

"페이는요?"

돈부터 묻는다고 해서 열정이 없는 배우라고 판단하는 상대라면, 딱 그만큼의 값어치로 당신을 굴리게 되어 있다.

사람들은 흔히 배우가 영악하고 상대를 잘 속일 거라 생각하지만, 실제와 다른 감정을 표현하는 기술을 익히는 만큼 순간순간 가장 솔직해야 하는 것도 배우다. 일상에서 스스로도 모를 정도로 자기 자신을 속이며 살다 보면 진짜 연기를 해야 할 때 그 외피를 벗기가 쉽지 않다. 그래서 배우의 일반적인 트레이닝 중 하나는 매순간 진실하게 반응하는 연습이다.

그러니 배우로서 일을 하며 누군가를 만날 때면 자동적으로 딜레마에 빠지곤 한다. 상대방은 보통 진솔하고 매력적인 모습을 보길 원하고 나 또한 꾸밈없이 소통하고 싶지만, 그러면서도 E언니의 말처럼 '저 사람도 혹시 이상한 사람은 아닐까' 하는 경계심을 늦추지 못해 몇 겹의 방어막과 계산 속에 나 자신을 감추고 마는 것이다. 물론 자기 마음대로 솔직해도 오히려 사랑받는 '똘끼' 있는 사람들이 이 업계엔 참 많다. 하지만 난 기본적으로 먹물이 낀 인간이라 그런지 그게 잘 안 되더라. 부당한 일엔 착실하게 상처받고, 천천히 당황한 뒤 복수하거나 물러서고 만다. 이렇게 평범한 내가 기댈 생존법이란 결국, 의심뿐이다. 눈앞의 기회를 놓칠 것만 같더라도 아니다 싶으면 내 직감을 믿는 것. 결국 스스로를 믿고 내린 선택들이 내 인생을 좀 더 나다운 방향으로 이끌었다. 그러니까 어려워도 신중하게 차분히 걷자. 자연스레 내 온도에 맞는 사람들이 찾아와줄 때가 분명, 올 테니.

3장

게으르지 않은 리얼리티

게으르지 않은 리얼리티

영화 〈안시성〉에 '백하부대'의 일원으로 출연했다. 혹시라도 찾아보시진 말길 바란다. 나도 내 얼굴 찾기 어려우니까. 얼굴을 식별하기 어려울 정도의 존재감이지만 백하부대는 보조출연이 아니라 오디션을 통해 선발된 스무 명 남짓의 여자 배우들이었다. 〈왕좌의 게임〉 '빰다구' 후려칠 각오로 만든 사극 액션 판타지. 그 전쟁에 뛰어들기 위해 우린 그해 여름내 일산의 액션스쿨에서 칼질을 해댔다. 그때 내가 배운 건 진짜 검술이 아니었다. 진짜 검술처럼 보이는 '액션'을 프로 스턴트 선생님들로부터 죽도록 반복해 배웠다.

주인공 옆에서 싸울 전투원도 그렇게 열심히 훈련했는데, 주인공들의 훈련과 촬영, 스턴트 액션에는 얼마나 공을 들였을지 알 만하다. 모두 '전투의 리얼리티'를 살리기 위해서다. 리얼리티, 최고의 리얼리티가 '리얼'이라면, 진짜로 싸우면 제일 멋질까? 어떤 연출적 미학을 따지느냐에 따라 그럴 수도 있겠다. 하지만 아닌 경우가 더 많다. 영화 속 고등학생들의 웅장한 패싸움과 현실 일진들의 헛주먹 난장판을 비교해보면 금세 알 수 있다.

요즘엔 영화에서도 합 맞춘 액션보다 리얼한 난장판을 쳐준다고? 그 난장판도 고도로 계산된 연기 합이다. 진짜 개싸움을 뚱하게 찍어봐야 보잘것없다. 영화 속 '리얼'은 계산과 촬영과 조명과 편집 및 각종 스태프의 뼈를 갈아 넣은 예술이다. 그래도 '찐' 리얼이 제일 좋다고 고집할 수 있다. 인정! 하지만 아무도 액션신을 리얼로 찍지 않는 덴 이유가 있다. 연기를 위해 진짜 활이나 칼이나 총을 쓰지 않는 것과 같은 이유다. 배우가 다치거나 죽기 때문이다.

액션에 있어서는 이토록 당연한 '계획 작업'을 최근 들어서도 거의 하지 않던 연기 장르가 있다. 노출 및 섹스를 포함한 스킨십 연기다. 그래서 실제로 많은 일이 일어났다. 미성년자 배우가 대본에도 없던 노출을 강요당해야 했던 옛날 일부터, '리얼하게 강간당하는 연기'가 나오게 하려고 동의 없이 즉흥적으로 추행한 사건, '깜짝 놀라는 설렘'을 포착하기 위해 사전 예고 없이 뽀뽀하라고 연출 지시했단 일까지. 그쯤 한다고 배우가 다치거나 죽진 않는다는 생각이 연기 예술계엔 너무 팽배했다. 그런 폭력이 일종의 '노련한 연기 연출'로 평가받는 경우도 많았다. 배우 스스로도 '알을 깨고 성장하는 과정'이라 합리화했다. 바로 최근까지도 말이다.

예술계 내 성폭력 사건이 수면 위로 드러나며 작은 변화들이 생기고 있는 것도 사실이다. 아주 조금씩이지만 끝내 변할 것이다. 물론 한국은 아주 더딘 편이다. 나는 그 이유 중 하나가 한국에서 유독 '배우' 혹은 '연기'라는 개념이 신화화되어 있기 때문이라고 생각한다. 연기 아닌 연기가 최고라는 신화, 가장 좋은 배우는 그 인물이 되어버리는 거라는 신화, 감정은 진정성이 있을 때만 전달된다는 신화, 진짜 속에서 우러나온 '리얼'이어야만 리얼리티가 산다는 바로 그 신화 말이다.

그 믿음을 전부 부정하는 것이 아니다. 단지, 그것'만'은 아니라는 걸 알리고 싶은 거다. 연기는 자아 분열도, 빙의도 아니다. 극영화는 다큐멘터리가 아니다(다큐멘터리조차 편집과 선택으로 재구성된다). 리얼뿐인 리얼은 리얼이 아니다. 게으름이다. 이 당연한 이야기를 굳이 하는 이유는 그걸 알면서도 모른 척하는 일이 더 이상 없길 바라서다. 또 누군가는 아직도 그걸 몰라서 헤매는 일이 없길 바라서이기도 하다.

연기는 크게 두 가지 방향으로 표현된다. 내부에서 외부, 그리고 외부에서 내부. 내면의 인식과 감정에서부터 길어 올리는 연기Inside-out가 주로 진짜라고 여겨지지만, 배우가 아무리 진심이어도 표현할 외피가 굳어 있으면 어차피 전달되지 않는다. 반면 외면의 모양을 빚는 것으로부터 시작해 인물과 가까워지는 연기Outside-in는 유행이 살짝 지난 '영국식 고전 연기' 취급을 받을 때도 있으나 사실 모든 배우가 크거나 작게 활용하는 필수적인 기술이다. 겉만 만들어서 하는 가짜 연기가 가짜 같은 건 그게 너무 이성적이어서라기보다 어설프기 때문이다. 사실 많은 감정은 몸을 먼저 예민하게 움직이면 뒤따라온다. 결국 외면과 내면, 어느 한쪽만을 이용해 연기하는 배우는 없다. 배우에 따라 어느 쪽을 더 많이 활용하느냐는 다르지만 결국 두 방향성을 함께 조절하며 연기하게 된다.

그러니까, 이것만은 확실하다. '연기에 몰입해서 실수로 상대방을 해쳤다'는 건 대부분 변명이다(합이 안 맞아서 일어난 액션 사고를 제외하고). 만약 진짜라면 연기가 아니라 병원에 가봐야 할 일. 사실은 '연기하는 나'에 취해 제멋대로 구는 본인을 정당화하는 경우가 많다. 모든 배우는 뇌의 어느 한 부분에서 이성을 잃지 않고 현실을 인식하고 있다. 안 그러면 어떻게 대사를 읊고 몸의 방향을 잡으며 '큐' 사인과 '컷' 사인을 듣겠는가. 큰 계산 없이 움직이면서도 멋진 리얼리티를 뽑아내는 '본능이 좋은' 배우는 있다. 그러나 진짜 아무런 계획도 없이 카메라나 관객 앞에 뛰어들어 좋은 연기를 펼칠 수 있는 배우는 없다. 상대 배우를 해치지 않기 위해서, 더 리얼하고 효과적인 장면을 만들어내기 위해서 배우는 어떤 식으로든 연습하고, 합의하고, 시도해야 한다. 대부분 배경처럼 흐리게 처리되는 전투부대 조·단역 배우들도 여름내 진짜 같은 액션 기술을 연구한다. 다른 장르에서도, 특히나 몸과 마음이 다칠 위험이 큰 장면일수록 그 정도 노력과 섬세함은 필요하다.

할리우드에는 최근 생겨나 빠르게 성장 중인 '인터머시 코디네이터Intimacy coordinators'라는 직업이 있다고 한다. 포옹과 키스에서부터 신체 노출, 섹스 연기까지 민감한 장면을 설계할 수 있도록 훈련받은 전문 인력이다. 액션에서의 무술감독인 셈이다. 존경받는 무술감독의 역사는 오래된 반면 이런 직업은 지금껏 듣도 보도 못했단 것도 아이러니한 일이다. BBC 뉴스 기사에서 그들의 일을 접했다. 단어가 다르다는 거 빼곤 액션 영화를 준비할 때 무술팀에서 해줬던 협업과 거의 똑같은 일들이었다.

대본을 검토하고 해당 장면을 어떻게 촬영할지 기술적인

토론과 조언을 나눈다. 효과적으로 가려주거나 표현할 소품과 도구를 준비한다. 시트지 위에 배우 각자가 동의한 조건들을 기록해둔다. 경계선을 설정한다. 불필요한 인원을 포함한 촬영장의 위험 요소를 최소화한다. 배우들의 액션을 섹슈얼한 단어 대신 기술적인 용어로 풀어준다. 예를 들어 애무하거나 더듬으라는 말 대신, 얼굴 옆면에 피부를 닿게 하라는 식으로 근육 차원의 접촉을 디렉팅 한다. 연출가와 배우의 커뮤니케이션을 돕는다. 촬영 내내 지속적인 동의를 통해 누구도 불편하지 않도록 만든다.

이 모든 걸 하나하나 따지면서 어떻게 진짜 같은 장면을 찍겠느냐는 원성과 반발이 벌써부터 들리는 듯하다. 근데, 할 수 있을 것 같다! 할 수 있지 않나? 직업 무술감독과 함께 전설적인 액션 영화들이 탄생했듯이 말이다. 모든 접촉을 계획할 수 없더라도, 중요한 것은 '경계선'과 '동의'다. 합의된 경계 안에서 배우에게 리얼해질 자유를 주면 된다. 그 안전감이 훨씬 편안한 여러 시도들을 가능케 한다. 솔직히 그렇잖은가. 우리의 현실 키스, 현실 섹스를 찍어봐야 일진들의 개싸움만큼 후줄근할 게 뻔하다. 멋진 액션신을 설계하듯 가장 섹시한 섹스신을 설계할 전문가가 부상할 때도 됐다. 관객이 원하는 건 너절하고 몰개성한 일상과 다를 바 없는 현실이 아니다. 뭔가 다른 걸 느낄 수 있도록 감쪽같이 재구성된 현실이다.

말이야 잔뜩 늘어놨지만 나는 아직 하수다. 연기는 진짜 어렵다. 그래서 진짜 재밌고 되든 안 되든 평생 시도하고 공부할 거다. 그래서 더 화가 나나 보다. 배역에 몰입한다고, 연기에 집중한다고, 순간에 충실할 뿐이라고 뭐든 아무렇게나 해버리는 배우를 보면 말이다. 그게 뭐야, 그럴 거면 돈 왜 받아. 난 리얼하게 널브러진 배우 말고 리얼리티를 창조하는 배우가 되고 싶다. 진짜 그러고 싶다. 내 노동으로 정당하게 돈 버는 기술자이자 직업인이고 싶다. 자아실현 카타르시스는 거기에 따라오는 부수적인 명절 보너스 같은 거다. 설령 내가 보너스를 제일 좋아할지라도! 그러니까 착각하지 말자. 배우는 배우, 이야기는 이야기, 연기는 연기다.

인간 실격,
미안하지만 너만 실격

다자이 오사무의 『인간 실격』을 이토 준지가 그린 만화로 읽었다. 여기저기서 이야기는 들었지만 통 손이 가지 않던 차에 좋아하는 만화가의 작품이라 호기심도 생기고, 드디어 다자이 오사무를 읽는다는 결의에도 차 단숨에 읽어 내렸다. 마지막 장을 덮은 뒤의 소감은 이러했다.

'원작에서도 주인공이 이렇게 유치한 놈인가, 아니면 이토 준지가 유독 희화화한 것인가?'

다행인지 아닌지 이토 준지가 더 추하게 그려내긴 했지만 기본적인 주인공의 태도는 원작과 거의 같다는 걸 검색으로 알게 되었다. 더 놀라운 건 다자이 오사무의 인생이 상당 부분 반영된 자전적인 작품이었다는 것이다. 아, 이 선생님, (죄송하지만) 이거 완전 양아치구만. 혼자 죽지 애꿎은 여자랑 동반 자살 시도를 몇 번이나 한 거여.

어리광을 끝까지 피우면 예술이 되기도 하는 경우를, '예술계'에 있다 보면 종종 본다. 지긋지긋하고 혐오스럽고 윤리적으로 결점투성이인데도 어쩐지 그렇게 되어버리는 식이다. 국내에서 찾아보자면 아픈 아내에게 폭력을 휘두르고서는 뒤늦게 설렁탕이나 사들고 들어와 '왜 눈을 똑바로 못 뜨느냐'며 울어대는 『운수 좋은 날』의 김 첨지 스타일. '그딴 건 예술도 아냐!'라고 박차고 일어나고 싶은데, '그 따위 자기 연민 내러티브의 시대는 애저녁에 지났다고!'라고 단언하고 싶은데 그 뒤에 작은 의문이 실밥처럼 튀어나와 성가시게 한다.

'정말 유치하기만 할 뿐 아무 감흥도 없었나?'

'그럼 이런 작품들을 명작의 반열에 올린 수많은 사람들이 다 '구렸던' 것일까?'

'나는 여기서 그려낸 인간의 유치한 어둠에 공감하지 않는가?'

아니, 사실 공감했다. 자학의 끝판왕 INFP 유형으로, 특히 참으로 이해 가능한 감정이었다. 하지만 혐오스럽다. 타인에게 폐를 끼치며 어리광 부리는 인물은 유치할 뿐 아니라 유해한데 인간은 그런 실수를 너무나 자주 저지른다. 그 나약함이 우스꽝스럽고 가여우나 거기엔 막, 뭔가 형언키 어려운 진실이 있는 것만 같다. 하지만 2020년대에 와서까지 이런 걸 좋은 작품이라고 인정하고 싶진 않다. 왜? 본인의 가난한 마음만이 서글퍼 여성을 착취하는 전형적인 남성 서사라서?

사실 이런 남성 캐릭터는 전 대륙을 막론하고 유구한 전통을 자랑한다. 일본에 『인간 실격』의 요조가, 한국에 김 첨지가 있다면, 물 건너 서양에는 그 끝판왕격 존재인 햄릿이 있겠다. 살아남고자 순응했을 뿐인 엄마와 여자친구를 심심치 않게 성적으로 모독하다 결국은 너 죽고 나 죽자를 택한 어리광쟁이 왕자. 그럼에도 여전히 연극 역사상 가장 멋져버린 유행어, 'To be or not to be'를 남긴 주인공! 말하다 보니 얄밉다. 성별이 문제인 걸까. 햄릿이 남자가 아니라 여자였다면 이 얄미운 마음이 좀 해소될까. 그렇다면 『햄릿』을 공주 햄리타의 이야기로 바꿔보자.

공주 햄리타는 여왕이던 어머니를 죽이고 잘생긴 아버지랑 재혼해 차기 여왕이 된 이모에 대한 화딱지로 흑화한 상태다. 아, 물론 이모에게 직접 대드는 건 아니고 트위터 익명 계정으로 욕하는 중.

'능력도 없는 우리 아빠놈 얼굴만 믿고 정권 2대째 셔터맨 생활. 그나마 중년인데 다 늙어서 뭐하는 짓인지 역겨움.'

근데 평소에 좀 신비로운 콘셉트를 잡아서인지 아님 공주라서인지 햄리타에겐 제법 잘생기고 순애보인 남자친구 오필립도 있다. 햄리타는 오필립만 보면 맨날 성질을 낸다.

"너어는 진짜 내 마음도 이해 못하면서 지금 나랑 사랑 타령할 때니? 남자는 다 똑같아, 다 역겨워! 앗, 비하해서 미안, 난 나쁜 여자야. 사실 네가 몰라서 그렇지 여자도 뭐 다 이 모양이란다. 너만은 이 더러운 세상에서 영원히 순수하길 바라. 그러니까 추하게 늙을 바엔 이런 날 버리고 떠나 줄래? 아, 다른 여자 사귀라는 건 아니고, 머리 깎고 절에나 들어가는 게 좋겠어."

중략.

이렇듯 '찬란하고 쓸쓸하신 나란 여자' 병에 빠져 있는 햄리타는 여차저차 신을 저주하며 죽을까 말까 독백 좀 읊다가 결국 다 죽여버리고 본인도 칼 맞아 죽는다.

끝.

이런 이야기를 만들어 올리면 좀 전복적이고 막 동시대적일까? 아니, 재미없을 것 같다. 진부한 데다 '성별갈등을 조장한다'며 욕먹을 것 같다(햄릿의 실제 대사보다 패륜성을 줄여서 표현했는데도!) 만약 누군가 햄릿을 진짜 현대적 여성 서사로 각색한다면 필연적으로 햄리타가 여성으로서 겪은 불평등이며 성적 착취를 비극적으로 묘사하게 될 것이다. 대기업 상속녀가 복잡한 가정사로 인해 성격이 더러워진 정황 같은 건 아무도 공감해주지 않을 테니까. 왕자 햄릿이 본인의 트라우마를 빙자해 수많은 주변인을 잔인하게 짓밟고도 수세기 동안 대단한 고뇌의 상징으로 탐구받은 것과는 다르게 말이다.

아무튼 '신이여, 왜 나한테만 가혹한가요!' 류의 운명론적 어리광 내러티브는 이제 남자건 여자건 진부한 것이다. 21세기의 창작자라면 적어도 저기서는 한 발 더 나아갈 필요가 있는 것이기도 하겠다. 분발하자 나 자신.

『인간 실격』이라는 작품이 여태껏 고전의 반열에 올라 있는 데에는 그럴 만한 이유가 있을 것이다. 이젠 거기서 정서적 감흥만이 아니라 선연한 촌스러움 또한 읽어낼 때가 되었을 뿐이다. 그렇게 읽을 수도 있다기보다 그렇게 읽어야만 한다. 운명의 '데스티니'에 깃든 어둠의 '다크니스'처럼, 심오한 듯하나 유치할 뿐인 어리광임을 드러내야 한다. 왜냐하면 우리는 누군가의 어리광이 누군가에겐 끔찍한 재난이 될 수 있음을 알기 때문이다.

인정받는 예술작품에서 허용되는 이데올로기는 현실을 반영하는 동시에 현실에 영향을 끼친다. 유럽의 유수 영화제에서 상을 받은 작품이 가난한 자신을 비관하며 더 약한 자를 착취하는 주인공의 심경을 다룰 때, 혹은 감독이 실제로 팀원들을 착취하여 만들어졌을 때, 그 작품의 성취는 일정 부분 '그래도 괜찮아'라는 메시지를 담을 수밖에 없는 것이다.

내 손톱 밑에 가시만 아파 남들을 패는 자기 연민의 담론이 다크웹도 아닌 평범한 인터넷 커뮤니티에서 수없이 재생산되고, 최악의 성범죄자로 카메라 앞에 선 평범한 청소년의 얼굴에서 그 최악의 버전을 발견하고 난 뒤에도, 과연 우리는 예술과 예술가, 그리고 현실을 구분하라고 말할 수 있을까. 그렇기 때문에 나는 수없는 비판 속에서도 여전히 드물지 않게 현대적 작품으로 만들어지는 그 어리광 서사들이 유해하다는 생각을 지울 수가 없다.

게다가 예술? 고작 저런 걸 그려내느라 남들을 착취하며 대단한 인생의 진리를 찾은 양 구는 것이 예술일 리가 없다. 인간은 원래 나약하다. 당연한 거다. 당연한 감정들이 당연한 줄 몰라서 한 점 부끄러움도 없이 비대해진 자의식을 뽐내는 증상을 개인적으론 이미 '예술병'이라고 부른 지 오래되었다.

알고 있다. 단지 어리광만은 아닐 것이다. 실재하는 고통들, 보이지 않는 계급, 위계 폭력, 사회구조, 혹은 그냥 인간으로 태어난 바람에 인간다운 척 살려면 참아내야 하는 욕망들, 나를 해하고 남을 짓밟고 싶은 욕구들, 호기심, 욕정, 불가해한 분노, 권력욕, 질투와 비참함, 탐구심……. 모르지 않는다. 알고 있다. 하지만 그럼에도 '예술병'에 빠지지 않으려 강박적일 정도로 버둥대는 내가 있다. 나 역시 비대한 자의식에서 자유롭지 못하다. 누군가는 그래서 내 연기나 글에 깊이가 없다거나 더 높은 차원의 딜레마를 다루지 못한다고도 한다. 귀가 얇은 편이라 그런 말을 오래 곱씹어보곤 하지만, 그럼에도 나는 결론을 내렸다.

'인간 실격' 같은 이야기, 더 이상 필요 없다고. 원죄라는 게 있다면 우리에게는 그 폭탄을 끌어안고 어떻게 살아나갈 것인지에 대한 이야기가 필요하다. 그러지 않고 그 원죄를 이겨내지 못한 자신이 대단한 비극의 희생양이라 착각하는 누군가가 있다면 이렇게 말해주고 싶다.

너만 그런 거 아니야, (이 새끼야) 라고.

포기할 수 없어,
멋진 언니

초등학교 2학년 때쯤이었던 것 같다. 학교에서 부모님 참관 수업을 열었다. 학부모들을 교실 뒤에 세워두고 진행된 수업 내용은 '커서 무엇이 되고 싶은지 발표해보세요'였다. 미래에 되고 싶은 내 모습을 쓰고 그림으로도 그렸던 것 같다. 간호사, 선생님, 대통령 그런 것들이었겠지. 그날 나는 종이에 긴 머리 여자를 그려 넣곤 이렇게 발표했다.

"저는 커서 멋있는 언니가 되고 싶어요!"

집에 가는 길, 엄마에게 혼이 좀 났다.

"그렇게 쓰면 어떡하니. 멋있는 언니라니, 그건 직업이 아니잖아."

헐, 너무해. 엄마로서는 아마 많은 학부모들이 보고 있는 와

중에 대단히 명백하게 출제의도를 잘못 파악한 내가 안타까웠을 것이다. 여덟 살의 나는 이해할 수 없었다.

'아니, 멋있는 언니들이 제일 멋져 보여서 되고 싶다 한 건데 뭐가 문제야!'

당시 내가 부러워했던 '멋있는 언니들'이란 돌이켜보면 고작 중고생 정도 되는 여자 청소년들이었을 것이다. 혹은 대학생이거나. 등하굣길을 왔다 갔다 할 때면 길에서 마주치던 여자들. 키가 크고 머리가 길고, 뭐가 그리 즐거운지 깔깔 웃으며 시원시원하게 걷고 있던 여자들. 그게 얼마나 멋져 보였으면 장래희망에 썼을까. 그저 가만히 앉아만 있으면 원치 않아도 눈 깜짝할 새 그렇게 커버린다는 것도 모르고.

가끔씩 그날이 떠오르면, 그래서 난 지금 여덟 살의 염문경이 원하던 멋진 언니가 된 걸까 자문한다. 키도 자랐고, 머리도 허리까지 길렀다 귀밑까지 잘랐다 내 마음이다. "언니 너무 멋있어요" 하는 소리도 심심찮게 들어봤다. 아, 나 이정도면 꿈 이뤘나(으쓱). 그런데 마음속 여덟 살이 아직도 꼼지락대며 속삭일 때가 있다.

'너 좀 봐, 여전히 작고 약하구나. 역시 멋진 언니로 변신한 척하고 있을 뿐이었어.'

멋진 언니인 척할 기회는 많다. '펭수 작가'로서 나를 찾는 어느 대담이나 강연에 나가거나, 인스타그램에 썩 괜찮은 일상을 전시하거나, 배우 겸 작가 혹은 배우 겸 감독 따위의 타이틀이 붙은 채 촬영 현장에 존재하거나, 이 책이 출간되어 홍보를 한다면, 혹은 영화가 완성되어 GV를 한다면 또 상당히 멋진 척 청중 앞에서 뭔가를 말하게 되겠지. 고개를 끄덕이며 귀 기울여 들어주는 사람들이 있을수록 나는 없던 답도 만들어서 그럭저럭 잘 해낼 것이다.

그런데 그게 조금, 뭐랄까, 허상같이 느껴질 때가 있다. 누군가가 바라는 내 모습, 내가 바라는 환영 속의 내 모습을 현실에서 재현하는 기분. 진짜 나라고 하기엔 좀 과대 포장된 나로 살아가는 기분. 마치 인스타그램 필터가 입혀진 예쁜 정사각형 사진처럼.

누구나 이런 기분을 겪는다. 사람은 대부분 사회적 연기를 하니까. 소셜미디어 속 나와 현실의 내가 다르다는 건, 이제 뮤지컬 소재가 될 정도로 당연한 이야기. 나는 심지어 플랫폼 성격에 따라 페이스북 자아와 인스타그램 자아도 다르게 운용하고 있다! 텍스트가 중요한 페이스북 자아는 약간 더 인문학적으로, 이미지가 중요한 인스타그램 자아는 여유롭고 외향적으로. 트위터를 했다면 이렇게 우울하면서도 귀여운 드립을 구사하는 시니컬한 나를 표현했겠지.

사회에 대해 고찰하고, 청소년들 앞에서 강연하고, 유튜브에 대해 논하고, 연예인과 사진을 찍고, 백상예술대상 시상식 인증샷을 올리고. 그러나 당연하게도 그 빛나는 순간들의 전후는 다른 사람들에게 보이지 않는다. 바쁠 땐 뉴스도 안 봐서 북한이 뭘 쐈는지 어디에 산불이 났는지도 모르는 나, 강연하러 굽이굽이 지하철을 타고 가느라 땀에 절은 나, 이제는 유튜브가 지겨운 나, 어쭙잖게 연예인을 질투하는 나, 코로나 때문에 가건물에 설치된 황량한 시상식 무대 뒤에서 하염없이 대기하는 나…… 같은 건, 당연히 전시할 필요가 없는 것이다.

내가 편집한 삶의 조각들이 모여 사람들이 알고 있는 내가 되고, 나는 그것만이 내가 아님을 알면서도 흔히 말하는 '개인 브랜딩'을 계속한다. 프리랜서니까. 하트과 관심은 소소하게 즐거우니까. 소셜미디어가 실재를 대체하는 현실을 비판하는 말은 많지만 그게 썩 나쁜 것만도 아니라고 생각한다. 이제 사람들은 소셜미디어 속 모습이 온전한 진짜가 아니란 것쯤 꽤 제대로 인식하고 살아간다. 그걸 일종의 '상위 호환 부캐'나 '좋아요 게임' 정도로 여긴다면 별 문제가 아니다.

문제는 소셜미디어 밖 현실에서도 그 '부캐'에서 벗어날 수 없을 때 벌어진다. 남들이 아는 '멋진 염문경'으로 새롭게 만

나는 사람들이 많아지면 많아질수록, 그들이 현실에서 건네는 '좋아요, 멋져요'에 점점 더 좌지우지되는 나를 발견하는 것이다. "멋진 삶을 사시네요, 대단해요"라는 말을 들으면 기분이 좋아졌다가도 진짜, 진짜로 멋진 삶을 영위해야 한다는 셀프 책임감 같은 걸 느끼고 만다. 그러다 한 번 실수하거나 외로워지면 한없이 인생이 잘못된 기분이 든다. 포장지만 반짝이고 있는 건 아닐까. 겉치장 말고 진짜 나도, 멋지게 살고 있는 게 맞을까.

내가 내 인생을 잘 살고 있는지 아닌지는 팔로워 수나 누군가의 평가로 알 수 있는 일이 아니었다. 나이가 들고 솜털만 한 사회적 입지나마 생길수록 사람들도 굳이 내게 나쁜 말을 하지 않는다. 시간이 갈수록 진심어린 애정과 허울뿐인 칭찬을, 섣부른 질투와 진정한 비판을 구분하기가 어려워진다.

〈반지의 제왕〉에는 세오덴 왕을 곁에서 구워삶는 간신, '뱀혓바닥 그리마'라는 인물이 나온다. 그리마는 너무나 징그럽게 묘사되어서, 어린 시절 영화를 본 나는 어떻게 저렇게 딱 봐도 나쁜 놈 말을 믿는 멍청한 왕이 다 있을까 생각했다. 하지만 생각해보는 것이다. '부족한 스스로를 사랑합시다' '남의 비판에 휘둘리지 맙시다' 같은 말로 '멘탈'을 지키는 어른들로 가득한 현대사회에서 나는 누가 그리마인지 정말 알 수 있을까. 나부터가 내 단점을 지적하며 상처 주는 사람들은 자존감 도둑이라며 멀리하고, 타인에게 웬만하면 좋은 말만 하며 예의를 지키고 살아간다. 그러니 꼭 사우론의 첩자라서 '현혹하려는' 의도가 아니더라도, 우린 어쩌면 서로가 서로에게 선량한 그리마일지도 모른다.

내게 상처 주지 않고 늘 멋지다고 응원하는 사람들이 있다는 건 감사한 일이다. 그렇지만 그들 모르게, 혹은 나도 모르게 내가 점점 멍청해지거나 나쁜 사람이 되어갈 수도 있다. 그때 누군가 나의 '간달프'가 되어 "네 인생이 잘못되었다"고 말한다면 나는 고통스럽더라도 그 말을 받아들이고 삶을 바꿀 수 있을까. 아니면 시기심이나 가치관의 차이일 뿐이라고 무시하고 내 갈 길을 갈 것인가.

하루는 친구에게 물었다.

"너라면 알 수 있겠어? 네가 정말 잘 살고 있는지. 우리가 아는 수많은 선배들이 이미 '누구도 비판하지 않는 삶' 속에서 착실하게 '꼰대화 진행 중'인데, 우리라고 과연 거기서 자유로울 수 있을까?"

"우리 정도면 간신배쯤 구분할 수 있어!"라고 단언하던 친구는 좀처럼 의심을 거두지 않는 나를 보며 골똘히 생각하더니 대답했다.

"글쎄, 그렇다면 결국 자기 기준을 높이는 수밖에 없겠네."

그렇구나. 실천하긴 어렵지만 정확한 답이었다. 남들에게서 얻는 칭찬이며 비판에 무감한 것도, 휘둘리는 것도 문제라면 결국 나 스스로 판단할 수밖에 없는 것이다. 지금의 내가 진짜, 진짜로 멋지게 살고 있는지 아닌지 말이다.

오래 전 이효리가 남편 이상순과 의자를 만들며 나누었다던 대화가 화제가 된 적이 있었다. 의자 밑바닥을 열심히 사포질하고 있는 이상순에게 이효리가 왜 보이지도 않는 곳을 그렇게 열심히 문지르느냐고 물었단다.

"내가 알잖아."

이상순의 답이었다. 그런 게 아닐까. 인스타든 현실에서든 누구도 의자 밑바닥에 쉽게 눈길을 주고 하트를 쏘진 않지만, 그걸 최선을 다해 깔끔히 마감한 자만이 얻을 수 있는 자기효능감.

"너 그거 의자 밑바닥이 그 모양인데, 찜찜하지 않겠어?"라고 말해줄 수 있는 나만의 간달프는 결국 나 자신밖에 없는 것이다. 혹은 "이 의자 썩 인기는 없지만 진짜 열심히 했고 내 마음에 들어"라고 말해줄 수 있는 것도, 그래서 '멋지다'고 칭찬해줄 수 있는 것도 나뿐이다. 정말 멋지게 해낸 건지 꽤나 대충하다 망한 건지, 남 보기에 망했을지언정 적어도 내가 원하는 걸 추구했는지, 한눈팔다 그마저도 놓친 건지, 그걸 아는 건 나뿐이다. 내 마음이 캄캄하게 움츠러들 때, 그것이 나 자신에 대한 아쉬움 때문인지, 힐난하는 듯한 타인의 시선 때문인지, 물론 가끔 스스로를 속일 때도 있지만, 그래도 나는 안다. 그러니까 내가 해야 하는 건, 그런 나를 정말로 잘 들여다보는 연습. 정말로 잘 들여다보고, 누가 뭐라고 하든 내가 충분히 멋지다고 인정할 만한 기준을 세우는 연습이다. 그 누구의 하트에도 흔들리지 않도록 단단하게, 또 유연하게.

단단함과 꼰대력, 유연함과 소심함 사이에서 어질어질 줄타기하며 살아간다. 어렵다. 쉽진 않은데 그렇다고 아예 놔버리지는 않는다. 그러니까 약간씩 더 멋져지고는 있는 것 같다, 내 인생. 십 년 뒤, 이십 년 뒤의 염문경에게 똑똑 노크해 물어보고 싶다.

"저기요 언니, 아직도 포기하지 않고 멋있게 살고 계심?"

웃기는 여자들 세상

예전에 한 공연 연습에서 장면을 만들 적에 팀원 중 누군가가 그랬다.

"이 부분은 '유잼' 인간들이 만들고. 자, '노잼' 인간인 우리는 이쪽으로!"

그러면서 그는 물 흐르듯 자연스럽게 나를 '노잼' 인간 계열로 분류하는 것이었다! 순간적으로 발끈할 뻔했는데, 반대편에 분류된 '유잼' 인간들의 면면을 살펴보고 바로 납득. 오케이, 나는 '노잼' 인간이로구나. 인정.

그래 물론 나도 좌중을 웃길 수야 있다. 주로 맥락을 읽어서 냉소적인 개그를 치거나, 재빠르게 언어유희를 구사하는 식이다. 전설의 미국 시트콤 〈프렌즈〉에 비유하자면 '챈들러' 타

입이랄까. 그러나 존재 자체만으로 웃기는 '유잼' 인간들은 종족이 다르다. 그들은 그냥…… 다르다. 〈프렌즈〉로 친다면 '조이' 타입이랄까. 웃기려고 한 게 아닌데 웃기고, 본인은 진지한데 그래서 더 웃기다. 그러니까 진정한 의미의 코미디는 주로 유잼 인간들에게서 나온다. 부럽다. 질투나.

〈자이언트 펭TV〉에 잦은 출연을 일삼는 제작진의 경우도 마찬가지다. 자연스럽고 자발적인 풍경처럼 보이겠지만 방송국 놈들이 어디 그리 호락호락할 리가. 누구를 어떤 포지션으로 자주 등장시킬거냐 하는 이슈에서, 우린 본능적으로 인근의 '유잼' 인간들을 발굴해 전략적으로 투입한다! 사실상 연기력보다 중요한 건 천부적인 '유잼 탤런트'라고 볼 수 있는데, 아시다시피 〈자이언트 펭TV〉는 극영화가 아니기 때문이다. 그냥 카메라만 갖다 대도 왠지 모르게 웃길수록 좋다.

'유잼' 인간 판별은 주로 회의나 식사시간에 비밀스럽게(!) 이루어진다. 일이 많아 성질내는 표정, 어딘지 모르게 희끄무레한 리액션, 맥락 없는 천진난만한 웃음소리 등을 캐치하면 가차 없이 캐스팅 우선순위에 등록된다. 대본에 일단 집어넣은 다음 본인 동의는 최대한 늦게 구하는 편이다. 방송국 놈들이 이렇게 잔인하다. (미안해요. 하지만 당사자가 즐기는 경우가 다수…….)

하여튼 아쉽게도 '노잼' 인간인 나는 그 반작용인지 웃기는 여자들을 참 좋아한다. 그러나 여성 '유잼' 인간이란 본디 귀한 '유잼' 인간들 가운데서도 더욱 귀한, 희소한 존재들이다.

성차별 발언일 수 있다. 여자가 남자보다 안 웃기다고? 그거야말로 선입견이지. 그러나 변론하자면, 나는 배우 일을 시작하고부터 이 질문을 아주 오래 품어왔다. 왜 여자 희극인보다 남자 희극인이 더 잘나갈까. 왜 코믹한 남배우는 많은데 코믹한 여배우는 적을까. 여자가 남자보다 안 웃기기 때문일까. 아니면 여자가 남자보다 안 웃기다는 선입견 때문일까. 그것도 아니면 여자가 남자보다 안 웃기다는 선입견 때문에 여자들은 실제로 덜 웃겨지고, 관객들은 실제로 여자를 덜 웃기게 보는 걸까. 아니, 혹시 관객들은 여자를 특정 범위 바깥으로는 웃기게 보고 싶어 하지 않는 걸까.

최근 들어 부쩍 여자 희극인들의 활약상이 두드러졌던지라 이런 질문은 이미 고리타분해졌는지도 모른다. 그러나 내가 지인 두 명과 무려 스터디(를 빙자한 수다 모임)를 계획했던 2015년 즈음만 해도 달랐다. 스터디 제목, 이름 하여 "웃기는 여자를 찾아라." 아직 박나래와 장도연의 약진이 드러나기 전이었고, 예능 프로그램 패널의 절대 다수는 남자들이었으며, 한때 〈개그콘서트〉를 주름잡던 강유미와 안영미는 어쩐지 기를 못 펴고 조용하던 시기였다.

영화나 드라마 배우 쪽은 더 심했다. 연기도 잘하는데 코믹한 남자 배우는 불멸의 원탑 송강호부터 시작해서 수많은 감초역 전문가들, 젊은 세대라면 하정우며 조정석이며 줄줄이 꿸 수 있는데 연기 잘하면서 웃긴 여자 배우 하면 손에 꼽기도 어려웠다. 우리나라에서 대중적으로 연기를 잘하는 여배우란 주로 절절한 눈물 연기나 깊은 청순함, 서정성 등으로 판별되었다. 라미란이나 김선영처럼 연기를 잘하면서도 웃기는 게 가능한 배우는 그때까지만 해도 주연의 느낌이 아니었으니까.

한창 초짜 배우로 활동하던 나는 너무 궁금했다. 웃기는 여자 배우들이 너무 좋은데, 왜 '롤모델' 삼을 사람이 이다지도 적지? 여자 배우들이 웃기지 않아서? 아니면 사람들이 웃긴 여자 배우를 찾지 않아서? 물음표가 꼬리에 꼬리를 물었고, 두 번으로 끝나버린 스터디는 사실상 위장에 커피랑 케이크 들이붓는 모임이었기 때문에 답이 나올 리 만무했다. 나는 생각했다. 여자란 존재는 혹시, 태생적으로 '노잼' 인간의 가능성을 다량 함유한 종족인 걸까?

몇 가지 가설을 세워볼 수 있었다. 첫 번째, 여자는 원래 안 웃기다. 진화론적 관점에서 '노잼' 유전자 같은 건 들어본 일이 없으니, 그럴 리가 없겠다. 그렇다면 문과답게 자연스레 사회학적 관점에서 생각해본다. 여자는 혹시 자라나면서 은연중에 덜 웃긴 방향으로 사회화되는가? 긴 머리를 선호하거나, 메이크업을 당연시하게 되거나, 대부분의 경우 일단 웃고 보거나 뭐 그런 것처럼? 흔히 일컬어지는 여성 젠더로서의 사회화 목록엔 혹시 '덜 웃겨지기'도 포함되는 걸까? 이걸 밝혀보려면 '웃긴다는 게 무엇인가'에 대한 정의가 필요한데, 좀 모호하다. 그러니까 그냥 내 맘대로 '뻔뻔함' 하나의 속성만 대충 따져보기로 한다. (배우의 코믹 연기는 일단 뻔뻔함이 기본이라 생각한다.) 여성은 대인관계에서 덜 뻔뻔한 방향으로 사회화되는가? 그럴 수도, 아닐 수도 있다. 흔히 떠올리는 고전적인 요조숙녀의 덕목이 '수줍음', '부끄러움' 따위라는 것을 감안하면, 그와 반대되는 뻔뻔함이란 역시 고전적인 상남자의 '자신감' 덕목에 가까울지도.

두 번째, 여자는 스스로 우스워지길 좋아하지 않는다. "여배우들이 안 망가지니까 안 재밌지!" 류의 주장과 일맥상통하는 가설이다. 그러나 한국의 개그 프로그램이 지나치게 '망가지는' 캐릭터에 '몰빵'하고 있을 때 여자 희극인들이 가만히 있었던 것은 아니다. 오히려 그들은 뚱뚱하거나 못생겼거나 속물적이라는 이유로 응징을 당하며 스스로를 참 열심히 망가뜨려왔다. 물론 "예술 속으로 고고" 시절 강유미와 안영미처럼 지적인 코미디를 구사하는 여성 희극인들이 있었지만 소수였다. 여성 희극인들은 결코 망가지는 걸 꺼리지 않았다. 오히려 더 적극적으로 대중이 원하는 기준에 맞춰가려 했다. 문제는 대중들의 시선이다. 여성 희극인이나 배우가 턱살이 접히거나 얼굴이 무너지는 것을 기꺼이 감수하고 진짜로 망가질 때 사람들이 그에 대해 내리는 평가 수위는 더 가혹하다. 작정하고 망가지면 볼썽사납다는 소리를 듣기 일쑤고, 그렇다고 비쳐지는 모습에 신경을 쓰면 몸을 사린다는 소리를 듣는다. 이런 이중고 안에서 '유잼' 인간으로 남기란 사실 좀 어렵다. 왜냐고? 안 웃기려는 데도 웃긴 '유잼' 인간이란 기본적으로 허술함과 천연덕스러움이 생명이기 때문이다. 허나 대중의 가혹한 평가 앞에 선 여성 희극인이 그 정도의 무신경함을 갖추기란 어려운 게 사실이다.

세 번째, 대중은 웃기는 여자를 좋아하지 않는다. 빡빡한 이중고 속에서도 두각을 드러내는 여성 희극인들은 분명 존재했다. 강유미, 안영미가 그랬고, 당시 아직 신인이던 장도연, 박나래도 그러했다. 그런데 왜 그들의 성공은 이렇게 더딘 것인가? 이것이 내 최종적인 의문이었다. 그리고 이 질문은 나 스스로에게 던진 질문이기도 하다. 나부터가 여자들만 나오는 예능은 덜 재미있다고 생각했고, 훗날 내가 출연자를 뽑을 수 있는 입장이 되었을 때도 묘하게 남자의 쓸모가 더 편하게 느껴졌기 때문이다. 그래, 편하다는 표현이 정확하다. 남자를 보고, 남자를 쓰는 건 '편했다.' 그 이유를 한 마디로 정의하기는 어렵지만 가령 이런 감각 때문인지도 모른다. 여자들이 모인 집단은 기본적으로 서로를 '배려'하려는 경향이 강하다. 남자 또래집단처럼 우당탕탕 갈구고 윽박지르며 우정을 과시한다 해도, 그 안의 다이내믹이 좀 더 세밀하다. 어쩌면 시청자는 그 세밀함을 감각해버리는 건지도 모른다. 아무 생각 없이 바보스러움을 구경하고 즐기기에는 뭔가 마음이 불편한 성숙한 존재들. 자기들끼리 조롱하는 것도, 내가 비웃는 것도 어렵게 만드는, 완전히 허술하지가 못한 캐릭터들. 대중도, 그리고 제작진조차, 그것을 웃기지 못하는 여성의 문제로 느꼈던 건지도 모른다.

이런 생각들만 하다가 스터디를 빙자한 수다 모임은 끝이 났고, 당연히 답이 나오지 않은 채 오 년이 흘렀다. 그간 나는 공연계에서 웃기는 여자 배우를 만나면 기회가 닿는 대로 악수를 했다. "언젠가 당신과 꼭 작업하고 싶어요!"라는 공수표를 던지기 몇 년 째, 공부를 더 하지도 않았고 단지 시간만 흘렀을 뿐인데, 왠지 약간의 답을 찾은 것 같다. 이 시대를 목격하면서.

2020년 백상예술대상, 여자 예능상 후보에 오른 강민경, 박나래, 안영미, 장도연, 홍현희가 카메라 앞에서 여배우 밈을 패러디한 포즈로 화제에 올랐다. 요즘 제일 핫한 예능인 하면 이젠 다들 쉽게 박나래, 장도연을 꼽는다. (특히 장도연은 세상 취향 저격. 깔끔하고 지적인데도 너무 능청스럽다!) 강유미는 미쳐버린 연기력과 ASMR을 접목시켜 독보적인 유튜브 컨텐츠를 생산하고 있고, 박미선은 뜬금없이 십 대들 사이에서 핫한 탤런트가 되었다. 라미란이 주연으로 코미디 영화를 연달아 찍고, 서예지는 여신 같은 복장을 하고 드라마에 나타나 고라니에게 쌍욕을 하고 마초 남주인공을 패러디한다. 열심히 버텨온 여성 연극인들이 여성학자와 함께 스탠드업 코미디 공연을 꾸미고 그게 매진된다. 단지 오 년이 흘렀을 뿐인데, 그토록 찾았던 웃기는 여자들이 이렇게나 많아졌다. 그녀들이 어디 우주에서 '띠용' 하고 워프해 온 건 아니다. 단지 시간이 흘렀을 뿐이다. 시대가 바뀌면 되는 일이었다. 뭐야, 그런 거였다니.

지난 오 년간 한국 사회에서 가장 크고 광범위하게 일어난 격동이 바로 '젠더'를 둘러싼 감수성 변화다. 싸우고 수세에 몰리고 후퇴할 때도 있지만 한번 일어나버린 지각변동은 결국 많은 것을 바꾸고 만다. 아, 나의 웃기는 여자들! 그녀들은 항상 그 자리에 있었다. 단지 바뀌어버린 시대가 대중의 무의식을 변화시키고, 바뀌어버린 대중의 안목이 콘텐츠 생산자의 선택지를 넓혔을 뿐. 거기에 '버프' 받은 여자들은 더 쉽게 날개를 달고, 날개를 단 웃기는 여자들이 결국 다른 모든 여자와 남자들의 시야를 바꾸는 것이다. '아, 여자란 이렇게 뻔뻔하고 웃기고 멋진 존재구나'라고.

내가 살아가는 동안에 실시간으로 사회가 바뀌는 걸 실감할 수 있다는 건 무척 즐거운 일이다. 어쩌면 할머니가 되어서 "나 때는 말이야. 텔레비전 켜면 오로지 남자들끼리만 나오는 예능이 팔십 프로는 됐어. 다 내덕인 줄 알아라. 홀홀' 웃으며 왕년 드립을 날리고 있을지도 모르잖아. 그런 생각을 해보며, 나도 조금 더 웃겨지고 싶다, 존재 자체만으로도 웃기고 싶다, 더 뻔뻔하게 개그를 치고 싶다는 욕망을 불태운다.

웃기는 여자가 너무 좋다. 하지만 나는 어쩔 수 없는 '노잼' 인간. 그러니까 웃기는 그녀들을 언제나 질투하고, 선망하고, 응원하리라. 쭉!

턱을 들면 기분이 '조크'든요

웹진 〈펀치〉에 실을 저자 사진을 찍을 때의 일이었다. 배우가 아닌 작가로서 프로필 촬영은 처음이었다. 생각보다 너무 순식간에 끝나서 어리둥절했다. 찍은 사진들을 대강 모니터로 체크하며 나는 머쓱해서 선수 치듯 말했다.

"제가 원래 턱 당기란 말을 자주 들어요."

그도 그럴 것이, 그 짧은 촬영 중에도 나는 사진작가님께 "예, 턱 좀만 더 당기시고"라는 말을 몇 번이나 들었던 것이다.

하지만 에디터의 반응은 의외였다.

"아뇨, 전 턱 든 것들이 더 좋은데요. 더 강해 보이고, 멋있네요. 잘 나왔다."

그 한마디가 내게 준 충격의 파장이 의외로 컸다는 것을, 그 분은 모를 것이다. 사진작가님에게, 감독님에게, 매니저님에게 언제나 "너 턱 들면 얼굴 크고 못생겨 보인다, 턱 좀 당겨라"라고 잔소리, 잔소리를 들어왔던 내게 그 반응은 너무나 반갑고 상큼한 것이었다.

나는 갑자기 비글처럼 달려나가 외치고 싶어졌다.

"네, 사실은 저도 이 사진이 마음에 들었어요. 이거랑, 이것도!"

전부 턱을 치켜든 사진들이었다. 사진 찍을 때 턱을 당겨야 눈이 좀 더 커 보이고 얼굴이 작아 보인다는 것쯤은 나도 알고 있었다. 증명 사진에서도, 프로필 사진에서도 그건 불변의 법칙이었다. 하지만 그렇게 찍힌 내 얼굴이 이상하게도 나는, 언제나 묘하게 별로였다. 턱을 든 사진들이 종종 더 괜찮아 보였다.

나는 턱이 좀 길고, 주걱턱이랄 것까진 없지만 튀어나온 편이다. 그래서 평범하게 있어도 턱이 살짝 부각된다. 소심해 빠진 실제 성격과 다르게 강한 인상을 주는 데는 굵직한 이목구비뿐 아니라 이 턱도 한몫할 것이다. 내가 고개를 들면, 그나마 날렵하게 떨어지던 하관이 넓적하게 각이 진다. 상대적으로 이마가 뒤쪽으로 가니 눈은 더 작아지고 콧구멍과 입술이 부각되며, 정색하면 거만해지고 웃으면 무방비해 보일 가능성이 높다.

그럼에도 불구하고 사진을 고를 때면 나는 종종 턱을 든 사진을 선택한다. 그게 더 멋져 보이고 편안해 보이고, 무엇보다 뭔가를 위장하지 않는다는 느낌을 주는 것 같아서다. 보통 취업을 위한 증명 사진도 '턱은 당기고 눈은 동그랗게, 서글서글한 미소로 위스키' 하고 찍는 마당인데, 최대한 얼굴의 결점을 가리고 예뻐 보여야 하는 배우 프로필에서 사람들이 내게 더 더, 턱을 당기라고 요구하는 건, 어쩔 수 없는 일인지도 모른다. 하지만 나는 계속 의문이었다.

그게, 진짜 예쁜가?

턱을 든 사진이 내 마음에 든다는데도, 왜 여전히 턱을 당기라고 할까? 배우는 다른 사람이 예쁘게 보는 방식으로만 예뻐야 하는 걸까? 그보다, 나 어차피 '초'미녀도 아닌데, 배우니까 어쨌든 예뻐야 하는 걸까?

자, 지금부터 내가 하는 말이 어디 골상학이라든지 모델학 교본 같은 데 나오는 이야기는 아니다. 다만 지금까지 나와 남들의 사진을 찍고 또 보면서 이해한 바를 토대로, 턱을 당겨야 하는 이유에 대해 이 정도 약은 팔 수 있을 것 같다.

“동그란 눈과 좁은 턱은 일단 갸름하고 인형 같은 얼굴이라는 보편적 미의 기준을 충족시킵니다! 뭐니뭐니 해도 기본적으로 얼굴은 작아 보여야 하지 않겠어요? 또 보세요. 고개를 숙이고 눈을 떠 자연스럽게 올려다보는 듯한 눈빛, 어딘가 모르게 섹시하면서도 순종적이잖아요? 성형외과 광고의 모델 구도가 다 똑같은 덴 이유가 있는 거죠. 그러니까 여러분, 예뻐 보이려면 턱을 당깁시다.”

뭐 말이 그렇단 거지, 턱을 치켜든 예쁜 화보도 물론 많다. 턱의 방향이 사진의 콘셉트를 완전히 좌우하는 것도, 당연히 아니다. 하지만 분명 턱을 들고 내려다볼 때의 표정은 턱을 당기고 올려다볼 때의 표정과 좀 다른 뉘앙스를 준다. 그건 이를테면 군림하는 자의 여유, 상대를 신경 쓰지 않는 편안함, 무방비한 자신감이다. 슈트를 입은 남자 배우의 화보에서 종종 발견할 수 있는 그런 정서 말이다.

2016년에 〈고스트 버스터즈〉가 여성 버디 무비, 혹은 여성 히어로물로 각색되어 개봉했을 때, 포스터만 보고도 마음이 설렜다.

‘저 언니들, 진짜로 싸우러 왔구나!’

코스튬 바깥으로 당장이라도 튀어나올 것 같은 성난 근육과 적을 눈앞에 둔 히어로의 긴장과 쾌감이 동시에 느껴지는 단단한 턱, '잘 싸우는 것 밖에 난 몰라'라고 말하고 있는 듯한 제멋대로의 표정까지! 〈고스트 버스터즈〉에 나오는 네 여자가 굳이 '턱을 당기고 눈을 동그랗게 뜨며, 야무지게 혹은 섹시하게 위스키 찰칵!' 사진을 찍는 장면을 상상해보라. 뭔가 이상하지 않은가? 하지만 지금껏 대부분의 여성 히어로물은 적을 무찌를 때 필요한 자신감이나 근력보다 섹시한 미소와 도발적인 몸매를 더 중요하게 생각했다. 여전사의 이미지를 다루는 방식에 문제가 있었던 것이다.

이건 결국 턱의 위치가 아니라 그로부터 파생되는 피사체의 태도에 대한 얘기다. 귀여움이건 거만함이건, 화보마다 각각 필요한 분위기가 따로 있을 것이다. 그러나 별다른 콘셉트 없이 '일단 예쁜' 사진을 찍고자 할 때, 이를테면 증명 사진을 찍을 때나 일반적인 프로필 사진을 찍을 때, 사람들은 보통 턱을 들기보단 당길 것을 요구받는다. 그것이 우리의 대중적 감각에 있는 공식적인 '아름다움'이다. 갸름한 하관, 최대한 커다란 눈, 적당한 미소. 나는 지금까지 프로필을 찍으며 그 기준에서 '성공적인' 사진을 몇 장 건졌다. 그러나 그 사진들은 아무리 봐도 나 같지가 않아서 도통 쓸 수가 없었다.

한국에서 여자 배우로 살아가고자 한다면 '일반적으로 아름다운 사진'을 건지기 위한 노력을 무작정 멈출 수는 없다. 젊고, 미남이 아니어도 개성 있는 남자 배우는 많지만 예쁘지 않아도 다양한 매력을 가진 여자 배우는 여전히 적은 현실을 굳이 설명할 필요는 없을 것이다. '예쁜' 여자가 주는 시각적 안정감이 따로 있는 것인지, 아니면 캐스팅 하는 사람들의 고정관념 때문인지 굳이 캐릭터를 설명하는 데 '미녀'라는 항목이 없더라도 여자 배역, 특히 주인공이 예뻐야 한다는 건 디폴트다. 이런 상황에서 어중간한 외모의 나는 '화끈하게' 못생기거나 뚱뚱해지려는 노력보다는 아무튼 좀 더 예뻐지려는 노력을 하는 게 보통이다. 모두가 그것을 추천하고, 조언하고, 가끔씩 종용한다. 그냥 나 자신의 생겨먹음을 받아들인 채 배우로 선택받기란 쉽지 않다. 연기 연습을 아무리 열심히 해도 게으른 사람 취급을 받는다.

하지만 배우로서 아름다움을 관리하더라도, 그 아름다움에 대한 '취향'까지 다른 사람에게 맞춰야만 하는 걸까. 내가 청순가련 소녀보단 제니퍼 로렌스를 닮고 싶고, 섹시 여전사보다 〈고스트 버스터즈〉를 할 수 있는 배우가 되고 싶어도, 아무튼 일단 턱 당기는 연습부터 해야 하는 건가. 전신 프로필을 찍기 전에 가슴에 뽕 좀 더 넣으라는 조언은 카메라 보면서 턱 좀 최대한 당기라는 조언과 얼마나 다른 걸까(실제로 둘 다

듣는다). 백 번 양보해 턱을 쳐든 사진을 좋아하는 내 취향이 촌스럽다 치더라도, 분명 내가 선택한 아름다움을 눈앞에서 괄시하며 끊임없이 자기 취향대로 조언할 자격은 도대체 누가 여기저기다 던져준 건가! 그리고 가장 불만인 거.

그들의 취향은 도대체 왜 아직도 대다수의 취향인가?

아름다움에 대한, 정상성에 대한 취향과 상상력은 제각각이다. 대중매체의 창작자들은 그중 자기가 생각하는 '주류의 취향'을 반영하기도 하고 창조하기도 하면서 특정 아름다움을 부각한다. 그렇기 때문에 창작자의 인식은 언제나 더 부지런해야 한다. 이야기를 만들거나 대사를 쓰는 자는 물론, 캐릭터를 연기하고 사진에 찍히는 자도 마찬가지다. 그건 책임이면서 동시에 자유다. '이걸 좋아해줄까?' 하는 눈치 보기를 접고 나의 세계를 실현하고 설득시킬 자유. 다시 한번 말하지만 그걸로 벌어먹고 살려는 입장에선 복잡하고 어려운 일이다. 그렇지만 어중간하게 턱을 당기는 게 불편할 땐, 아예 고개를 쳐들어버리는 것도 방법이다. 우리의 미디어는 분명히, 취향의 폭을 좀 더 넓힐 필요가 있다.

오늘의 여우주연상

유튜브에서 특정 가게 아르바이트생 말투를 따라하는 개그가 인기다. 강유미는 자아를 갈아 끼우는 수준으로 거의 모든 인간 군상을 고퀄리티로 모사하며, 박진주의 간호사 연기는 언제 재탕해도 웃기다. 사실 특정 직업군의 놀랍도록 타성에 젖은 말투를 흉내 내는 것은, 나 역시 배우로서 꽤 즐겨했다. 하는 것도, 보는 것도 재밌으니까. 그렇지만 동시에 알고 있다. 그들이 그토록 무기력한 채 말꼬리만 올리며 근본 없는 존대어를 쓰게 된 이유.

꽤 다양한 아르바이트를 하며 지냈다. 직장을 다니지도, 그렇다고 고정적인 수입도 없는 배우 입장에서 아르바이트는 필

수 불가결. 그러나 월요일부터 금요일까지 '나인 투 식스'랄지, 육 개월 이상 근속이랄지, 그런 조건이 붙은 아르바이트에 선뜻 지원하긴 어려웠다. 공연이든, 오디션이든, 촬영이든 하고 지내려면 가능한 때에 시간을 유연하게 활용할 수 있는 일거리가 필요했다.

놀 때는 단기적으로 가방도 팔아보고 아웃바운드 콜도 돌려봤고, 좀 지속적으로 했던 일 중에는 고등학생 논술 첨삭, 보조 작가, 주기적으로 게임 회사에서 3D 캐릭터의 움직임을 표현하는 액터 일도 했었다(이건 꽤 재미있다). 그런 식으로 꽤 오래했던 아르바이트 중 하나가 바로 '모니터링' 알바였다. 흔히 '미스터리 쇼퍼'라고 알려져 있는 직업. 가게에 손님인 척 하고 가서 서비스 상태를 점검하는 일종의 스파이 노동이다!

소셜미디어 같은 데서 이야기를 들어보면 흥미진진한 일처럼 느껴질지도 모른다. 서비스 받고 돈도 벌다니 완전 꿀이네 싶을 수도 있다. '미스터리 쇼퍼'라는 이름조차 그럴싸해서 소설 속 주인공 같기도 하다. 그러나 실상 그들은 전부 계약직조차 아닌 단기 아르바이트생으로, 약간의 부업으로 돈을 벌고자 하는 주부들이 많으며 나 같은 반半 백수도 흔하다. 우리를 고용하는 '갑'은 여론조사 회사고, 그 회사의 '갑'인즉슨 결국 직원들의 실태 점검을 원하는 대기업들이다. 대형 의류업

계열사, 화장품 회사, 가전제품 회사…… 이 구조에서 나 같은 아르바이트생들은 결국 하청의 하청, '을'의 '을'인 셈이다. '미스터리 쇼퍼' 같은 거창한 이름으로 불리는 일은 없다. '모니터링 요원'일 뿐.

건당 평균 팔천 원. 가게 한 군데에 들어가서 약 십오 분 정도의 서비스를 받고 그 수준을 점검하면 받는 돈이다. 여기까지만 들으면 '꿀'알바일 수 있다. 그러나 하청의 하청이 그렇게 쉽게 꽁돈을 먹을 수 있을 리가. 이 일을 하면서 시급 팔천 원만큼의 가성비를 내려면 다음과 같은 노력이 필요하다.

1. 일단 설명을 들으러 가는 오리엔테이션은 투자라고 생각한다. 일감을 받아온다. 일이 늘 있는 건 아니고, 이렇게 연결을 만들어두면 일감이 생겼을 때 연락이 온다.

2. 받은 일감 중에서 네 건, 많게는 여덟 건. 하루에 시간을 내어 갈 수 있는 가게의 목록과 위치를 정리한다. 이를테면 이번에 임무를 맡긴 갑의 갑이 화장품 가게, △△△사라고 치자. 서울과 경기도 각지에 있는 △△△사 지점들 중 내게 맡겨지는 건 몇 십 건. 아무리 많아도 같은 동네에 같은 가게가 두 개씩 붙어 있진 않으므로 기본적으로 지하철 한 정거장 이상씩은 이동해야 한다. 한 정거장 정도는 운이 좋을 때의 얘기고,

서울을 홍길동마냥 종횡무진 다녀야 하는 경우가 많다. 그래서 목록과 위치를 정리해야 한다. 모험을 떠나기 전, 최소 경로로 전략을 짜기 위해 네이버 지도를 켠다.

3. 건당 팔천 원인데, 그중 천삼백 원을 매번 교통비로 쓸 순 없다. 지하철에서 지하철은 환승이 되지 않고, 버스도 같은 번호는 환승 불가. 즉 경로를 짤 때는 지하철-버스-다른 버스-지하철 등으로 교통수단을 바꾸도록 계획해야 한다. 미션 실패 시 천삼백 원 차감.

4. 환승의 요건은 또 있다. 삼십 분. 삼십 분 안에 환승해야 환승 할인이 된다. 한 가게 안에서 모니터링 요원이 쓸 수 있는 시간은 최소 십 분에서 십오 분(너무 짧게 체류하면 돈을 받을 수 없다). 대중교통에서 내려서 걷는 시간, 가게를 나와 정류장 가는 시간을 합쳐 약 십오 분 안에 끊어야 한다. 역에 바로 붙어 있으면 '럭키'지만, 막 일 킬로미터씩 걸어가야 하는 가게일 경우 상당히 빡빡하다. 환승하려고 땀 흘려 뛰었는데 천삼백 원이 삑 하고 찍힐 때면 허탈함을 금할 길 없으나, 좌절할 시간도 없다.

다음으로는 가게에 들어서서 유의해야 할 사항.

5. 아무나 할 수 있는 알바라고 생각하기 쉽지만, 사실 이 일은 고도의 지능을 요하는 멀티태스킹 업무! 일단 들어서기 전

에 가게 외관을 정해진 양식에 맞게 카메라로 찍는다. 제대로 된 지점에 찾아갔다는 확인이기도, 하청의 하청인 내가 꾀부리지 않고 일했다는 증거기도 하다.

6. 핸드폰을 비행기모드로 전환한 뒤에 녹음을 켜서 해당 가게의 정보와 모니터 요원인 내 정보를 말하며 녹취를 시작한다. 비행기모드로 전환을 안 했다가 녹음 도중 전화가 와버리면 녹음이 끊긴다. 끊긴 녹음 파일은 제출할 수 없다. 아무리 완벽히 일했어도 팔천 원은 받을 수 없다. 그러니 신중해야 한다.

7. 가게로 들어가면 또 다른 알바, 또 하나의 을, △△△사 직원이 지친 와중 한껏 상큼함을 끌어올려 외친다.

"안녕하세여↗ △△△입니다↗ 필요하신 거 있으시면↗ 말씀해주세여↗ "

서너 명의 겹쳐 울리는 목소리들. 저 중에 오늘의 타깃이 있다. 을과 을의 전쟁. 알바와 알바의 대결 시작이다. 미리 갑님이 주신 이름과 사진을 익혀서 그에 해당하는 직원을 살펴야 할 때도 있고, 현장에서 맞닥뜨린 직원의 인상착의와 이름을 눈치껏 파악해야 할 때도 있다. 이러나저러나 남의 외양과 이름을 외워야 하는 건 매한가지다. 꽤나 반인권적이라는 생각이 스치지만 나름의 인권적인 의도가 숨겨져 있다. 내가 하는 평가가 그들의 인사고과에 고스란히 반영되므로 실수로 다른 이를 평가했다간 큰일이기 때문이다. 응대하느라 상대방의 시선이 돌아갔을 때를 틈타 재빨리 명찰과 헤어스타일을 살핀다. 나중에 제대로 적어야 한다. '이름 김땡땡, 20대 중반, 단발머리.' 명찰이 없거나 이름을 미처 못 봤을 때는 최대한 구분될 만한 특징을 적어야 한다. '주황색 립스틱. 둥근 얼굴형.' '대머리' 같은 건 안 된다. 반인권적이기 때문이다. 이 와중에 녹취는 계속되고 있다. 주머니에 넣으면 안 들리니까 그냥 클립에서 춤추는 스마트폰 중독자마냥 쭉 자연스럽게 들고 있어야 한다.

여기까지만 들어도 상당히 어렵지 않은가? 그러나 아직 업무의 반도 시작되지 않았다! 이제 본격적으로 '점검'에 들어갈 시간이다.

8. '필요한 거 있으시면↗ 말씀해주세여↗'를 주기적으로 외쳤는가? 예스. 밝은 목소리로 외쳤는가? 음, 지친 것 같지만, 예스. 눈을 마주치며 외쳤는가? 어, 부담스럽지만, 예스. 서성거리고 있으면 먼저 보려는 게 무엇인지 물어오는가? 음, 물어오지 않네. 어쩔 수 없이 '노'에 체크할 수밖에. 사실 난 묻지 않는 게 더 좋지만, '룰'이 그러하니 그럴 수밖에.

9. 이제 준비된 나의 '연기'를 펼칠 차례다. 모든 연기에는

준비가 필요하다. 또 내가 명색이 배우 아닌가. 나는 매번, 다른 시나리오를 준비했다.

"저기요."

"네 고객님, 어떤 거 찾으세여↗"

"에센스 좀 보려고요."

여기서 잠깐, 중요한 10! 난 단지 '에센스 보러 온 것'만 준비한 게 아니다. 엄마 줄 선물로 에센스를 보러 왔는데 너무 강한 향은 싫으며 엄마는 건성이고 나도 엄마 닮아 건성이라는 것부터 엄마와의 디테일한 전사까지 준비했으나…… 절대 그걸 먼저 꺼내선 안 된다! 직원이 먼저 물어오도록 만들어야 한다. 그래야 '직원이 이러저러한 것을 먼저 묻고 적절한 판매를 유도했나요?' 항목을 평가할 수 있는 것이다. 실수로 그 말을 먼저 꺼내버리면 평가 절차를 망친 것이므로 팔천 원을 받을 수 없다!

그야말로 박진감 넘치는 을과 을의 눈치 싸움! 상상 초월의 긴장감! 〈타짜〉를 방불케 하는 두뇌 게임! 의류매장일 경우, '피팅'을 권유하는지 체크하기 위해 '입어보고 싶다'는 말을 꺼내지 않고도 입어보고 싶은 듯 미묘한 연기를 수행해야 한다. 신중해질 수밖에 없다. 내 연기가 부족해서 상대방이 내게 피팅을 권유하지 않을 경우, 해당 직원의 응대가 부족했다고 체크할 수밖에 없기 때문이다. 거짓 평가는 불가능하다. 녹취는 직원뿐 아니라 나를 감시하기 위한 장치이기도 하니까. 그렇게 하청의 하청은 자기 자신도 미처 모르는 사이, 팔천 원을 위해, 또 당신의 인사고과를 위해 필사의 연기를 펼치는 것이다!

피팅 후 기분 좋은 말을 해주었는지, 주력 상품을 은근히 추천하는지, 온갖 걸 물어본 뒤에 안 사고 가도 기분 나쁜 내색을 하지 않는지, 포인트카드 회원가입은 제대로 권유하는지, 용모는 단정한지…… 모든 항목은 아주 세세하고 구체적이며 '객관적'이다. 예, 아니면 아니오.

11. 마지막 인사까지 확인하고 가게를 나선 뒤에는 머릿속에 필사적으로 외워뒀던 정보들을 쏟아내듯 핸드폰에 녹음하고 녹취를 끈다. 그렇게 하면 한 지점 방문 끝. 다음 지점까지의 환승 타이밍을 확인해 미친 듯이 달린다. 대단하지 않은가? 그러나……

끝날 때까지 끝난 게 아니다.

12. 이 모든 정보를 사이트에 입력한다. 객관식만 입력할 수 있다면 빠르겠지만 입력창 말미에는 '정성 평가'라는 게 있다. 가게에 들어가서 퇴장할 때까지 벌어진 일을 최대한 객관적으로 서술하는 것으로, 익숙지 않은 사람은 한 시간도 걸린다.

그것까지 전부 해낸 뒤에야 마침내, 한 건당 팔천 원에서 많게는 만 원의 수익이 떨어진다.

이 일을 다른 배우 친구에게 소개해준 적이 있었는데, 한 번 하고 그만두었다. 이해할 수 있었다. 웬만큼 익숙해지지 않으면 가성비가 떨어지는 일이다. 내가 꽤 오래 이 일을 할 수 있었던 이유는 다른 게 아니라 글을 빨리 쓰는 편이라서다. 시간이 날 때 몰아서 할 수 있는 일이기도 했고. 그렇지 않으면 수지도 안 맞는 일 진작 때려치웠을 것이다. 게다가 생각해보면 다소 혼란스러운 일이었다.

이게 대체 뭐하는 짓인가. 저 아르바이트생이 이렇게 많은 평가 기준을 통과해야 할 만큼 고도의 전문적인 일을 수행 중인가? 아니, 개중 몇 개쯤 안 했다고 해서 이런 걸로 뭐 혼나기라도 해야 한단 말인가? 그런데 이런 걸 평가하고 있는 난 또 뭐람. 최선을 다해 미친 듯이 달려야만 최저시급이 나오는 알바생일 뿐이다. 게다가 알바가 아닌 현실의 나는 저렇게 일일이 응대하는 모범 직원을 부담스러워한다고!

하루는 여론조사 업체 직원분이 내게 원래 무슨 일 하냐고 물어왔다. 왠지 부끄러웠지만 솔직하게 대답했다.

"배우예요."

그러자 그녀는 애매한 감탄조로 말했다.

“어쩐지, 그래서 연기를 잘하시는구나.”

쓰게 웃어넘겼다.

나는 연기를 잘해온 걸까. 그 일을 하면서 말이다. 인정받을 만한가. 내가 O사의, K사의, L사의 알바생을 상대로 했던 그 연기들은…… 세상에 존재할 가치가 있는 행위였을까? 우수한 요원이었으니 그 여론조사 업체에서 여우주연상이라도 마련한다면 후보쯤에는 올랐을 것이다. 수상소감을 뭐라고 해야 할까. 제 미천한 연기로나마 이 세상의 서비스직 여러분이 좀 더 친절해지기를, 아니 뭐, 행복해지기를 소망합니다?

나와 같은 모니터링 요원이 존재하며 인사고과에 반영된다는 걸 그들은 안다. 다만 언제 올지 모르는 거다. 언제 올지 들키면 조사 업체가, 연기하는 게 들키면 내가 잘린다. 그렇게 을들은 서로가 서로의 감시원이 된다. 불시에 잠입해 ‘밝게 응대하는지’, ‘존댓말을 쓰는지’ 항목별로 정리해 체크하는 내가 있기에, 서비스직 아르바이트생들은 아무리 고되고 지쳐도 기계처럼 매뉴얼을 수행한다. 그 결과가 우리 귀에 익숙한 바로 그 멘트다.

“안녕하세여 고갱님↗ 필요하신 거 있으시면↗ 말씀해주세여↗”

자본주의 희비극의 캐릭터 설계도란 이렇게 촘촘하다.

환승 타이밍을 놓치지 않으려 뛰어다니던 긴박함, 지쳐 보였던 직원의 인상착의를 잊지 않으려고 머릿속에서 되뇌던 간절함, 그 미세한 좌절감과 서스펜스 속에서 나는 종종 상상했다. 이 고단한 시간을 이야기로 만들고 싶다고.

을과 을의 전쟁에서 을과 을의 연대로 나아가는 이야기를. 하청의 하청 두 사람이 작당하여 팔천 원짜리 사기극을 구현하는 상상을. 케이퍼 무비에서 보석을 나눠 갖고 도망치는 도둑들처럼, 우리를 감시하는 시스템을 상대로 선보일 완벽하게 친절한 연기를. 결국 들켜 둘 다 잘리더라도, 그래도 서로를 미워하지는 않는 그런 결말을. 내가 외우고 입력해야 했던 수많은 낯선 이름과 얼굴들을 보며 그런 상상을 했었다. 당신은 누굴까. 유니폼을 벗으면 어떤 사람일까. 우리는 친구가 될 수 있을까.

어쩌면…….

무척 좋아하는 문장이 하나 있다. 영화 〈원더〉(2017)에 나오는 대사다.

"힘겨운 싸움을 하는 모든 이들에게 친절하라."

친절에는 품이 든다. 주는 만큼 매번 돌아오지도 않는다. 그럼에도 내가 대부분의 순간 친절하려 애쓰는 것은 어쩌면 짐작하기 때문이다. 저 사람 역시 힘겨운 싸움 중이라는 걸. 지금 눈에 보이진 않을지라도, 당장은 내가 더 힘들지라도 말이다. 그러니까 당신의 싸움을 응원한다. 저마다의 싸움 속에서 부딪칠 때가 있더라도 세상을 향한 친절을 잃고 싶지 않은 건 그 때문이다.

4장

적당한 위로의 기술

염리스토텔레스

올해 초 강화도에서 단편 영화를 하나 찍었다. 삼 년 전쯤 오디션을 통해 알게 된 영화감독이 일 년에 한 번꼴로 주기적으로 연락해오기에 이상한 사람이다 싶었는데, 일 년 전에 만나서는 덜 쓴 대본을 하나 보여주고 또 감감무소식이라 정말 희한한 사람이다 싶었는데, 기어코 진짜 찍는다는 것이다. 진짜였구나, 나를 진짜 언젠가 같이 작업하고 싶은 배우로 여겼구나. 약간 감동해서 웬만하면 조건 상관없이 하겠다고 해야지 생각했다. 그러고 나서 완성된 시나리오를 받아들었다. 읽어본 뒤 고뇌에 빠졌다. 이거…… 무슨 내용이지?

미팅하러 갔던 날 솔직하게 말했다.

"사실 제가 이해력이 떨어지는 편은 아닌데, 정말 무슨 내용인지 모르겠어요. 아니지, 내용을 모르겠다기보다 뭘 말하고 싶은 건지 모르겠어서요. 혹시 연출 방식이 엄청 미학적으로 독특하거나 그럴 계획이라 제가 뭔가 놓치고 있는 걸까요? 물어봐야 할 거 같아서요."

그러자 감독님이 수줍게 말했다.

"아뇨, 특별히 의도가 있는 건 아니고요. 그냥 그게 저한테 실제로 일어났던 일이거든요. 언젠가 꼭 영화로 만들어봐야지 그렇게 생각했어요. 그래서 영화로 만드는 거예요."

띵…… 정말 그게 다란 말인가. 아무리 선해 보이고 내 배우로서의 가치를 높이 사줬다 해도, 이거 이대로 믿고 찍어도 되는 건가. 배우인 나는 대부분 연출가의 세계에 순응하는 편이지만, 내 속에서 자꾸만 작가의 주관이 꿈틀거렸다. 아무리 그래도 이건, 이런 건, 이런 이야기는 아무 재미가 없잖아요!

남의 대본이라 스포일러를 하기 좀 그렇지만 대충 이런 내용이었다. 영화제 구경 가던 네 청년이 시골길 한복판에서 차가 퍼져 조난당한다. 다산콜센터에 전화해서 도움을 구하는데, 빨리 카센터부터 불러야 할 판에 내게 제안된 역할의 여자는 계속 아리스토텔레스를 물고 늘어진다. 아리스토텔레스의 예술론에 대한 견해 차이로 동승자 남자와 티격태격하고 있었기 때문이다. 결국 카센터가 오는데, 놀랍고도 신묘한 우연의 일치로 남자가 잃어버렸던 핸드폰을 카센터 아저씨가 갖고 있다. 오다 주웠단다. 싸우던 남자는 이게 무슨 말도 안 되는 일이냐며 황당해하다가 차에 타기 전 지붕 위에 핸드폰을 올려뒀던 걸 기억해낸다. 그게 도로에 떨어졌고, 카센터 차량이 밟은 것. 남자는 맥이 풀려 미친놈처럼 웃더니, "이거 너무 재밌으니까 영화로 만들자"고 한다. 여자는 저거, 저거 또 말 같지도 않은 소리 한다고, 누가 그딴 영화를 보냐고 잔소리하지만, 왠지 조금 기분이 풀려버린다. 넷은 다시 영화제를 향해 출발한다. 끝.

당연한 얘기겠지만, 핸드폰을 잃어버린 남자가 바로 감독님 본인을 투영한 인물이었다.

헐…… 하는 표정으로 감독님의 얼굴을 바라보니 싱글싱글 웃고 있었다. 배우가 미팅에서 대놓고 "이게 뭔 내용이냐" 그랬는데도 말이다! '왜 저러지, 진짜 이상한 사람이네', 생각하다 깨달았다. 나의 반응이 너무 시나리오 속 여자의 반응과 똑같았던 거다. 오 마이 갓. 엄청난 타입 캐스팅이잖아! 나…… 이런 반응하게 생긴 건가?! 시나리오는 둘째 치고, 나의 리액션까지 예측해버린 그의 이미지 캐스팅 실력에 일차로 마음이 흔들리고 말았달까.

촬영하기로 했다. 내가 맡은 여자 역할의 이름은 문경으로 정해졌다. 대본을 재차 읽으며 내가 이해한 문경은 그러니까 이런 생각을 가진 인물이었다. 예술이 꼭 교훈을 줘야 하는 것까진 아니지만(플라톤), 그럼에도 보는 사람에게 어떤 종류의 가치라도 줘야 하는 것 아니냐(아리스토텔레스). 로맨스물을 보면 연애가 하고 싶어지고, 비극을 읽다 카타르시스를 느끼는 것처럼, 적어도 어떤 감흥을 줘야 되는 것 아니냐. 우리가 하는 이놈의 짓거리가 인생에 티끌만큼 뭐라도 도움이 돼야 하는 게 아니냐. 하지만 동승자 남자는 꼭 그렇진 않다는 생각을 갖고 있었고, 그것 때문에 논쟁하다가 차가 퍼졌던 거다. 남자의 생각을 한마디로 표현하는 대사가 이거였다.

"이거, 영화로 만들면 '존나' 재밌을 거 같지 않냐?"

그 말에, 대본 속 문경과 현실의 문경은 비슷한 표정으로 어이없어 한다.

"말 같지도 않은 소리 하네, 세상에 재밌는 일이 얼마나 많은데, 고작 이런 걸?"

나는 실제로 이 시나리오를 반신반의하면서도 단편 영화치고는 꽤 많은 연습에 나가며 열심히 준비했다. 궁금했다.

그래, 잃어버린 핸드폰을 진짜 카센터 직원이 주워온 건 신기한 일이야. 하지만 관객이 정말 이런 이야기를 보고 싶어 할까? 단지 실제로 일어났단 이유만으로? 아무 복선도 없었잖아. 아니, 심지어 관객은 실제 일어난 일인지 알지도 못한다고. 이야기로서 이건 그냥 개연성 없는 소동일 뿐 아냐? 여기서 관객이 어떤 재미와 교훈을 얻어갈 수 있지?

그러면서도 자문했다. 혹시, 내가 이야기란 것을 너무 도식적으로 생각하는 걸까? 많은 현대 예술이 내게 별로인 건 이런 특성 때문이 아닐까? 내가 이 이야기의 미학을 이해할 수 있다면, '예술'을 대하는 시각을 좀 더 확장할 수 있을지도 모르지.

사실은 그랬다. 나는 예술입네 하면서 도통 알 수 없는 것들이 싫었다. 물론 내 취향도 완전히 평균적인 대중의 취향에 비하면 '어렵고 지루하고 예술적일' 것이다(아무래도 업계 사람이니까). 하지만 변방의 예술계에서 발견할 수 있는 특이함엔 정말 끝이 없어서, 미술이건 연극이건 영화건 무용이건 하여튼 희한한 게 많았다. 나에게 만약 지적 콤플렉스가 있다거나 했다면 오히려 '뭔가 심오하지만 내가 이해를 잘 못하는군' 하고 수긍했을지도 모른다. 하지만 난 불행히도 스스로의 지적 능력을 남몰래 과신하는 자존심 강한 고학력 저소득층 예술업 종사자였고, 내가 이해할 수 없는데 아름답지도 않다면, 혹은 논리는 알겠으나 재미는 없다면, 그건 자기만족을 위한 예술적 허영일 뿐이야, 라고 속으로 툴툴댔다. 물론 어디서 대놓고 그러진 않았다. 그냥 종종 맘속에서 혼자 오만을 떨었었다고, 이 자릴 빌려 솔직하게 고백한다.

대학교 때 소설쓰기 수업에서 "배 띄우는 사람"이라는 제목의 글을 썼다. 소설을 쓴다는 행위에 대한 메타 픽션이었다. 그러니까 그때도 난 그렇게 생각했던 것 같다. 소설을 쓴다는 건, 무언가 만든다는 건, 누군가 발견해주길 바라며 내 흔적을 담아 배를 띄우는 것 같은 일이라고. 나의 글과 연기는, 내가 만드는 어떤 것은 항상 '받는 사람'을 상정하고 있었다. 그래서 보아주는 이에게 내 의도를 어떻게 잘 전달할 수 있을지가 우선순위였다. 내게 재밌는 일이 있었다면 그걸 어떻게 재구성해서 저 사람에게도 재밌는 일로 만들까를 고민했지, 느낀 그대로 가만히 두는 건 창작자로서 무책임한 일 같았다.

하지만 어쩌면 나의 그런 태도가 나를 '노잼' 인간으로 만드는 건지도 모른다. 너무 남을 의식하고, 의외성이 없고, 느슨하게 비어 있는 시공간을 참지 못하고, 이해받지 못할 가능성을 견디기 어려워하고, 그래서 누구에게나 쉽지만, 다소 몰개성한 나.

사실은 그런 나에 대한 열등감이 있다. '알 게 뭐야, 난 이게 좋아, 난 원래 이래'라고 말하는 창작자가 사실 좀 부러웠다. 제대로 약속을 지키지 않아 동료를 곤란하게 하면서도 무대에서는 혼자 빛이 나 관객의 사랑을 독차지하는 배우가 부러웠고, 표정 없이 침묵하는 허여멀건한 여자의 얼굴을 정적 속에 방치하고서도 높은 수준의 미학적 평가를 받는 연출가며 감독들이 부러웠다. 사랑받으려고 노력하지 않아도 사랑받는 듯한 사람들. 사랑받으려고 항상 애쓰는 아이는 그런 사람들이 제일 밉고 질투 나는 법이다. 나는 그런 나의 속성을 알고 있었다. 그래서 알고 싶었다. 어떤 작품의 첫인상이 내게 좀 감흥이 없었더라도, 거기서 의미를 발견해내고 싶었다. 이해하고 싶었다. 그렇게 강화도로 갔다.

강화도 촬영 이튿날. 첫날보다도 더 심하게 엄청난 태풍이 왔다. 어제 찍은 같은 장면은 평온한데, 오늘은 세상에 바람이 너무 불어서 봄인데도 배우들이 덜덜 떨었다. 떠는 건 문제도 아니었다. 머리카락이 대사 치던 입에 들어갈 정도로 휘날렸고, 어떤 마이크로도 제대로 된 사운드를 딸 수가 없었다. 원테이크로 현장감 있게 가기 위해 굳이 많은 연습을 했던 터라 이대로 강행하는 건 무의미했다. 결국 철수를 결정하려는데,

'시골 카센터 차' 소품용으로 빌린 스타렉스가 열리지 않았다! 열쇠는 차 안에 있었다. 너무 추우니까 틈만 나면 다들 들락날락했던 게 화근이었다. 결국 진짜 시골길에서 진짜 카센터를 불러서 소품용 스타렉스 문을 열었다. 비현실적인 노을 속에서 한숨 쉬며 담배를 피우는 감독님의 뒷모습이 예술이었다.

얼마 뒤, 재촬영을 위해 다시 강화도로 향했다. 절대로 태풍이 불 리 없는 날이었다. 자신만만하게 같은 장소로 향했는데, 맑은 하늘 저편에서 시커먼 연기가 치솟았다. 농한기가 끝나 짚 같은 걸 태우는 날인 모양이었다. 감독님이 좌절하며 주저앉고, 피디님이 허겁지겁 달려가서 농부 아저씨께 무릎을 꿇었다. 아저씨의 넓은 아량으로 촬영을 재개하는데 헬리콥터가 시끄럽게 날았다. 밥 먹고 와서 다시 촬영하려는데 촬영지 바로 옆에 포크레인이 와 있었다. 오늘 아주 농사 '스타트 데이'인 모양이었다. 다시 통사정을 하자 한 시간 안에 끝내주겠다는 포크레인 아저씨 말씀에 모두 넋을 놓고 기다렸다. 그 와중에 어떻게든 조금씩 촬영을 했다.

촬영 막바지, 시골 논밭 한가운데라 화장실 갈 사람을 모아서 한 차에 싣고 가는데 감독님에게 전화가 왔다.

"거기 내 핸드폰 있어요?"

"예?"

"소품으로 썼던 핸드폰이요."

"아뇨, 없는데요!"

주인공이 들고 다니는 소품용 핸드폰(감독님 것)이 없어진 모양이었다. 그때 주인공 역할 남자 배우가 깨달았다.

"아! 아까 촬영 때 차 지붕에 올려놓는 연기 하고 안 치우지 않았나?!"

차 위를 봤는데 없었다. 설마, 하고 왔던 길을 직접 뛰며 찾다 보니 맙소사, 시골길 한가운데 핸드폰이 떨어져 있었다. 대본 속 주인공이 핸드폰을 잃어버렸던 그 상황 그대로, 차 위에 올려둔 채 출발했다가 '리얼'로 떨어뜨려, 똑같이 핸드폰을 잃어버렸던 거다! 이쯤 되니 모두 아연실색할 수밖에 없었다. 감독님, 우리팀요, 아니 감독님 말예요, 혹시 저주받은 거 아닌지……?

모두가 생각했다. 촬영본뿐 아니라, 우리가 겪은 이 모든 악재와 우연의 일치와 고난의 과정을 메이킹으로 다 기록해서 엮었으면 이건 영화제 간다. 영화 주제와 너무 찰떡이다. 우리 삶의 역경 자체가 예술이라며 한 줄 평이라도 남을 각이다. 〈카메라를 멈추면 안 돼!〉(2018)를 이을 역작이다. 하지만 아수라장 속에서 누구도 메이킹 영상을 찍지 못했다. 내가 개연성 없다고 생각했던 대본보다 훨씬 더 우연의 연속이던 현장은 그렇게 모두의 머릿속에만 남았다. 우리는 여차저차 촬영을 끝까지 해냈다. 한쪽 다리를 다쳐 절고 있던 감독님이 그 와중에 모두에게 준비한 선물을 나눠줬다. 그러곤 또 저쪽에 가서 혼자 담배를 피우는데, 그 짠함이 역시 예술이었다.

그래서, 이 과정을 겪으며 뭘 느끼거나 깨달았냐고? 예술관을 확장했냐고? 솔직히 아직도 모르겠다. 말로 정리할 수 없다. 난 여전히 재미없는 건 재미없고, 개연성 없고 지루하면 짜증을 내며, '나 독립 예술이에요!' 온몸으로 외치는 작품을 마구 싫어한다. 근데 그건 알 것 같았다. 비현실보다 더 비현실적인 현실을 다시 비현실로 재구성하려 했던, 그러나 결국 그 비현실보다도 더 비현실적인 현실의 벽에 두 번이나 부딪치고 만 어느 감독의 뒷모습을 바라보며, 아, 저 사람이 무엇 때문에 영화를 하는지, 무엇 때문에 이 이야기를 하고 싶어 했는지, 왠지 조금은 알 것 같은 기분이 들었다.

사람이란 가끔, 내가 왜 이 이야기를 하는지 정확히 모르면서도 어떤 얘기를 해야만 할 것 같은 기분에 사로잡히는 법이다. 모든 것을 낱낱이 해체해 누군가에게 예쁜 모양으로 떠먹일 수 있는 방법을 모를지라도, 혹은 그러고 싶지 않을지라도, 내 안의 어떤 덩어리를 바깥으로 꺼내놓아야만 비로소 하고 싶었던 말을 깨닫게 되는 경우도 있는 거다. 그 감독님이 그랬던 건지 아닌지는 모른다. 하지만 그와 함께 팀원 모두의 기억에 길이 남을 '재난' 영화를 찍으면서, 그런 생각을 했다. 플라톤이며 아리스토텔레스는 잘 모르겠는데, 아무튼 어떤 현실은 존재하고 모방되어 전시되는 그 자체만으로 의미를 발생시키는 것 같다고.

아마 그랬던 것 같다, 그는. 어떤 장면이 그의 기억 속에 너무나 선명히 남아 마음에 파동을 일으킨다면, 누군가에게도 그럴 수 있으리라 믿었던 것 같다. 그 장면이 담고 있는 무언가를 직접 문장으로 추출해내지 않더라도, 전할 수 있을 거라고. 그에겐 그게 영화였을지도 모른다. 그 사람은 그 때문에 영화를 하는 건지도.

그래서 나도 이 에피소드를 기록한다. 세상에 나올지 어떨지도 모르는 작은 영화 하나. 그 기억이 내게 남겼던 어떤 파동과 사람들을 생각한다. 이야기 속의 네 청년은 힘껏 싸우고 나서 다시 영화제를 향해 떠난다. 잔뜩 늦어버려서 할 것도 없는데 술이나 마시자 한다. 이야기 속의 문경과 현실의 문경은 여전히 생각한다.

'이놈의 영화, 이놈의 예술! 돈도 못 버는데 누구 하나 재미있어하지도 않는다면 대체 무슨 소용이야! 효용이라는 게 있어야 할 거 아냐! 우리의 예술이, 우리의 삶이 존재하는 의미랄 게 있어야 할 거 아냐! 나에게든, 너에게든!'

하지만 삶이란 보통 의미가 없다. 대부분의 시간은 아무 의미 없이 존재하고, 흘러가고, 그렇게 무의미하게 흘러간 시간들이 쌓여 어느 날 의미가 되기도 한다. 나에게든, 너에게든. 그렇게 생각하면 슬쩍, 마음이 부드럽게 풀어지는 기분이 든다. 그것도 예술의 효용이라면 효용일 테다. 이 글을 쓰면서 나는 다시, 이야기 속 문경도 결국엔 같이 웃어버리고 마는 이유를 알 것 같다.

잡식 기회주의자

백종원의 〈스트리트 푸드 파이터〉 하와이 편 재방송을 보고 있었다.

"하와이가 참치로 유명한 거 모르쥬? 여기 참치가 아주 세계적으로 품질이 좋아유."

그러고 나서 우리의 백종원 님은 갓 잡은 참치를 바로 먹을 수 있다는 가게로 들어서더니 참치 요리를 무려 세 종류나 시킨다! (하루에 얼마나 드시는 거예요. 아까 방금 스테이크 드셨잖아요.) 참치 포케, 참치 튀김, 그리고 참치 스테이크! 소파에 비스듬히 앉아 있던 나는 자리에서 벌떡 일어나 춤을 췄다.

"대박, 대박! 미쳤어, 미쳤어! 완전 맛있겠다!"

내 마음을 아는지 모르는지 그분은 초연하게 참치 만찬을 음미한다.

"음, 기가 맥혀유, 공통적으로 셋 다 밥이 땡기는 맛이라는 거."

밥, 밥이 땡기는 맛이구나……. 좋겠다. 저 중에서 내가 지금 먹을 수 있는 건 밥밖에 없네. 슬퍼졌다. 배달의 민족, 네이버 블로그, 어딜 검색해도 서울에서 저 참치 요리를 사먹을 수 있는 곳은 없더라.

보통 식탐가들이 먹방이나 요리 방송을 보면서 자리에서 벌떡 일어나 파닥거리고, 연신 미쳤어, 대박을 외치는 종목은 아마 이런 것들이다. 삼겹살, 소고기, 치킨, 곱창, 족발. 인간의 보편적인 최애 메뉴는 보통 굽거나 튀긴 육류 쪽으로 수렴하는 것 같다. 내가 그런 음식들을 안 먹거나 싫어하는 건 아니다. 다만 누가 뭐 먹고 싶냐고 물어볼 때 콕 집어 말하지 않을 뿐이다. 그럴 때 머릿속에 떠오르는 음식이란 주로 이런 것들이다. 생선요리, 특히 참치회, 평양냉면, 라면, 김치볶음밥, 지삼선, 고기 안 넣은 마라샹궈, 애니메이션에 나오는 라따뚜이나 만화책에 나오는 황금빛 콩소메 수프 같은 각종 이국적인 채소 요리.

"고기를 막 엄청 좋아하진 않아서요"라고 누군가에게 말하면 종종 "그럼 혹시, 비건이세요?"라는 질문이 돌아온다. 그럴 때면 자꾸 똑바로 대답하지 못하고 허둥대게 된다.

"아뇨 먹긴 먹는데, 뭐랄까, 식감이랑 냄새가 별로랄까……"

왠지 스스로가 이도 저도 아닌 가짜 비건처럼 느껴져서 그러는 것 같다. 더 '뻘쭘'할 때는 그렇게 말해놓고서 남이 구워준 고기는 신나게 잘 먹었을 때다.

"아까는 안 땡겼는데, 맛은 있네요. 그래도 저 아까 뻥친 건 아닌데……."

이런 머쓱함이라니. 그런데 그렇게 맛있게 먹어도, '아, 삼겹살 먹고 싶다' 하는 순간은 언제고 좀처럼 오지 않는다. 딱 그 정도다. 육고기와 나 사이의 거리는 딱 그 정도.

사실 주변에 비건(채식주의자)이 꽤 많은 편이다. 페스코(해산물까지는 먹는 채식주의자)가 여럿이고, 완전한 비건식을 시도하는 사람들도 조금씩 늘어난다. 그들 각자에게 어떤 이유가 있는 건지 하나하나 물어보진 않았다. 윤리적 실천인 경우도 있을 테고, 그냥 체질적으로 맞아서 그런 사람도 있는 것 같다. 다이어트나 건강을 위해서인 경우도 있고.

특별히 물어보지 않는 이유 중 하나는 혹시라도 그 질문이 공격적으로 느껴질까 봐서다. 내겐 단순한 궁금증일지라도, 이토록 육식 중심주의가 만연한 한국 사회에서 "비건이세요? 왜요?"라는 질문은 은연중에 날을 세우고 들어가기 마련이다.

조금 과장한다면, 그 숨겨진 칼날엔 이런 의도가 담겨 있을지도 모른다.

"비건이세요? 왜요? 채식이 몸에 좋아서? 동물을 보호해야 돼서? 근데 자연의 약육강식이란 게 원래 그런 거라고 생각하지 않으세요? 채식만 해서 건강이 나빠졌다는 다큐도 못 봤나요? 그런 결벽적인 논리대로라면 식물도 불쌍한데 먹지 말아야죠. 물론 님이 나한테 채식하라고 강요한 건 아니지만, 님이 하는 운동이나 주장 자체가 좀 유난스러워 보이는 건 알죠? 아니, 왜 굳이 그런 소릴 하고 그런 사진들을 올려서, 소박하게 삼겹살 굽는 우리한테 죄책감을 심어주냐 이 말이죠."

여기서 가장 중요한 키워드가 있다면 '죄책감'이 아닐까. 고통받는 소, 산 채로 묻히는 돼지, 그밖에 공장식 사육에 뒤따르는 동물에 대한 비윤리적 처우와 환경오염들……. 그러니까 사람들이 비건에 대해 악감정을 갖는 이유는 그들의 존재가 사람들의 머릿속에 자동적으로 위와 같은 나쁜 그림을 상기시키기 때문이 아닐까. 누군가는 그 그림을 막아보겠다고 결단을 하는데, 나는 그냥 모르는 척하고 있다는 죄책감. 그들의 결단마저 부질없다고 치부해버리고 싶은 이기심. 그렇게 한번 머릿속에 들어온 이상 완전히 떠나지 않는 하나의 질문.

육식을 하는 나는 비윤리적인 사람인가?

그냥 머릿속에서 스쳐 지나갈 작은 생각에 불과할지라도, '무고한 나'를 의심하게 만드는 과정 자체를 불쾌하다 생각하는 사람들이 있을 수 있다. 그렇게밖에 볼 수 없는 비건에 대한 공격을 나 역시 종종 봤었으니까. 이런 종류의 죄책감에 대해 한 문단이나 쓸 수 있었던 이유는 나도 거기서 자유롭지 않기 때문이다.

나는 말하자면, 고기를 좋아하지는 않지만 포기할 수는 없는 사람이다. 삼겹살이나 양념갈비는 안 먹고 살 수 있는데, 공장식 축산의 최정점이라 할 수 있는 통조림 햄이 없으면 안 된다. 스팸김치볶음밥이나 서브웨이의 터키햄을 넣은 샌드위치를 못 먹는다고 생각하면 너무 슬프다. 소고기 베이스 라면 스프도. 대량으로 사육되고 학대받는 동물들을 생각하면 마음 한편이 무거워지지만 그게 또 좋아하는 음식을 포기하게 만들 정도는 아니라 그럴 때마다 내가 나쁜 놈이 된 것만 같다. 그래서 괜히 더 '고기를 좋아하지 않는 내 취향'을 슬쩍 드러내는 건지도 모른다. 그러면서도 "혹시 비건이세요?"라는 질문이 들어오면 "그런 건 아니지만 고기보단 채소를 더 좋아해서요" 라고 한 발 물러선 답을 한다. 그게 사실이어서이기도 한데 그보다는 양심의 가책은 덜어내면서도 내가 그리 유별난 사람은 아니라고 상대를 안심시키려는 비겁한 처세술이라는 생각도

든다. 한마디로 식단계의 기회주의자인 셈이다.

어떤 이슈에 대해 각기 다른 두 지향점이 있어서 그것에 대한 자기 입장을 발화하는 게 '정치적인 일'이 되어버릴 때, 그게 뭐건 사람들은 대부분 비슷한 모양으로 논쟁하고 불화하는 것 같다. A를 택한 당신은 못됐고 이기적이에요. 아뇨, B를 택한 당신이 예민하고 위선적이에요. 단순하게 보자면 세상을 시끄럽게 하는 많은 논쟁들이 이런 식으로 굴러간다. A는 자기밖에 모르고, B는 착한 척할 뿐이라고. 다양한 주제에서 A와 B는 비슷한 방식으로 비난받는다.

하지만 세상이 그렇게 양극을 향해 내달릴수록 쉽게 답을 내려선 안 되는 듯하다. 나는 살아가는 매순간마다 직접 느끼고 결정해야 한다는 귀찮은 현실을 받아들였다. 한 번 정한 입장 하나만을 고수하며 사는 사람은 없을뿐더러, 그런 삶을 추구하다가는 꼰대가 되기 십상이라 생각한다. 수없는 죄책감과 인지부조화를 감내하며 나이 들어가는 건 힘들 테지만, 그래도 그 편이 내가 원하는 어른이 될 가능성이 좀 더 높겠다고, 어느 날의 나는 그런 결정 아닌 결정을 했던 것 같다.

채식에 대해 고민할 때도, 비슷한 생각을 한다. 윤리적인 채식을 수행하지 못하는 죄책감, 누구도 강요하지 않았지만 스스로 느끼고 있는 그 감각을 받아들인다. 그렇다고 나 자신을 '위선자'라 부르며 흑화하지 않는다. '어차피 자연은 약육강식! 내 고기 내가 먹겠다는데 열 받게 누가 말려?' 같은 유치한 울분에 차서 흥분하지도 않는다. 다만 나는 '그냥 고기가 질겨서' 먹지 않던 시절보다 지금 고기를 조금 덜 먹게 됐다. 주변에 윤리적인 이유로 채식을 실천하는 사람이 많아졌고, 〈잡식 가족의 딜레마〉(2014) 같은 유명한 다큐멘터리를 봤고, 구제역 때문에 살처분당하는 축산 동물들의 영상을 접했고, 동물보호단체 SNS를 구독하고 있기 때문이다.

선택지가 있을 때, 고기 대신 샐러드를 선택할 수 있다면 그걸로 족하다고 여긴다. 그 선택들이 자연스럽게 내 입맛을 바꾸고, 또 다른 선택으로 이끈다. 나는 여전히 햄도, 치킨도 먹고 고기집도 가지만 그걸 위선이라 자책하며 인지부조화를 해결하려고 끙끙대지 않기로 한다. 한 번도 하지 않는 것보단 한 번 하는 게 낫지 않을까. 꼭 인생의 모든 것을 그쪽으로 바꾸지 못하더라도, 어쨌든 좋은 방향으로 가고 있다고 믿어본다. '나는 나쁘지 않아'라는 확신을 얻기 위해 반대 방향으로 질주하는 경우보다야 어쨌든 훌륭하다고 자부한다.

사실은 세상 대부분 일에 대해 그렇게 생각하고 있다. 가끔은 이런 유보적인 태도가 기계적 중립이 되기도 하고, 동료였던 사람들 사이에 균열을 일으키기도 하며, 오히려 빠른 진보를 저해한다는 평을 들을 때도 있지만. 세상일은 참, 복잡하지만. 그래도 나는 여전히 0보단 1이 낫고, 1이 2를 만들고 천천히 5를 만든다는 희망에 좀 더 마음이 기운다. 왜냐하면 난 그 무엇보다 내가 소중하니까. 스스로를 굳이 미워하지 않고, 내 힘으로 내가 원하는 만큼 움직이며 살아가고 싶기 때문이다. 그게 나라는 사람에게 맞는 속도인 것 같다.

하와이에 가서 참치 포케라는 음식을 밥에 얹어 먹어보고 싶다. 알 수 없는 양념이 뿌려진 참치 스테이크를 썰고 싶다. 사실은 저 커피도, 소고기 스테이크도, 참치만큼은 아닌데 맛있을 거 같긴 하다. 해외로 떠나 이국의 요리를 소비하는 과정 중에 어떤 비윤리적 문제가 숨어 있는지 다 알지는 못한다. 그래도 궁금하면 검색하고 찾아보기를 주저하지는 않는다. 알게 된 것들을 저 깊이 묻어버리는 대신 여러 가지 딜레마가 잔뜩 버무려진 내 속에 잘 재워둔다. 숙성된 고민들이 자연스레 나를 움직일 수 있을 때까지 좀 기다려주자. 그래도 될까? 그래도 될 거야.

내 늙은 물고기와 어린 꽃

그렇게 규칙적인 사람은 아니다. 그럼에도 몇 년째 빼먹지 않고 아침에 일어나면 하는 일이 하나 있다. 얼마 전부터 하나가 더 생겼으니, 이제 내겐 아침의 루틴이라고 부를 만한 두 개의 의식이 있는 셈이다. 자랑스레 소개하는 나의 아침 일과! 하나는 물고기 밥 주기, 또 하나는 제비꽃 화분에 물주기!

『모네는 런던의 겨울을 좋아했다는데』(조민진, 아트북스, 2019)라는 책에서 이르기를, 좋은 루틴을 많이 만드는 건 좋은 취향을 많이 만드는 것이라고. 그렇다면 소소하기 짝이 없지만 외박을 하거나 여행을 갔을 때 빼곤 단 하루도 거르지 않은 이 루틴은 내게 대체 뭘까?

아침에 눈을 뜬다. 다시 감는다. 그래도 다시 떠보고, 궁둥이부터 거꾸로 들어 올려 엎드린 채 뭉그적대다 겨우 거실로 나온다. 눈을 반쯤 감은 채 왼편 창가에 있는 어항에다 냄새나는 물고기 밥을 뿌려준다. 제대로 먹는지 살펴본다. 다시 오른편 창가에 놓은 연두색 화분 앞에 주저앉아서는 흙이 제대로 말라 갈색인지, 아직도 젖어 검은색인지 한참 만져본다. 분무기로 칙칙 물을 뿌려주고 쿠킹호일을 구겨 만든 반사판을 세워 햇살이 골고루 닿게 해준다. 그제야 부엌으로 가 찬물을 마신다.

세련되지 못한 편이라 '힙'한 취향은 별로 없지만, 그 책의 문구를 읽었을 때 이 짧고 평범한 아침 루틴이 내게 뭔가 좋은 것을 각인시켰음을 알았다. 출퇴근도, 연말정산도 없는 무질서한 인생의 작은 규칙. 형언하기 어렵지만 굳이 말로 표현하자면, 그 짧은 시간 동안 활용하게 되는, 작고 연약한 무언가를 아끼고 돌보는 감각. 그 순간의 의식은 그래서 따뜻하며, 그러면서도 규칙적이라 평온하다.

고백건대, 둘 중 최근 단연코 더 눈이 많은 가는 건 물고기보다는 제비꽃 새싹 쪽이었다. 물고기가 우리 가족과 몇 년을 함께했다면 '삼색제비꽃'은 다이소에서 씨앗 상태로 입양된 지 고작 삼 개월 남짓. 쉽게 말해 아기 상태인 것이다!(식물의 생장 주기를 따졌을 때 이미 청소년이 된 건지도 모르지만) 한마디로 너무 귀여워! 형광 파란색으로 코팅된 것처럼 보이던 씨앗은 처음에는 깨보다 작아서 이게 뭔가 싶었는데, 꼬물꼬물 무순만 한 새싹들이 살겠다고 올라온 모습을 본 순간 난 그만 제비꽃의 '극성 맘'이 되어버리고 말았다. 물을 줬다가 말았다가, 음지에도 뒀다가, 할로겐 등 밑에도 둬봤다가, 얘가 자꾸 햇빛이 비치는 방향으로만 홀쭉하게 자라길래 유튜브를 검색한 끝에 알 수 없는 쿠킹호일 반사판까지 만들었다. 며칠간은 어항보다 화분 앞에 먼저 앉아 있는 꼴을 보며 동생이 "변했네, 변했어" 하고 고개를 저을 정도였다.

"아휴 우리 애가요, 아주 그냥 어찌나 영특한지. 제대로 된 화단에서 통풍 한번 시켜준 적 없는데 혼자서 너무 예쁘게 잘 자라는 거 있죠. 기특해 죽겠어요, 아주. 천잰가 봐요."

자식을 낳았다면 꼴불견 엄마가 되고 말았을 거야…….

한동안은 낮에 집에 있을 때 십 분이고 이십 분이고 멍하니 새싹을 바라봤다. 낮잠 자는 고양이를 멍 때리며 바라보듯 재밌고 신비로웠다. 수돗물밖에 안 줬는데 어떻게 이렇게 잎을 키웠을까? 쓰러질까 봐 빨대로 지지대를 세웠던 게 엊그제 같은데, 언제 줄기가 이리 굵어졌나? 갓 태어나 가열차게 자라나는 제비꽃 새싹을 지켜보며 나는 깨달았다. 아, 귀여워. 아이란 식물조차 귀엽구나.

유튜브에서 고양이를, 강아지를, 십몇 년 전 전국노래자랑에 나왔던 어린이를, 생판 알지도 못하는 어느 영국인의 아기를 본다. 자꾸만 본다. 사람마다 차이는 있을 테지만 내 경우 나이가 들수록 조금씩 더 그러고 있다. 그 밑에 달리는 '힐링된다'는 댓글들, 어쩌면 너로 인해 옥시토신이 분비된다는 말일지도 모르겠다. '짱' 귀엽다. 그래서 아껴주고 싶다. 돌보고 보호해주고픈 기분이 든다. 유전자 어디께 숨은 본능이 부담 없이 자극받는 걸지도.

새싹들에게 한창 그런 종류의 애정을 쏟아붓고 있을 무렵, 어느 날 아침. 평소와 뭔가 달랐다. 응? 밥을 줘도 먹지 못하네. 물고기가 이상했다. 정확히 말하자면 평소보다 더 이상했다.

플래티로 추정되는 작고 빨간 물고기의 이름은 투라고그, 아라고그 넘버 투라는 뜻이다. (직전에 죽은 물고기를 동생이랑 뒤뜰에 묻어주면서 해리포터가 해그리드와 함께 대왕거미를 묻어줄 때처럼 "페어 웰, 아라고그……"를 외쳤기 때문.) 사실 투라고그는 원래부터 이상하긴 했다. 아라고그 넘버 투로 명명한 것부터가 얘도 머지않아 묻어줄 날이 올 거라 생각해서였다. 그도 그럴 것이 너무 오래 살았다. 약 십 년 전 애초에 물고기 무리가 있었고, 새끼를 낳기도 하고 죽기도 하면서 살다가, 최종적으로 번식이 전혀 없는 상태로 두 마리만 남았다. 외롭지 않아 다행이겠다 싶었는데 아라고그가 죽었고, 결국 투라고그 혼자 남은 지도 꽤 되었으니 따져보면 얘는 오 년 정도를 산 셈이 된다. 제대로 된 정화기도 없이 물만 갈아주며 키운 플래티치고는 수명이 너무 길다. 실제로 가까이서 보면 무슨 이무기처럼 비늘 표면이 경화되어 있고 눈도 백내장 비슷하게 허옇다.

일 년 쯤 전에는 치매에 걸린 걸로 봤다. 지능이 떨어진 게 눈에 보였고 무조건 밥만 찾았으니까. 반 년 전부터는 눈이 안 보이는 게 확실하다고 생각했다. 한동안 며칠을 굶은 애처럼 공격적으로 탐식했는데 이젠 소리나 감각에만 의지해 먹이 방향을 찾는 것 같았다. 그런데 그날 아침은 더 심했다. 십 분 이십 분을 지켜봐도 제대로 밥을 먹지 못했다. 입에 밥이 닿았는데도 튕겨내면서 계속 찾았다. 아무래도 마지막 남은 감각마저 고장이 난 것 같았다.

'완전하게 늙어가고 있구나.'

그런 생각이 들었다. 그래서 제비꽃 화분에 물을 적셔두고 어항 앞에 자리 잡고 앉았다. 냄새나는 물고기밥을 손으로 더 작게 부숴 죽을 개어주듯 가루로 만들어 뿌렸다. 이러면 물을 더 자주 갈아줘야 하겠지만 그래도 좀 나을까 해서. 다행히 아무것도 없는 허공에 광적으로 입질하던 투라고그도 수면에 뿌려진 밥가루들은 그냥 물처럼 삼켰다. 됐다. 굶어죽진 않겠군.

투라고그가 식사를 제대로 하는지 어쩌는지 지켜보느라 나는 꽤 많은 아침시간을 할애했다. 그러면서 두어 해 전의 겨울을 떠올렸다. 외할머니가 아파 서울 병원에서 치료를 받으며 우리 집에서 지냈던 시간이었다. 지금이야 걱정했던 것보다는 훨씬 회복이 되셨지만, 그때까지만 해도 비관적이었다. 인지능력이 너무 달라졌고 밥도 거의 드시려 하질 않았다. 우리 가족은 끈질기게 외할머니에게 잔소리하며 그림을 색칠하게 하고, 산책을 시키고, 고스톱을 쳤다. 그리고 계속 밥을 먹였다.

왠지 응석받이가 된 할머니는 한 숟가락만 줘도 "허버이, 많다" 하며 사람을 밥으로 고문한다는 듯 손사래를 쳤고, 우리는 물에 말고 국에 말고 멍게를 사오고 호빵을 쪄가며 어떻게든 먹였다. 아주 많이 싸워가면서 먹였다. 그날들의 할머니는 아주 아기 같았다. 아기를 돌보듯 할머니를 간병했지만, 사실 할머니와 지냈던 그 겨울을 돌이켜보면 엄청 웃은 기억이 많다. 할머니가 남긴 천진난만(?)한 어록들이 너무 웃겼기 때문이다. 그때 우리 할머니는 정말, 뭐랄까…… 귀여웠다. (죄송해요, 할머니!)

투라고그를 지켜보며 그 기억을 떠올렸던 건, 새삼스레 투라고그도 귀여웠기 때문일까? 좀 징그럽다고까지 생각했던 늙은 물고기의 몸, 기이할 만큼 긴 수명. 한동안 이상하다고만 생각했는데, 이 녀석 밥을 먹나 안 먹나 살펴보느라 십 분씩 들여다보고 있자니 어라, 여전히 귀여웠다. 코앞에 놓인 밥도 찾지 못해 허우적대고 있는 모습이 안타깝고 소중했다. 너 우리 가족과 참 오래 함께 살았구나. 비록 플래티일 뿐이지만 어차피 이무기처럼 생겼으니 앞으로도 용처럼 희한하게 오래 살아주라. 어리고 연약한 생물만이 귀여운 건 아니었다. 긴 삶을 살고 다시 순진해져버린 생물을 좀 더 돌보고픈 마음도, 무언가를 귀엽게 여기던 그것과 비슷했다.

귀엽다는 말과 가엾다는 말이 비슷한 건 우연일까 아닐까.

귀엽다는 건 뭘까. 마음이 쓰인다는 것은.

육체적 정신적으로 약하고 무방비해 보이는 어떤 것을 돌보고 싶은 마음이 모든 인류의 본능이라 주장하긴 힘들지도 모른다. 다만 우리의 유전자 어딘가에 크든 작든 그런 버튼이 있긴 한 것 같다. 그 버튼이 얼마나 쉽게 눌리느냐는 사람마다 다르겠지만, 그걸 꼭 동정이나 위선으로 부르며 냉소적으로 굴 필요는 없을 것 같다. 만약 본능이라 부르기가 망설여진다면 오히려, 문명이라 불러도 괜찮지 않을까.

마거릿 미드라는 인류학자는 '부러졌다 다시 붙은 인간의 넓적다리뼈'를 문명의 첫 증거로 들었다. 그건 1만 5천 년 전, 부러진 뼈가 다시 붙을 기간 동안 어떤 인간이 다친 동료를 지키고 도운 증거라는 거다. 역경에 처한 누군가를 돕는 것에서부터 문명이 시작했다는 것. 어쩌면 문명이란 인간의 본능이 공동체의 규칙 속에서 찾아낸 길인지도 모른다. 남을 돕고자 하는 마음이 문명의 시작이라면, 그건 1만 5천 년 전의 인간에게서부터 이어져 나에게까지 새겨진 코드구나. 제비꽃 씨앗처럼 터무니없이 작게 심어져 있을지 몰라도, 인간은 그렇게 행동하도록 되어 있나 보다. 그렇게 생각하면 내가 어떤 좋은 것에 속해 있다는 기분에 안심하게 된다.

내 늙은 물고기와 어린 꽃을 돌보는 루틴이 내 안에 심어진 문명의 코드를 조금이나마 키워준다면 좋겠다. "좋은 취향을 차곡차곡 쌓아나갈 때 인생도 차츰차츰 더 좋아진다"던 그 책의 문구처럼, 손가락으로 물고기 밥을 부수어 뿌리고 잎사귀에 물을 뿌려 살피는 하루하루의 행동들이 쌓여 나를 더 괜찮은 인간으로 만들어준다면 좋겠다. 내 안에 1만 5천 년보다도 더 오래 전부터 새겨진 잔인함이나 이기심이 자꾸 힘세질 때, 성실하게 일궈낸 문명인의 취향이 그런 나를 막아주기를 바란다. 어떤 선택지 앞에 놓였을 때 가능하면 누군가를 돌보고,

돕고, 귀여워하고 또 가엾게 여길 수 있는 사람이 되기를.

오늘도 투라고그는 밥가루를 우걱우걱 삼켰고 삼색제비꽃 새싹은 인터넷에서 보고 따라한 저면관수 덕분인지 생생해졌다. 기쁘고 충만하다.

건강하지 않은 사람의 사랑법

MBTI가 선풍적으로 유행하기 훨씬 이전부터 MBTI를 비롯한 각종 성격유형검사에 관심이 지대했다. 배우나 작가로서 캐릭터 빌딩에 참고하려는 것도 있긴 했지만 그냥 애초에 그런 데 몰두하기 딱 좋은 성격이라서다. MBTI의 열여섯 가지 성격 중에서 인구수는 가장 적음에도 관련 글에는 가장 많이 출몰한다는 바로 그 유형, 나는 INFP다.

내향적이며 직관과 감정을 주로 사용하는 무계획 인간. INFP의 네 가지 요소를 단순하게 직역하자면 대충 이러한데, 최근 대중화된 MBTI 밈으로 보면 거의 사회 부적응자 이미지다! 유튜브에서 'INFP 다 모여라 플레이리스트'를 눌렀을 때 흐르는 건 잔나비나 검정치마 류의 우울한 새벽 감성 인디

음악. 인스타그램에 돌아다니는 'INFP 특징'에는 주로 '평균 연봉 최저', '속을 알 수 없어 가장 부모님 속 썩이는 유형', '공상 망상 몽상가', '게으른 완벽주의자', '현실 감각 제로' 따위의 공포스러운 수식어가 나열돼 있다.

사람을 열여섯 종류로 나눈다는 것 자체가 단순하고 과장 섞인 논법이긴 하지만, 전면 부정하긴 또 좀 그렇다. INFP로 분류되는 인간들 중 대다수가 '멘탈 개복치'인 건 아무래도 사실이니까. 그러니까, 나 포함. 나로 말할 것 같으면 십 대 후반에서 이십 대 초반까지는 ENFP가 나왔으므로 외향과 내향을 살짝 넘나든다는 걸 제외하면, 의심의 여지없이 잔뜩 치우친 전형적인 NFP형 인간이다. 이 유형의 사람들은 대체로 연봉이 낮다거나 게으르다는 등의 팩트 폭행에 대책 없이 당하면서도 인터넷에서 누구보다 열심히 'INFP의 특징' 따위를 검색하며 고개를 주억거린다. 누군가 나를 알아주기를 습관처럼 바라면서도 웬만해서는 깊은 데까지 곁은 못준다는 구절에서는 '그래 그래, 나 이렇지' 하면서 오타쿠처럼 혼자 기뻐한다. 전국의 INFP 여러분, 인정합니까?

믿거나 말거나, 통계에 따르면 INFP는 열여섯 개 유형 중에서 대한민국 인구 중 고작 삼 퍼센트를 차지한단다. (바로 이런 통계가 INFP들의 '역시 나는 특별하군' 류의 망상을 더욱 부추긴다!)

그런데 이상도 하지. MBTI에 관심 많기로 정평 난 INFP답게 주변 사람들 모두에게 검사를 강요했더니, 내 곁에 가까이 존재하는 인간 상당수가 INFP라는 놀라운 결과가 나온 것이다! 흠. 세상 제일 희귀하다던 그 통계가 잘못된 게 아니라면, 하나의 결론을 내릴 수밖에 없었다. 나는 자기애가 넘치다 못해 심지어 나와 비슷한 인간들을 골라서 사귀고 있다는 것.

도태되기 딱 좋은 물렁한 성격. 진화심리학적으로 결합을 피해야 할 약한 유전자. 그럼에도 불구하고 거기에 끌려버리는 원인이랄 게 있다면, 그건 아마 무의식중에 피어오르는 동질감이 아닐까. 나를 사랑하듯 나약한 상대를 사랑하는 것이다. 나를 대신해 너를 품는 것.

비슷한 성질의 결핍과 외로움에서 비롯된 애정은 높은 확률로 불같이 뜨겁고 또 종종 아슬아슬하다. 상처가 많은 사람일수록 비슷한 사람에게 끌리는 건 법칙 같은 일이라 영화나 드라마에서도 자주 그려지지만, 현실은 썩 아름답지 못한 경우가 많다. 부모와 관계가 좋지 않은 사람이 무의식중에 자신과 비슷한 이를 찾아 사랑에 빠졌다가, 마찬가지로 나약했던 상대에게 결국 똑같은 폭력을 당하게 되는 사례들이 그렇다.

그렇게 보면 약해빠진 너를 사랑하고 마는, 사랑할 수밖에 없는 마음이란 위험하게 느껴진다. 그러니까 어쩌면 우린 전부 좀 더 강해져야 하는지도 모르겠다. 정신도 육체도 건강한 사람을 만나려면 내가 튼튼해지는 방법밖에 없는 건지도. 그것이 평균 연봉 최저, 우울증 확률 1위, 심지어 자살률마저 1위라는 멜랑콜리 대장 INFP가 그나마 후대에 유전자를 남길 수 있는 유일한 방편인 것이다!

그런데 잘 모르겠다. 종족 번식에 확신이 없고, 후대에 유전자를 남길 의지 자체가 약해서인지도 모르겠지만, '건강함'은 내게 좀처럼 매력적으로 다가오지 않는다. 우울한 자신의 특별함에 심취한 '진성' 자의식 과잉 INFP라 그런지도 모르겠지만 나는 역시 나의 약해빠진 부분을 좋아하는 것 같다. 심한 감정 기복도, 게으름 속의 고통도, 이상은 저쪽에 있어 거기까지 못갈 바에야 시작하기 싫어하는 뒹굴거림도, 현실감 없는 낭만병도, 허무맹랑한 상상들도, 뜻하지 않게 찾아오는 열정과 짜게 식는 순간의 고독감도 모두.

눈물이나 우울, 그리고 그걸 조금씩은 이해하고 나눠줄 수 있는 친구도, 사랑도, 실은 약간 좋아하고 있다. 소금 알갱이 하나를 집어 혀끝으로 맛보듯, 세세하게 느껴지는 삶의 감각들을 좋아한다. 짜고 쓰고, 그래서 고통받는 순간들만을 거기서 분리할 순 없다. 내가 느끼는 감정의 풍미, 슬픔과 환희와

외로움과 성취감이 크레이프 케익처럼 겹쳐진 그 모든 디테일을 사랑한다. 하나하나 느끼느라 예민할 때의 따가운 세상마저 어쩔 수 없이 사랑하겠지. 그렇게 자주 찔려서 잔뜩 웅크린 나약한 나를 아무래도, 사랑하는 것 같다. 그리고 내 옆에 웅크린 너를 사랑하나 보다. 슬쩍 고개를 들어 눈을 마주쳤을 때씩 짓궂게 웃는 농담 같은 것. 그게 내 인생 최고의 향신료라서 가성비가 떨어지는 낭만임에도 놓치기 어렵다. INFP들끼리, 혹은 멜랑콜리 대장들끼리, 어른아이 '찐따'들끼리 서로를 할퀴고 위로하며 같이 노는 일 말이다.

누누이 말하지만 나는 『인간 실격』 류의 예술병을 비판해왔다. 여전히 그렇다. 자학적인 태도로 남을 할퀴고 마는 유치한 감성을 경계하고 싶다. 그런데 그건 사실, 나의 자기혐오다. 내게 있는 비슷한 면이 언젠가 그런 식으로 발현될까 봐 두렵다.

인터넷에서 좋아하는 작가의 칼럼을 읽다가 자학 감성의 절정 다자이 오사무를 조롱했던 사람이 동시대에도 있었다는 걸 알게 됐다. 미시마 유키오라는 남자. 다자이 오사무가 자의식 과잉으로 내세우는 그런 우울쯤은 철저한 정신과 육체 수련으로 해결된다며 극기를 강조하고, 결국 극우 성향으로 질주해 끝내 할복한 사람. 작가는 미시마 유키오가 실은 다자이 오사무에게서 자신을 봤던 거라고 했다. 다자이 오사무에 대한 혐오는 자기혐오라고. 그걸 부정하기 위해 정반대로, 하지만 같은 방향으로 자신을 죽일 수밖에 없었던 거라고.

그런 일화를 미리 알 수 있어서 다행이라고 생각한다. 난 그들과는 다른 세기를 사는 현대인이니까. 다자이 오사무가 어떻게 되었는지, 미시마 유키오가 어떻게 되고 마는지 알고 있는 나는 대안을 상상한다. 약해빠진 그들이 서로의 어리석음을 함께 읽고 비웃어줄 수 있었다면, 삶의 짓궂음을 유머로 승화할 수 있었다면, 그러니까, 내가 그럴 수 있다면…….

그렇게 되면 우리는 서로의 나약함을 알고도 친구가 되고 사랑에 빠질 것이다. 그리고 동시에 유치할지언정 바보같이 절벽으로 질주하지 않을 것이다. 같은 상처를 파먹으며 함께 곪아가는 대신 서로의 거울이 되어줄 거다. 그 거울 속에서 춤추는 광대를 자처하고, 같이 낄낄 비웃어준 다음 '넥스트 레벨'로 걸어갈 것이다. 나와 함께 그래줄 수 있는 가까운 사람들에게 이 자릴 빌려 심심한 감사를 표한다. 나랑 놀아줘서 고맙다고, 같이 행복해지자고 말한 뒤, 꼭 안아주고 싶다. 나를 꼭 안듯이.

적당한 위로의 기술

몇 안 되는, 친애하는 나의 벗 중 하나인 E는 처음 알았을 때부터 일머리가 대단히 좋아 축제 행사부터 여행 계획까지 뭐든 뚝딱뚝딱 처리해내는 만능 여자였다. 그래서 사회에 나가 어떤 직업을 가져도 어렵지 않게 잘해낼 줄 알았다. 실제로 잘했을 것이다. 아마 너무 잘했던 게 문제가 아니었을까.

일 잘하는 사람 떡은커녕 일 하나 더 주는 K기업 세계에서 E의 만능 엔진도 고장이 나기 시작했다. 결국 E는 병을 얻고 잠깐 일을 쉬게 된다. 이쯤 말하면 누구인지 특정될 것도 같지만 참 신기하게도, 일하다 병을 얻어 쉬게 된 나의 지인이 꽤나 여럿이다. 흠, 암만 봐도 K기업이 문제인 것 같은데.

각설하고, 어느 봄 홍대. 〈자이언트 펭TV〉를 막 시작했을 즈음, 혼자 촬영지를 섭외하러 돌아다니고 있었다. 처음 해보는 방송작가 일. 대본만 쓰고 고쳐 완성하면 끝나던 드라마작가 업무와는 일의 성격이 아주 달랐다. 낯선 사람에게 전화를 걸어 섭외하고, 협상하고, 일정을 조정하고, 촬영지를 찾고, 답사하고, 또 전화를 받아 일정을 조정하고, 협의하고. 솔직히 말해 창작하는 것보다 몇 배 힘들었다. 업무 강도 때문이 아니었다. 나라는 인간이, 치킨 시켜먹으려고 치킨집 사장님과 통화하는 것도 어려워서 남 시키는 인간이기 때문이었다.

인터넷 세상이 아니었다면 나만 이상한 줄 알았겠으나, 꽤 흔한 사회공포증이라고 한다. 내 경우, 보통 초면엔 말을 잘 건다. 많은 사람 앞에서 말도 꽤 잘하는 편이다. 한눈에 사회성이나 사교성이 부족해 보이는 유형은 아니다. 그런데 이상하게 누군가에게 전화가 오면, 특히 업무로 얽힌 상대에게 전화가 오면 심장이 두근거리고 피하고 싶어진다. 그에게 이런 저런 걸 요구해야 하거나 혹은 거절하고 거절당할지도 모를 가능성이 있을 땐 당연히 더 어렵다. 무거운 전화라면 누구나 그럴 수 있는데, 별것도 아닐 때 그런 마음이 드는 건 정말 불편하다. 치킨 시키는 것도 꼭 옆 사람 부려먹다가 이제야 배달앱의 은혜를 받아 감읍하는 나에게, 불특정 다수와 업무적으로 소통해야 하는 방송작가 일이란 퍽 도전적인 것이었다.

그걸 막 배워가던 즈음, 홍대에서 촬영지 섭외를 끝내고 근처에 살던 E를 만났다. E는 잠깐 일을 쉬고 있었다. 평일 오후, 우리는 공차를 하나씩 사들고 연남동 숲길을 걸었다. 봄이었다. 휴직과 프리랜서는 이 맛에 하는 것. 나무 데크에 앉아 천천히 흘러가는 구름을 보며 어떻게 지내는지, 무슨 일이 있었는지 물었다. E는 자기 능력으로 도저히 다 할 수 없던 업무, 상대방에게 전화로 계속해서 안 된다고 말하고 그 이유를 설명해야 했던 시간, 어느 날 숨이 가빠져서 도저히 회사에 있을 수 없어 병원에 갔던 순간들에 대해 이야기했다. E의 이야기를 들으며 나는 그저 고개를 끄덕였다.

"응…… 그랬구나."

"그래서 쉬겠다고 했어."

"그래 그래, 잘했어."

최대한 평온하게 대답했다. 아프면 약을 먹고 쉬는 게 당연하고 당연해야만 하는 일이어서, 그리고 그 평온한 대답이 내가 해줄 수 있는 일 중 가장 좋은 것이라고 생각했기 때문이다.

평온한 대답.

그것은 E와 같은 친구들을 만날 때 내가 가장 위로받는 순간이기도 하다. 주로 '그래 잘했어', '그렇구나', '뭐 어때', '너하고 싶은 대로 해'와 같이 조금은 느슨하고 무책임해 보이는 말들. 누가 보면 영혼도 없고 정도 없는 것 같은 말들. 한마디로, 오지랖 없는 말들. 이상하게 나는 그런 말들에서 종종 위로를 받는다.

이렇게 해보라는 조언이나 이랬어야 한다는 속상함도 없다. 그런 일을 겪었고, 그건 하나도 특별하거나 이상한 게 아니고, 혹은 조금 이상해도 별것 아니며, 그러거나 말거나 나는 여기에 있다는 말 같은 것. 그런 말들은 어떤 평온함에 잠긴 채 살갗 근처에 와닿고, 나는 그 미지근한 온도에 매번 위안을 받는다. 괜찮구나, 별일 아니구나. 하긴 그래, 내가 뭔 짓을 해본들 그게 뭐 대단히 큰일이겠어? 내가 너무 오버해서 마음을 썼군. 그래, 그렇군.

E를 비롯해 나의 인생에 느슨하게 존재하는 벗들, 그들로부터 받은 위로를 떠올리며 나는 최대한 애쓰지 않고 E의 옆에 있고 싶었다. 그런 일은 일어난다. 괜찮지 않아도 괜찮다. 그냥 여기 앉아서, 평일 오후에, 백수처럼, 공차나 마시자.

그때 내게 전화가 왔다. 출연자 섭외와 관련된 업무 전화였다. 한껏 심호흡하고 조건 반사적으로 어른 목소리를 내어 전화를 받았다.

"네, 네네, 그건 아직 일정 조정 중에 있습니다, 네네, 알겠습니다, 네에."

몇 분간의 통화를 마친 뒤에 옆을 보니 E의 상태가 언뜻 달랐다. 뭔가를 참고 있는 것처럼 보였다.

"미안, 이게 참. 업무 통화하는 걸 듣기만 했는데…… 그 기분이 몰려오네."

당시의 E에게는 내가 허둥지둥 일하는 광경조차 트리거였던 것이다.

"그래? 그렇군. 미안. 숨 쉬어, 괜찮아. 그냥 구름이나 보자."

나는 E가 진정될 때까지 그냥 하늘을 보았다. 너무 걱정하면 E는 그것도 미안해서 신경을 쓰겠지. 신경 쓰지 말라며 잔소리하면 그 또한 스트레스겠지. 그녀에게는 그녀의 시간을 주고 나는 그저 가만히 여기 존재하면서, 구름이나 보자.

사실은 나도 조금씩 힘들어지던 시기였다. 스스로도 모르게 말이다. 새롭게 시작된 일, 어디로 흘러가는지 종잡을 수 없는 커리어, 적성을 조금씩 비껴나는 업무, 적어지는 배우 활동, 정체성 대혼란, E와 나를 공통적으로 짓누르는 만성적인 책임감. 그 봄에, 실은 나도 불안했다. E와 함께 어떤 것도 애쓰거나 가장할 필요 없는 시간이 내게도 소중했다. 그래서 E도 그렇기를 바라며 하늘을 봤다. 그때 흘러가던 구름의 속도. 구름이, 천천히, 초당 마이크로 단위의 빠르기로 아주 천천히 움직이다, 조금씩, 흰고양이 털처럼 흩어지던 모습이 기억난다.

해준 것도 없이 구름이나 보며 멍 때린 나의 존재가 E에게 도움이 되었을까? 모르겠다. 다만 어느 날 오후에 홀로 추스를 시간이 필요할 때, 누군가 내 옆에 그렇게 있어만 준다면 다행일 것 같았다. 느슨하게, 그냥 옆에, 잠자코.

같은 해 겨울쯤 결국 나도 비슷한 병을 얻었다.

아무래도 통화만 무서워하던 사회공포증이 여러 상황을 겪으며 악화되었던 것 같다. 길을 가다가 쓰러지거나 일상을 영위하는 게 힘들 정도로 큰 증상은 없었다. 그냥 좀 불편했다. 내 증상을 보고 '일하다 병을 얻어 쉬어본 지인들'이 병원에 가보라고 권했지만 그냥 자꾸만 미뤘다. 그러던 어느 날 저녁 아무것도 아닌 일로 신촌 한복판에서 눈물이 쏟아졌고(누가 나에게 아주 작은 일을 하나 더 의뢰했을 뿐이었다) 그제야 당일 저녁 진료를 받을 수 있는 인근 아무 정신건강의학과를 허겁지겁 찾았다.

의사에게 이런저런 말을 털어놓으며 또 울었다.

"심장이 너무 두근거려요, 보통 자기 심장이 두근거리는 걸 느끼는 게 정상인가요? 너무 불안하고 걱정이 돼요."

그러자 의사는 전혀 따뜻하지 않은 목소리로 잊지 못할 답을 내놨다.

"별 이상 없으신데 왜 걱정을 하세요? 심장이 뛰면 이렇게 생각하세요. 아, 나는 원래 심장이 좀 잘 뛰는 사람이구나."

"넹?"

처음엔 기가 차고 화가 나서 눈물이 쏙 들어갔다. 아니 의사 양반, 내가 그런 소리 들으려고 돈 내고 온 거 아니거든요! 여긴 환자가 힘들다 하면 인정해줘야 하는 곳 아닌가? 다신 이 병원 안 와!(라고 맘속으로만 생각했다.)

그런데 반전은, 그 한 번의 진료 이후로 왠지 좀 나아졌다는 거다. 우습게도. 이후 다시 심장이 두근거리는 게 느껴지고 불안해질 때, 나는 의사의 말을 떠올렸다. 그가 내 기분을 무시했던 것 같아 열 받았지만 아무튼 되뇌었다. 이렇게 심장이 뛰는데도 검사받으니 별 이상이 없었어. 난 진짜 심장이 원래 좀 금방 잘 뛰는 사람일지도. 어쩌면 커피를 마셔서 더 그런지도 모르겠구나. 그렇군. 심장이 뛴다고 걱정하지 않아도 되겠군. 그래, 디카페인 원두나 사서 갈아 마셔보자. 드르륵 드르륵, 하염없이 커피나 갈자. 그러고 있으니 놀랍게도 점점 더 수렁으로 빠질 것만 같던 불안한 마음이 가라앉는 게 느껴졌다.

그렇군. 뭔가 확실히 잘못돼가고 있는 기분이 들었지만 아마도 착각이었나 봐. 그렇다고 당장 기분이 나아지거나 맥박이 잦아들지는 않았지만 '아, 젠장 망했다' 싶은 기분으로까지 악화되지는 않았다. 어떻게 보면 회복의 시작이었다. 그렇군, 이라는 말. 누군가에게 들어서만 위로받을 수 있는 말이 아니었다. 그건 내가 나 자신에게도 해줄 수 있는 위로였던 것이다.

지금도 감정 기복이 심한 편이다. 여전히 별것 아닌 일을 쉽게 불안으로 받아들이고, 멀끔한 척 웃고는 미움받을까 봐 혼자서 전전긍긍한다. 그럴 때 스스로에게 말해준다. 그렇군, 너는 또 쓸데없이 수렁에 빠지고 있군. 근데 좀 망하면 어때. 생각보다 어떻게 해도 진짜 망하는 경우는 잘 없다. 좀 미움받으면 어때. 나는 할 만큼 했는데 어쩔 수 없지.

친애하는 나의 벗들을 보면 알 수 있다. 불안해하는 사람은 그만큼 이미 애쓰며 살아가는 사람이라는 것. 그러니까 굳이 더 애쓰지 않아도 될 확률이 높다. 이 글도 굳이 잘 마무리하려고 애쓰지 말자. 대신 여기에 존재하며 숨을 한 번 쉰다,

적당히 들이쉬고,

후, 내쉰다.

처음이자 마지막의 어떤 외로움

2010년, 지금으로부터 정확히 십 년 전, 나는 미국에 있었다. 일 년 간 교환학생으로 다녀왔던 캘리포니아. 그곳에서 나는 너무나 외로웠다. 친구가 없었던 건 아니다. 교환학생이라는 건 보통 일 년짜리 긴 여행과도 같아서, 본국에서와는 전혀 다른 모습인 서로를 베스트 프렌드라 부르며 미쳐서 놀게 마련이다. 이탈리아 남자애들과 선상 클럽 파티를 즐기고, 낯선 교포남과 와이너리 소개팅을 하고, 네덜란드 친구들과 밴드 공연도 했다.

그렇지만 외로웠다. 공허하기 짝이 없었다. 타국에서 병을 얻어 복용하게 된 호르몬 성분의 약 때문인지, 아님 그냥 향수병이었는지, 이유야 있었겠지만 돌이켜보면 성장통 같은 거였다. 여행처럼 시간을 보내다 어느 날 문득 인생이란 오롯이 혼자 살아가는 것이라는 걸 실감했던 것 같다. 생애 처음으로 먼 곳에 홀로 떨어져 나와 '존재론적 고독'을 느껴본 것인지도. 그 즈음 내가 썼던 일기의 한 구절이 기억난다.

"외로움은 사람을 죽인다."

외로움이 사람을 죽일 수도 있겠구나. 밥을 안 먹으면, 똥을 안 싸면, 잠을 안 자면, 사람이 죽는 것처럼. 죽을 때까지 외로워지면 죽을 수도 있겠어. 그날들의 나는 이런 생각을 하고 있었다. 생각해보면 약한 우울증이었던 것 같다. 대부분의 기억도 흐릿하다.

하필 집안 사정이 좋지 않았을 때인지라 나름대로 돈을 아껴보겠다고 기숙사를 나와 싼 방을 찾았다. 방 두 개짜리 낡은 아파트. 한쪽 큰 방에는 필리핀계 미국인 대학생 커플이, 다른 한쪽 방에는 좀 터프한 백인 미국인 여자애가 살았다. 신기하게 그 여자애 이름조차 기억나지 않는다. 룸메이트였는데도. 난 여자애가 쓰고 있는 이층 침대의 위쪽을 썼다. 우린 별다른 대화를 나누지 않았던 것 같다. 그때의 난 우울해서 밤에 자꾸 뭘 퍼먹는 습관이 있었기 때문에, 가끔 진짜 먹을 게 없을 땐 공용 캐비닛에서 룸메이트의 땅콩버터를 몰래 훔쳐 먹었다. (알고 있었을지도 모른다. 우울한 아시안 도둑이라고 생각했을지도.)

지금도 미안하게 생각하고 있다.

낮엔 룸메이트 여자애도 나가고, 건넌방의 필리핀 커플도 나갔다. 집에 종종 혼자 남겨졌는데, 어차피 같이 노는 건 아니었기 때문에 혼자가 편했다. 애들이 나가고 나면 그제야 자유로운 기분이 들었다. 남의 나라 언어를 구사하느라 이중 사회성을 발휘할 필요도, 폐 끼치지 않으려고 괜히 움츠러들 필요도 없었다. 혼자가 되면 평소에 나오지 않던 공용 거실에 나와 어항을 구경했다. 어항은 필리핀 커플 거였는데, 꽤 투명하고 예쁘게 관리가 돼 있었다. 니모 몇 마리와 푸른 새우들, 쌀알만 한 달팽이들이 새하얀 등이 켜진 물속을 돌아다녔다. 낮에 몇 시간이고 앉아 하염없이 그걸 들여다봤다. 세상에, 그 비싼 돈을 내고 미국에 가서 말이다. 생각할수록 우울증이 확실했던 거 같다.

필리핀 커플은 자주 싸웠다. 잘해봐야 스물하나, 둘 정도 나이로 보였고, '불같이 싸우고 불같이 사랑하는' 전형적인 스타일이었다. "유 퍼킹 빗치, 어쩌고 저쩌고" 영어로 온갖 고성이 들리면 시작이었다. 흑흑 우는 소리며 때려 부수는 소리까지 들리다가 잠잠하다 싶어 내다보면, 어느새 둘이 나란히 앉아 맥도날드 햄버거를 쪽쪽 거리며 먹고 있었다.

그때의 난 연애하며 싸울 바에야 헤어지고 만다는 '쿨 병'에 걸려 있었기 때문에 속으로 엄청 비웃었다.

'어린 것들. 시끄러워 죽겠네. 집주인만 아니었으면 진짜 내가 영어로 한마디 하는 건데. 아오.'

그러다 그중 살갑던 필리핀 여자애가 "헤이 문, 감튀 먹을래?" 하면 "응응 땡큐" 하면서 또 좋다고 받아먹었다. 필리핀 여자애는 친절했다. 다만 남자애가 좀 사나웠고, 여자 친구에게 폭력적인 것 같아 마음에 걸렸다. 하지만 결국 영어로 한마디 해주는 일은 없었다. "야, 저 새끼랑 빨리 헤어져"라고 할 만큼 친하지 못했다.

하루는 필리핀 커플이 맥도날드 대신 강아지를 사왔다. 감자튀김보다 장기적인 봉합의 아이템으로 귀여움을 택한 모양이었다. 작은 케이지에 담겨온 똥색 강아지는 그 작은 케이지가 커 보일 정도로 작았다. 잘해봐야 태어난 지 한 달이나 두 달 남짓 돼 보였다. 강아지다. 강아지가 왔어! 나는 그 어느 때보다 적극적으로 필리핀 커플에게 말을 걸었다.

"얘는 누구야? 이름이 뭐야?"

친절한 필리핀 여자애가 대답해줬다.

"포메라니안이랑 다른 개의 잡종이래. 얘는 퍼피야, 퍼피."

퍼피라니. 아무리 '러브러브 테라피' 아이템으로 사왔다지만 너무도 성의 없는 이름이었다. 강아지 이름이 강아지. 그래도 둘은 "퍼피, 퍼피" 부르며 나름 알콩달콩해 보였다. 나는 케이지 속 아이에게 "안녕, 퍼피" 인사를 했다. 커플은 강아지를 데리고 방으로 들어가 문을 닫아버렸다. 걱정이 됐다. 지들 한 몸 건사하기도 힘든 애들인데 저렇게 충동적으로 데려온 강아지를 키울 수 있으려나.

필리핀 커플은 수업인지 알바인지 때문에 거의 매일 집을 비웠고, 아직 아기나 다름없는 강아지는 거의 매일 방에 혼자 남겨졌다. 역시나였다. 그 애들에게 퍼피는 밥만 주면 되는 푸른 새우나 물달팽이나 다름없어서, 잠긴 방문 너머 잠긴 케이지에 퍼피를 가둬둔 채 그대로 외출해버리기 일쑤였다. 모두가 나가고 집에 홀로 남아 있을 때면 익숙한 정적 대신 낑낑거리는 소리가 들려왔다. 퍼피였다. 열어주고 싶지만 열어줄 수 없었다. 공용 캐비닛에서 땅콩버터를 훔쳐 먹는 것과는 차원이 다른 일이었다. 하루 이틀은 방문 앞에 앉아 낑낑대는 소리에 대답만 했다.

"미안해, 들키면 큰일 나, 사생활 침해로 쫓겨나."

그러다 도저히 안 되겠다 싶어 만반의 준비를 갖춰 필리핀 커플의 방문 따는 법을 터득했다. 어느 날, 몰래 방문을 열고, 케이지 문도 열어주었다. 조용히 살그머니, 문만 열어주었다. 해냈다. 나는 밖으로 나와 거실에 조용히 누웠다.

'낑낑' 거리는 소리가 멈췄다. 대신에…… 자박, 자박, 자박. 무척 작고 가벼운 발이 카펫을 밟는 소리가 들렸다. 퍼피였다. 나는 퍼피가 겁을 먹지 않도록 어항 앞에 조용히 누웠다. '나는 너를 만질 생각도, 꺼낼 생각도 없었어. 그냥 네가 갇혀 있지 않기를 바라' 그렇게 말해주고 싶었다. 퍼피는 거실을 조금 맴도는가 싶더니 내 몸 근처로 와 냄새를 맡았다. 그러고 나서 가만히…… 내 팔과 옆구리 근처에 붙어 누웠다. 간택받았어! 행복감으로 심장이 두근거렸다.

정말 작은 몸이었다. 어른 주먹 두 개 정도밖에 안 되는 크기, 민들레 씨앗만큼 보드랍고 가벼운 털, 너무 어려서 뜨거운 체열, 이 모든 게 고스란히 전해졌다. 부드럽고 따뜻한 강아지의 몸이 조금씩 움직이면서, 내 몸의 굴곡에 제 몸을 맞추는 게 느껴졌다. 살아 있었다. 숨이 오르락내리락했다. 이렇게 작은데 살아 있고, 이렇게 살아서 낯선 나의 온기를 원하고 있다. 마음이 뻐근해졌다. 네가 이렇게 달라붙어 있고 싶은 건 내가 아니라 너네 엄마일 텐데, 너는 어쩌다 이런 곳에 누워 있니. 나는 또 어쩌다 이런 곳에 누워 있는지. 그래도 오늘은 너랑 누워 있어서 다행이다. 그렇게 생각했다.

필리핀 커플이 올 때가 되면 나는 퍼피를 다시 케이지에 잘 넣어두고 아무 일도 없었던 것처럼 방문을 잠갔다. 퍼피와 나는 비밀 친구였다. 정작 퍼피의 주인, 나의 하우스 메이트들은 꿈에도 몰랐겠지만, 그런 나날들이 계속되었다. 이 주 정도를 그렇게 지냈던 것 같다. 전처럼 많이 외롭지 않았던 시간이었다.

하루는 외출했다가 집에 돌아왔는데, 신발장 근처 카펫 위에 빨간색 물감 같은 게 동심원을 그리듯 펴져 있었다. 거인이 위에서 커다란 붓으로 퍽하고 찍은 것처럼, 툭. 나는 들어가다 말고 멈춰 섰다. 많은 생각이 스쳤다. 사실 물감일 리 없다. 사람이 크게 다친 피라기엔 너무 작고, 작게 다친 피라기엔 너무 크다. 아마도 퍼피, 퍼피의 피. 혹시 아주 작은 강아지도 생리를 할까? 한다 쳐도 강아지 생리 양이 저렇게 많지 않겠지. 그래, 다쳤을까? 다쳤나 보다. 병원에 간 걸까. 바닥에 퍼진 빨간 동심원의 양을 가늠해본다. 어른 주먹 두 개만 한 크기의 퍼피. 그 몸에서 저만 한 양의 피가 나오려면, 도대체 얼마나 다쳐야 하는 걸까.

정신을 차리고 귀를 기울여보니 화장실에서 물소리가 들리고 있었다. 나는 문을 두드렸다.

"헤이, 너 거기 있니? 샤워 중이니? 밖에 이거, 혹시 무슨 일인지 말해줄 수 있어?"

샤워기의 물줄기인지, 흐느끼는 건지 알 수 없는 축축한 소리가 들렸다. 나는 불안해졌다. 안에서 샤워를 하고 있던 필리핀 여자애가 문을 조금 열고 천천히 대답했다.

"퍼피가 죽었어."

"뭐라고? 무슨 소리야?"

"퍼피가 죽었어. 선반에 올려놨던 전공책이 떨어져서, 그걸 맞아서, 목이 부러져서 죽었어."

필리핀 여자애가 울면서 말했다. 그리고 다시 물줄기 속으로 들어가버렸다.

뭐라고 대답해야 할지 알 수 없었다. 위로의 말을 건넸던 거 같다. 그러고 나서 방으로 들어가 혼자 울었다. 전공책이 떨어졌다고? 그걸 왜 거기 뒀어? 떨어진 거 맞아? 그 새끼가 던진 건 아니겠지? 내가 이렇게 펑펑 울어도 되는 걸까? 이상하게 생각할까? 나는 누구한테도 위로받을 수 없었다. 아무도 몰랐으니까. 퍼피와 내가 어떤 사이였는지 누구도 몰랐으니까.

퍼피를 만나기 전에도 그후로도, 나는 강아지를 키워본 적이 한 번도 없다. 엄밀히 말하면 퍼피 역시 남의 강아지였지만. 그럼에도 불구하고 퍼피는 내 인생 처음이자 유일한 강아지였다. 내 겨드랑이와 옆구리의 굴곡에 주저 없이 제 몸을 맞추던, 작고 뜨겁고 솜털 같던 생명체. 아무 조건 없이 내가 무해할 거라 믿고 자신의 외로움을 내게 의탁한 존재. 그래서 내가 가장 고독했을 때 유일하게 마음을 기댈 수 있었던 상대. 어떤 언어로도 대화를 나누지 않았으나 서로를 가장 필요로 했던 게 분명한, 나의 친구.

안녕 퍼피, 잘 있니? 너를 오래 잊고 살았어.

그날들에 나는 외로움이 사람을 죽인다고 생각했으나, 비단 사람뿐만은 아닐 것이다. 살아 있는 모든 것이, 다른 무엇도 아닌 외로움만으로도 죽어갈 수 있다는 걸, 퍼피 덕분에 알았다. 사랑이었다고 생각한다. 인생에서 가장 외로웠을 때 겪은 그 짧은 만남은.

아주 잠깐이었지만 퍼피, 그 짧은 시간 내가 너에게 조금이라도 사랑을 나눠준 거였다면 좋겠다. 그때 내가 너에게 받았던 위로와 사랑만큼, 나도 너에게 뭔가 준 거라면 좋겠다. 싸이월드 비밀번호를 잃어버려 몰래 찍은 사진 한 장조차 남지 않은 너. 십 년 전 오늘, 비밀스레 가장 사랑했던 너.

가끔 보고 싶다, 나의 퍼피.

다목적
프리랜서 배우의 사정

"저는 배우예요. 신문방송학과 출신이니까 안정적으로 돈을 벌고 싶었으면 진작 취업 준빌 했겠죠. 하지만 연기가 하고 싶어서 배우가 됐고, 느리지만 꾸준히 커리어를 쌓아왔어요. 유명하지 않은 배우는 누구나 알바를 해요. 연극계에선 심지어 유명해도 부업이 필요하죠. 저는 글을 쓸 수 있었기 때문에 다른 알바 대신에 글을 쓴 거예요. 그런데 운 좋게도 작가 일이 꽤 종종 들어왔어요. 처음에는 알바였는데 결국엔 엄연한 제 일이 되었죠. 그래도 괜찮았어요. 누군가에겐 간절한 일이기도 하고, 저도 영화나 드라마 같은 이야기를 쓰는 일이 즐거웠으니까요. 그런데 제 분야가 아니라 생각해서 기획만 하고 빠지려 했던 일이 갑자기, 정말 느닷없이,

제 인생 가장 큰 성공이 되어버렸어요. 진짜 좋은 일이긴 한데 저는 계속 심장이 떨리고 눈물이 나요. 제가 왜 불안한지 아무도 이해하지 못할 거예요. 저는 연기를 하고 싶어요. 작가 일을 한다면 드라마나 영화를 쓰고 싶어요. 마케팅팀과 광고 수위를 협상하고, 출연자를 섭외하고 케어하는 건 제가 잘하는 일이 아니에요. 이 모든 게 정말 배부른 소리란 걸 알고 있어요. 연기만 할 때보다 훨씬 안정적으로 돈을 벌 수 있는 건 사실이니까요. 하지만, 그렇지만⋯⋯ 그만두고 싶어요. 그러려고 지금껏 달려온 게 아닌걸요."

2019년 가을과 겨울, 얼결에 기획에 참여했던 펭수가 갑자기 유명해지면서 만나본 적 없는 사람들과 해본 적 없는 일을 하느라 느닷없이 마음이 지치고 말았다. 앓던 끝에 지인이 추천해준 점집에 갔는데, 구구절절 나도 모르게 속에 있던 말을 다 털어놓았다. 그리고 울었다. 처음 보는 사람 앞에서 펑펑. 점집 주인은 그런 내게 따뜻한 유자차와 휴지를 내줬다. 그러고 나서는 배우의 일과 작가의 일 모두 잘 풀릴 거라고, 그러니 걱정하지 말고 주어진 일을 하라고, 누구라도 할 수 있는 조언을 해주었다. 그럼에도 그때는 그 뻔한 말이 힘이 됐다. 그 말을 품고 다시 걸었으니까.

고스란히 한 해가 흘렀다.

지난해처럼 아프진 않았다. 내가 받는 스트레스를 어떻게 다뤄야 하는지도 약간 익혔고. 점집 주인의 말도 어느 정도 맞았다. 이슬예나 피디님의 배려로 나는 〈자이언트 펭TV〉에 조금 느슨한 형태로 참여하면서 다른 작업들을 병행할 수 있었고, 그 어떤 해보다 많은 양의 작업들을 해냈다. 영화 〈모럴 센스〉 각색과 영화 〈메이드 인 루프탑〉을 썼으니 장편 시나리오를 두 개나 쓴 셈이다. 지금 작업하고 있는 애니메이션 시나리오까지 합하면 세 개. 여름엔 단편 영화 〈백야〉가 여성영화제의 제작 지원을 받아 영화제에서 상영되었다. 배우로서도 은근히 작업이 많았다. 단편 영화 세 편에 출연했고, 첫 주연인 장편 뮤지컬 영화의 추가 촬영이 있었다. 〈백야〉와 〈메이드 인 루프탑〉에도 배우로 출연했으니 그것까지 합하면 여섯 작품. 작가 일로 엄청 바빴던 걸 생각하면 나쁘지 않은 스코어다. 그리고 지금, 쓰고 있는 이 책까지. 솔직히 진짜 일 많이 했다. 어떻게 안 쓰러지고 다 했어. 대견해 나 자신.

쓰러지기 직전이긴 했지만 거절할 수가 없었다. 주어지는 일들은 흥미로웠고, 누군가 날 찾는다는 것이 마냥 기쁘고 감사했다. 생각보다 빠르게 결실을 맺은 결과물들은 금방 또 다른 제안을 불러오곤 했다. 지금도 실은, 아주 많은 제안들 사이에서 허우적대고 있다. 배우 인생에선 이렇게 선택지가 많았던 적이 사실 없었다. 그러니 행복한 상황이다. 분명 그럴 테다.

그런데 역시 난 태생적인 부정 인간인 걸까. 지난해만큼은 아니지만 일 년을 돌고 돌아 다시 같은 고민에 빠진 기분이다.

이제 난, 뭐가 되어야 하지?

작가이자 감독이자 주연 배우로 참여한 영화 〈백야〉 상영 후 많은 사람들을 만났는데, 종종 이런 질문을 받았다.

"앞으로의 행보는 어떻게 되나요? 다음 작품을 준비하나요?"

행보라, 행보……. 그런 건 생각해본 적 없는데요, 라고 멍청한 얼굴로 대답하긴 좀 그래서 아무 말이나 늘어놨다. 그리고 내가 어떤 대답을 하든, 대화는 늘 비슷한 결론으로 수렴하곤 했다.

드라마든 영화든 이제 본격적으로 장편을 쓰셔야죠. 영화감독 입봉을 노리는 건가요? 오리지널 시나리오가 있다면서 그거 개발 안 하고 뭐하세요? 감독까지 할 건가요? 당신은 작가인가요, 배우인가요? 아니, 배우 일을 계속 하고 있긴 한 건가요? 앞으로 어디에 더 주력할 예정인가요? 작가님, 지금 나이가 서른둘이잖아요! 이젠, 선택하셔야죠.

으아아아아, 죄송해요!

아직 아무것도 선택할 준비가 안 됐는데요.

마음속으로 그렇게 외치며 달팽이처럼 쪼그라들어 상대의 표정을 살폈다. 상대방은 날 생각해서 하는 말인데 난 자꾸 그들이 나를 힐난하고 있다고 느꼈다. 지금 나이가 몇 갠데 아직도 헛꿈을 꾸는 거야. 하나 제대로 하기도 힘든 세상에 끝까지 어영부영 허송세월할 건가? 성공에 욕심이 없나? 더 크고 중요한 일들에 '올인' 해야지, 조역이나 단역 배우를 전전해서 어쩌겠다고……. 물론 내게 이렇게 말한 사람은 아무도 없었다. 나를 힐난하는 말들은 다른 누구도 아닌 내가 만들어낸 칼날이었다. 야, 너 끝까지 문어발 걸칠 거냐? 정신 차려 나 자신.

"전 연기를 꾸준히 하고 있어요. 느리지만 제 배우 커리어가 좋아요."

이렇게 말할 때 상대의 얼굴에 묘한 빛이 떠오르면, 그걸 내 마음속 독설가는 또 제멋대로 해석해 외쳤다. 야, 그래봤자 널 배우로 아는 사람이 몇이나 되겠니?!

혼란의 도가니탕.

그 와중에 신문방송학과 졸업을 앞두고 있던 대학 시절이 떠올랐다. 나는 그때도 방황하고 있었다. 아무런 학연도, 지연도 없이 나이만 먹은 비전공자인 내가 갑자기 배우가 되겠다고 선언하면 다들 기함하지 않을까? 방황의 계절은 춥고, 고통스러웠다.

그래서 생각을 바꿨다. '되고 싶은' 걸 생각하면 필연적으로 고통이야. 뭔가가 되고 싶다는 건 지금의 내가 거기에 도달하지 못했다는 걸 상정하니까. 그러니까 '되고 싶은' 거 말고, '하고 싶은' 걸 하자. 하고 싶은 건 어떻게든 하는 방법을 찾아서 '실행'이란 걸 할 수 있으니까. 난 지금 뭘 하고 싶지? 인생에서 어떤 일들을 하며 살아가고 싶지?

그때 스스로에게 물어 구한 답은 이랬다. 당장 연기를 본격적으로 배우고 작품 하기. 취미라도 좋으니 노래를 부르며 살기. 평생에 걸쳐 사소한 글이라도 쓰기를 놓지 않기. 그리고, 항상 마음으로 사랑하기.

그렇게 졸업을 했고, 연기 스터디를 하며 무작정 오디션을 본 끝에 연극을 시작했다. 유명 배우는 아닐지언정 꾸준히 배우로서 관객 앞에 섰고, 동료를 만들었고, 조금씩 발전했다. 뮤지컬도 가끔 했고, 운 좋게 작가라는 호칭도 얻었으니 기본적으로는 다 이룬 셈이다! 행복하고 기쁘지만, 이루었다고 끝은 아니다. 난 그것들이 '되고 싶었던' 게 아니라 그것들을 '하고 싶었던' 거였으니까. 그건 지금도 마찬가지다.

그러니까 지금도 답은 같다. 누군가의 눈엔 바보 같아 보일지라도, 미련처럼 보일지라도, 영리하지도 그렇다고 우직하지도 못한 선택일지언정 그럼에도 나의 선택은 언제나, 내가 하고 싶은 일과 사랑하고 싶은 관계를 향할 것이다. 더 빛나고, 더 크고, 더 안전하고, 그럴듯한 무언가가 '되고자' 하는 욕망만으로 삶을 결정할 순 없다.

나는 생각보다 강하지 못해서, 그렇게 내딛은 길 위에서 무너진다면 너무도 크게 후회할 거다. 그러나 진심으로 하고 싶은 마음을 따라 걸은 길 끝이 막다른 절벽이라면 어쨌든 수긍하리라. 발걸음을 내딛는 동안 충실했고, 행복했으니까. 스스로에게 솔직했으니까.

그게 일과 사랑을 해온 내 방식.

실수한 건 많지만 크게 후회하는 건 없다.

다시, 달팽이 껍질 밖으로 쑥 고개를 내밀고 나와 내 명함을 만져본다. 2019년 한창 몸살을 앓던 그때 점집을 찾기 전 위로 삼아 만들었던 명함.

연기하고 글쓰는 창작러 염문경입니다

자이언트 펭TV 기획/작가

다목적 프리랜서 배우

RPG 게임의 전직 타이밍처럼 쿵, 쿵, 쿵 내 앞에 놓인 거대한 문들.

어느 길로 가시겠습니까?

어느 길로 가게 되든, 저 문이 얼마나 크든, 본질이 아닌 것에 압도당하거나 흔들리지 않기를 기도한다.

단단하고 자신 있는 마음으로 이 다음 펼쳐질 세계에, 만나게 될 사람에게 인사할 수 있기를.

안녕하세요. 다목적 프리랜서 배우 염문경입니다.

내향형 인간의 농담

초판 발행 2021년 2월 5일

지은이 염문경
펴낸이 김정순
편집 신원제 허영수
디자인 이강효
마케팅 양혜림 이지혜

펴낸곳 (주)북하우스 퍼블리셔스
출판등록 1997년 9월 23일 제406-2003-055호
주소 04043 서울시 마포구 양화로 12길 16-9(서교동 북앤빌딩)
전자우편 editorbookhouse.co.kr
홈페이지 www.bookhouse.co.kr
전화번호 02-3144-3123
팩스 02-3144-3121

ISBN 979-11-6405-085-7 03810

* KOMCA 승인필

질병을 치료하는
마늘 동의보감

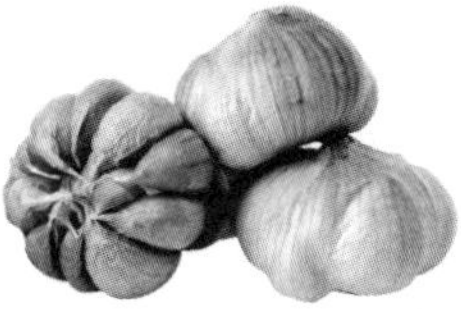

질병을 치료하는

마늘 동의보감

가토 요시오 지음 | 고선윤 옮김

성낙주 · 한동하 감수

중앙생활사

감수사

인류의 식생활에서 마늘처럼 역사가 오래된 식품도 찾기 어려울 것이다. 5,000년 전 이집트 쿠프왕의 '피라미드'를 만들 때 노예들의 체력을 유지하기 위해 마늘을 먹였다는 기록이 있고, 이집트의 고대 무덤에서 진흙으로 빚은 마늘 모형이 나온 것을 보면, 인류는 약 5,000년 전부터 마늘을 식용해온 것으로 추정된다.

우리나라에서도 마늘을 이용한 역사는 길다. 《삼국유사》의 '단군 신화'에 곰이 마늘과 쑥을 먹었다는 기록이 있는 것을 보면, 현재 마늘이 우리나라에 들어오기 오래전부터 산야에 자생하는 '달래'라는 마늘을 먹어온 것으로 짐작된다. 다른 나라에서도 마늘은 그 민족의 신화나 민간요법에 자주 등장한다. 이와 같이 마늘의 오랜 역사성과 넓은 공간성은 실제로 마늘을 이용하는 과정에서 나타난 여러 질병 치료 효과와 예방 효능에서 연유된 것으로 본다.

오랜 기간 마늘의 기능성에 관심을 갖고 3,000여 편의 국내외 연구물을 조사해본 결과 '마늘은 하늘이 인간에게 내린 신비의 영약'이라는 결론을 얻었다. '마늘' 하면 먼저 떠오르는 것은 강하게 자극하는 냄새와 매운맛일 것이다. 마늘은 이 특유한 냄새 때문에 동물이 기피하는 바람에 온전히 사람의 몫으로 남게 되었고, 관심이 커지고 연구도 활발히 진행되게 되었다. 강한 향미를 내는 성분은 바로 '알리신'이라는 물질임이 밝혀졌고 그 속에 비밀이 숨어 있음을 알게 되었다. '알리신'은 마늘의 고유 성분인 '알리인'이라는 물질이 분해될 때 생성되는데, 이 물질이 계속해서 수십 종의 황 함유 유기화합물로 분해되면서 다양한 생리작용을 한다.

제2차 세계대전 때는 러시아 병사들의 상처를 마늘로 치료한 결과, 페니실린처럼 효능이 있었다고 하여, 마늘은 '러시아의 페니실린'이라는 이름을 얻기도 하였다. 실제로 '알리신'이 페니실린이나 테트라사이클린보다 더 강력한 항생물질이라는 사실을 화학자 카바리토가 밝혀내면서 전염병을 치료하고 세균을 죽이는 데 마늘을 사용하기도 하였다.

다양한 연구 자료에 따르면, 마늘은 항균작용 외에도 고혈압, 당뇨병, 간장질환, 위장병, 결핵, 중풍, 천식, 피부병 등에 효능이 있고, 특히 암의 예방과 치료에 도움이 되는 것으로 밝혀졌다. 미국 국립암연구소에서 선정한 항암효과가 뛰어난 식품 46종에서, 마늘은 암 예방 효능이 가장 좋은 식품으로 지목되어 항암식품의 챔피언 자리에 오르게 되었다.

그런데 마늘에 대한 연구 논문은 많이 발표되었지만 일반인이 쉽게 이해하고 활용할 수 있게 책으로 나온 것은 의외로 많지 않다. 더구나 특정 질병 치료와 관련된 응용 서적은 찾아보기가 더 어렵다. 이런 상황에서 이 책은 마늘의 성분과 효능, 식생활에서 이용하는 법, 치료에 쓰는 마늘약 만드는 방법, 질병 종류에 따른 마늘 치료법 등 가까이 놓고 도움을 받을 수 있는 내용을 알기 쉽게 정리하였기에 의미가 깊다.

감수 과정에서 학술적으로 문제가 되는 부분이 있는지 자세히 검토하였다. 따라서 이 책이 일상생활에서 마늘을 활용하는 방법에 관심이 있는 독자들에게 훌륭한 지침서가 될 것으로 믿는다. 또한 100세 시대를 맞이하여 국민 건강에 도움이 많이 될 것으로 기대한다.

경상대학교 식품영양학과 교수
성낙주

감수사

마늘에 대해 쓴 책의 감수를 의뢰받고서 그냥 한번 읽어보면 될 것으로 생각했다. 그러나 저자 가토 요시오가 처음 책을 쓴 시기가 서양의료가 도입된 초창기여서 그런지 수정하고 보충할 것이 많았다. 그 당시 의료 수준이 이전 시대보다 발전했을 테니 의료 기술이 가히 혁명으로 여겨질 만큼 날로 발전했겠지만 지금과 비교하면 그때 의료 수준은 현저하게 뒤떨어졌을 것이다. 동시에 서양의료가 모든 병을 치료할 수 있는 것도 아니었기에 한계를 느낄 수밖에 없었을 것이다. 그런 상황에서도 저자는 그 해답을 마늘에서 찾았다.

저자의 글에는 마늘에 대한 애착을 넘어서는 숭고함이 깃들어 있고, 자신의 마늘 체험이 확신에 차 있었다. 너무 확신에 찬 나머지 과장된 부분도 있었지만 감수하면서 우리나라 독자들에게 좀 더 사실적으로 전달될 수 있도록 노력했다. 하지만 저자의 마늘에 대한 절대적 감정을 해치지 않으려고 노력했다.

저자는 의사는 아니지만 사람의 생리와 병리에 대해 공부를 많이 한 것 같다. 의사가 아니기에 질병에 대해 설명하는 부분이 거부감이 있을 수 있지만 글을 읽다보면 오히려 대단한 분이었다는 것을 느끼게 된다. 임상경험을 바탕으로 효과를 확실히 볼 수 있는 증상이나 질환을 설명하면서도 사례가 많지 않은 질환은 가능성만 열어두고 치료 경험이 부족하다는 점을 솔직히 얘기했다. 저자는 자신감과 겸손함을 겸비했던 분 같다.

마늘이 건강에 도움이 된다는 사실은 이제 삼척동자도 안다. 그러나 마늘 냄새 때문에 서양인은 동양인, 특히 한국인에게서 마늘 냄새가 난다고까지 했다. 심지어 마늘은 냄새를 빼고 나머지는 모두 도움이 된다는 의미로 백익일해(百益一害)의 대상이 되고 있다. 이 책의 강점은 건강을 유지하고 관리하기 위해 이런 마늘을 효과적으로 활용하는 법을 제시했다는 것이다. 게다가 마늘을 냄새나지 않게 먹을 수 있는 노하우까지 제시했다. 이 역시 많은 경험에서 터득한 지혜라고 여겨진다.

미병치병(未病治病)이라는 말이 있다. 아직 병이 아닐 때 치료한다는 의미로 예방의학적 측면에서 중요하게 여기는 문구다. 마늘은 지속적으로 미병상태를 유지할 수 있게 하는 최고의 식품이자 약이라고 감히 말할 수 있다. 질병을 앓고 있더라도 병원이나 한의원에서 치료를 받으면서 가정에서는 마늘을 적절하게 활용한다면 좀 더 효과적으로 질병의 치유와 관리에 도움을 받을 수 있다.

하지만 마늘은 약성이 강하기 때문에 주치의와 상의해서 적절한 활용법을 모색해야 한다. 만약 주치의가 마늘을 이용한 가정요법을 반대한다면 이 책을 선물해주기 바란다.

이 책을 읽은 모든 독자는 마늘이 '질병을 낫게 하는 신이 내린 명약'이라는 평가를 받아도 손색이 없다는 사실을 알게 될 것이다.

한의학박사
한동하

머리말

“인생 최대의 행복은 무엇일까요?”라는 질문을 받으면 여러분은 어떻게 대답하나요? 나이, 환경 등에 따라 답이 다양하게 나올 거라고 생각합니다. 그런데 예부터 ‘건강이 으뜸’이라고 하여 ‘건전한 정신은 건강한 몸에 있다’고 하는데 이 말은 지금도 전혀 달라지지 않았습니다. 우리가 매일 건강하게 일한다는 것은 정말 감사한 일입니다.

예를 들어 주부가 병이 나면 가족이 모두 힘들어집니다. 감기 같은 가벼운 병이라면 잠시 쉬고 나면 되겠지만 그래도 그 사이에는 집안일을 할 수 없습니다. 누워 있는 사람은 물론이고 나머지 가족도 걱정하느라 일의 능률이 떨어집니다. 따라서 가족이 모두 건강하려면 조심해야 합니다.

항상 건강에 유의하고 사회에 도움이 되는 일을 적극적으로 하려는 마음이 중요합니다. 그러려면 신체를 단련하는 일부터 해야

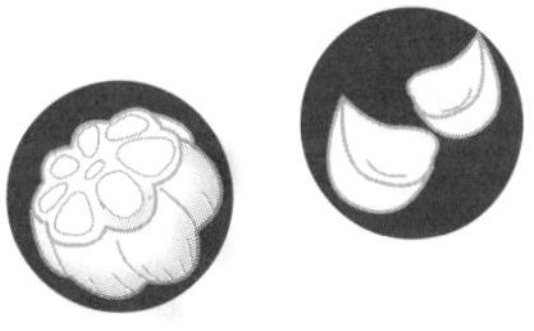

합니다. 그래야 병에 대한 저항력이 생깁니다.

어릴 적부터 병으로 고생하는 사람이 하나도 없는 세상을 만드는 것이 제 꿈이자 이상이었습니다. 그래서 마늘을 주재료로 하는 요법을 고안해 연구와 노력을 거듭했습니다. 마침내 성과를 보았는데, 이것으로 병이 나은 수백 명에게서 찬사와 성원을 받으며 자신감도 얻게 되었습니다. 그래서 여기에 처음으로 공개하고자 합니다.

병으로 고생하는 많은 사람이 '알려지지 않은 영약' 마늘을 애용해 병마를 뿌리치고 하루라도 빨리 회복해서 쾌적하게 살 수 있다면 저로서는 더 없는 기쁨입니다.

가토 요시오

차 례

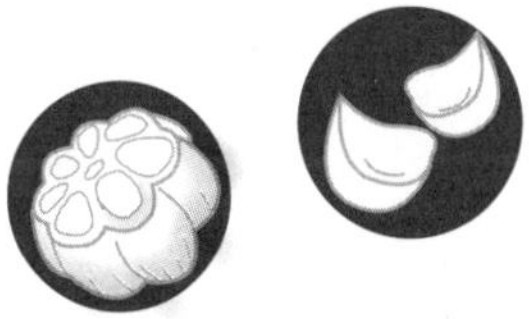

1장 마늘이 약재로 이용된 역사

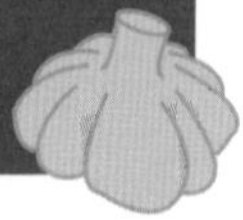

약의 역사가 말하는 바와 같이 약은 동물적인 소박한 본능에 따라 생겨났습니다. 동물이 상처를 핥고 온천을 발견하고 전래의 특수한 풀을 찾아내는 것을 관찰한 성과입니다. 우리 조상은 자연의 변화 속에서 다양한 것을 배우고 종교적 주술이나 의식을 받아들이면서 다면적 경험을 하고 병을 치유하며 장생하기 위한 지혜를 배워왔습니다.

중국에서는 약 6,000년 전 신농씨라는 전설적인 인물이 약초의 맛을 직접 보고 약초에 대해 정리했다고 합니다. 동서양 어디나 고대의 약 학문은 효과가 있는 천연물 '감별학'이라고 할 수 있습니다. 그 후 동서의 약 학문은 철학적 · 사상적 · 사회적 배경에 따라 각종 학문 분야의 발전과 영향을 주고받으면서 현저히 대립하게 되었습니다.

이런 시대의 흐름이라는 '필터'를 통해 어떤 것은 버려지고 어떤 것은 전해지면서 약 목록이 차츰 늘어갔습니다. 아마 고대의 약이란 자연 그대로 또는 간단하게 가공한 식물이었을 것입니다. 한약재를 파는 건재약국을 일본에서는 '기구스리야(木藥屋)'라고 하는데 이는 주원료가 모두 풀의 뿌리와 나무의 껍질이라는 사실을 말해줍니다. 그중에서도 마늘은 고래부터 한약명 '대산(大蒜)'이라 불리는 강장제로 특효를 인정받아 널리 애용되었고, 지금까지 전승되고 있습니다.

의학은 물론 제약회사의 기술은 현저히 발전하고 있습니다. 특히 강장제는 주사약, 내복약, 바르는 약 등으로 다양하게 시판되고 있는데, 주로 호르몬제, 종합비타민제, 흥분제, 국소자극제 등입니다.

종합비타민제는 전신 강장제로 이용됩니다. 흰쌀을 즐겨 먹으면 비타민이 부족해지므로 온몸의 대사를 윤활하게 하기 위해서도 비타민을 보급해야 합니다. 이것은 또한 성호르몬 동원에도 큰 효과를 보입니다.

그런데 호르몬제는 사용법이 대단히 까다로우므로 주의를 기울여야 합니다. 정력이 떨어졌다거나 피곤해졌을 때 사용하면 오히려 역효과가 나기도 합니다. 일시적으로 정력이 좋아지게 하는 효능은 있지만 정말로 호르몬이 부족하지 않을 때는 그것이 역반응을 해서 호르몬 기능을 멈추게 하는 일도 있습니다.

그러니 일반인이 강장을 위해서 호르몬제를 사용하면 안 됩니다. 흥분제는 민간에도 여러 종류가 있습니다. 이런 것들은 대개 '기분 탓'이라고 할 수 있는 정도의 것입니다. 원료도 예를 들어 동물의 뿔, 내장, 성기, 고환, 난소 말린 것, 초근목피 같은 것이 많습니다. 이 중에 전신에 활력을 더하고 정력을 회복시키는 효과가 있는 것도 있지만, 대개 맹신(盲信)에 지나지 않습니다. 오히려 커피나 콜라가 더 뛰어나다고 할 수 있습니다.

식물성인 것 중에는 인도의 사목(蛇木)처럼 피로해소제로 효과를 보이는 것도 있습니다. 바르는 약에는 국소 자극제나 충혈제 등이 있지만 대부분 감각을 아주 조금 변화시키는 것에 지나지 않는 것이 많습니다. 또 너무 많이 사용해서 마비가 오는 일도 있습니다. 이런 일을 지속하면 오히려 습관이 되어 효과가 떨어지니 사용하지 않는 것이 좋습니다.

강장이라고 해도 사실 전신적 건강체의 부분적 현상이므로 전신 건강을 잘 지키려면 주의하여 균형이 무너지지 않게 하는 것이 먼저입니다. 가이바라 에기켄(貝原 益軒, 1630~1714, 에도시대의 본초학자이자 유학자)은 "필요하지 않은 약은 쓰지 않는다"고 말했습니다. 너무 약에 의지하는 것은 좋지 않습니다.

일반적으로 한여름에는 식욕이 없고 몸무게가 줄어듭니다. 다리가 무겁고 온몸이 나른하며 안절부절못합니다. 이런 전신증상이 나타나는 것은 더위를 먹었기 때문입니다. 여름이 되면 사람들이 대부분 기후 변화에 따른 스트레스 자극을 일으키고 신체에 이상이 생깁니다.

이럴 때 아무리 좋은 약이나 비타민제를 먹어도 식욕이 없다며 음식을 먹지 않으면 건강해질 수 없습니다. 자동차를 예로 든다면 약은 윤활유이지 결코 가솔린이 아닙니다.

어떤 병이든 회복하려면 당사자의 체력이 필요합니다. 약은 자연치유력을 돕는 것에 지나지 않습니다. 그러니 건강해지려면 먼저 체력을 키워야 합니다. 그럼 사계절 건강을 유지하려면 어떻게 해야 할까요? 너무 가까이에 있어서 잊었겠지만 예부터 강장약으로 상용하는 마늘이야말로 그 해답이라고 자신 있게 말씀드립니다.

한민족과 가장 오랜 세월 채소 '마늘'

〈프라임경제〉, 송준 칼럼니스트

마늘이 가진 다양한 효능에도 불구하고 독특한 냄새와 매운 향 때문에 인간만이 마늘을 먹는다. 마늘은 해충으로부터 공격받지도 않고, 토끼나 두더지를 쫓아내기까지 한다. 영양학적으로 완벽에 가까운 마늘은 인류만이 누릴 수 있는 자연의 선물이다. 이 때문일까. 인간이 되기 위해 마늘을 먹어야만 했던 단군신화 스토리는 어쩌면 당연한 일일 수도 있겠다.

마늘의 원산지는 중앙아시아와 이집트로, 중국을 거쳐 우리나라에 들어온 것으로 알려져 있다. 《삼국사기》에 마늘 이야기가 있고, 통일신라시대에는 전국적으로 재배됐던 것으로 추정된다.

기원전 150년, 흉노족을 견제하고자 중국 한나라의 황제 무제는 중앙아시아 국가들과 동맹을 맺기 위해 외교사신을 파견했는데, 임무를 마치고 돌아온 장건에 의해 마늘이 중국 일대에 전파됐다.

그런데 고조선이 세워지기 약 2,000년 전 이야기인 단군신화에 마늘이 등장한다. 어찌된 일일까. 당시 사람들은 마늘을 '산(蒜)'이라고 칭했는데, 산은

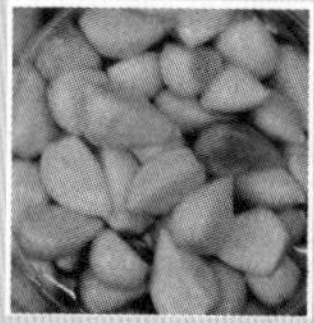 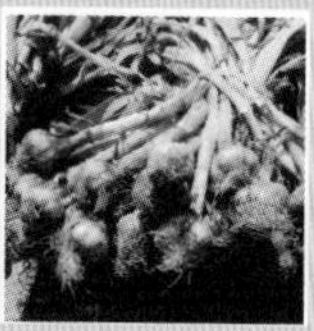

마늘뿐 아니라 달래를 부를 때도 쓰였던 터라 단군신화에 나오는 마늘은 사실 마늘이 아니라 달래였다는 주장도 있다.

어쨌건 마늘의 역사는 천 년이 넘는다. 우리에게 친숙한 고추, 고구마, 감자, 옥수수, 호박 등이 조선 임진왜란 이후에 들어온 작물이라는 점을 감안할 때, 우리 민족과 함께한 작물을 꼽으라면 마늘은 한참 형님뻘이다.

마늘이 우리 주변에서 흔하게 볼 수 있어서 그렇지, 인삼처럼 재배하기가 까다로웠다면 인삼보다 훨씬 비쌌을 것이란 말이 있을 정도로 마늘의 효능은 인삼에 뒤지지 않는다. 이 때문에 마늘을 일컬어 일해백리(一害百利)라고도 하는데, 부담스러운 강한 향기 외에 100가지가 넘는 이로움을 가지고 있다는 데서 나온 말이다.

마늘은 항암효과를 가진 40여 가지 식품 중에 가장 월등한 항암효과를 자랑한다. 마늘이 함유하고 있는 '알리신'이란 물질은 페니실린이나 테라마이신보다 강력한 살균력을 가지고 있어 세균 성장을 억제하고, 감기를 예방한다. 알리신은 살균효과뿐 아니라 비타민 B의 흡수와 이용률을 높여 피로회복에도 도움을 준다. 이 같은 효능들로 미국의 유력 언론 〈타임〉은 마늘을 세계 10대 슈퍼푸드로 선정한 바 있다.

2장 마늘의 성분과 효능

마늘은 서아시아산 백합과 다년생으로, 식용과 약용으로 재배해왔습니다. 8세기에 일본 조정에서는 당 왕조의 문물을 수입하기 위해 조공행렬인 '견당사'를 당나라에 보냈는데, 마늘은 이때 가지고 들어온 것 중 하나입니다.

처음에는 불교가 일본에 전래되면서 스님도 엄하게 수행하는 가운데 기분을 전환하기 위해 냄새를 참으며 마늘을 먹었다고 합니다. 그래서 마늘의 일본어 '닌니쿠'의 어원은 참을 인(忍), 욕될 욕(辱), 이른바 불교의 욕됨을 참고 마음이 동요하지 않음을 뜻하는 '인욕(忍辱, 일본어 발음은 '닌니쿠', 마늘을 뜻하는 닌니쿠는 대산(大蒜)이라고 씁니다. 즉 忍辱=大蒜=닌니쿠)'에서 비롯된 것이라고 합니다.

마늘은 예부터 일본은 물론 원산지에서 세계 각지에 이르기까지 한약재나 치료약으로 취급되지 않고 식생활에서 영양물 또는 조리 맛을 더하는 재료로 이용되었습니다. 이것은 냄새 등 다른 원인이 있었다고 생각하지만 인류의 일대 손실이었다고 믿습니다.

그런데 불교의 계율이 엄해지면서 결혼을 금하고 육식을 부정하게 되었고, 스님들은 금욕생활을 하게 되었습니다. 마늘과 같이 냄새가 심하고 자극성이 있는 야채를 천한 것으로 보는 사상적 · 표면적 이유로 마늘을 사원에서 배척했습니다.

지금도 선종의 오래된 사찰을 찾아가면 '훈채와 술은 산으로 들어오지 못한다(不許葷酒入山門)'는 글이 있습니다. 그 이유는 앞에서 말한 표면적 이유만이 아니라 마늘의 강장효과가 스님의 금욕생활에 부정적이었기 때문입니다.

여기서 말하는 훈채는 마늘, 부추, 염교(쪽파와 비슷해 주로 장아찌를 담가 먹는 식물로 파, 생강처럼 특이하고 매운 냄새가 나며 강장작용을 한다. 부추와 생김새, 맛이 비슷한 나물로 한약재로도 쓰인다.-옮긴이)를 말합니다.

불교국가였던 일본은 사원 이외의 생활에서도 표면적으로는 육식을 부정하고 마늘 또한 적극적으로 평가하는 것, 이를테면 한약재로서의 위치 등을 고려하지 않았습니다. 그래서 드러나지 않게 음성적으로 대중의 일부(고지(高知)에서 어육이나 닭고기를 다질 때 마늘이 사용된 것도 막부시기 말부터라고 합니다)나 몇몇 스님이 이용하면서 오늘에 이르렀습니다.

식물의 기원으로 보아 원래 마늘은 서아시아 땅에서 야생했습니다. 옛날 일본에서는 '오비루'라고 했는데 백합과의 큰 양파 종류라는 의미입니다. 일본의 기후와 풍토에서는 마늘 정도로 강렬한 식물은 전국 야생을 다 조사해도 찾아볼 수 없습니다.

동구의 벽지에 사는 슬라브족이 집요하고 강렬한 데 비해 일본인은 담백한 것을 좋아합니다. 이것은 야생의 강렬한 음식인 마늘을 먹고 자란 민족과 파나 양파 같은 심심하고 담백한 음식을 먹고 오랫동안 살아온 민족의 차이에서 비롯했다고 생각합니다.

그러나 일본인도 점차 문화생활을 하면서 어육을 많이 먹게 되었습니다. 그리고 숨은 맛을 내기 위해 마늘을 먹기 시작했습니다. 그러니 긴 역사 속에서 이런 민족적 차이는 분명히 좁혀질 것입니다. 현대 일본의 환자 중에는 간질환이나 혈관질환이 늘고 있습니다. 이는 지방식 보급과 깊은 관계가 있습니다.

여하튼 정력제로 마늘을 보급하는 것이 한국만큼은 아니지만, 일본에서도 도회지에서는 카레 등의 숨은 맛으로 마늘을 이용합니다. 농촌에서는 마늘주를 담가 중노동을 한 뒤 마시는 등 식품의 하나로 자리 잡은 곳도 있습니다.

특히 도시에서는 예부터 마늘 환약이 잘 팔렸습니다. 제약회사에서는 비타민과 마늘 성분을 결합해 비타민 활성을 높인 활성비타민 제품을 많이 판매합니다. 이것도 마늘의 정력적 효과를 노린 새로운 마늘제제라고 할 수 있습니다.

마늘을 먹어 정력을 증강하고 싶다는 인간의 욕망과 모순되는 것이 바로 강렬한 마늘 냄새입니다. 일본의 고문헌을 보면, 도쿠가와 시대 중기에 이런 내용의 글이 있습니다. "오랫동안 천식을 앓고 있는데 치유할 수 없어서 마늘을 먹고 있습니다. 숨 쉴 때마다 냄새가 나니 당분간 만나지 않는 것이 좋겠습니다." 마늘 냄새에 대한 고민은 지금도 옛날과 다를 바 없이 계속되고 있습니다. 마늘 냄새에 대한 화학적 연구가 이어지지만 노력한 만큼 성과를 거두지 못하고 있습니다.

마늘은 '알리인'이라는 유황 성분을 가지고 있는데, 이것 자체는 냄새가 없습니다. 그런데 자르거나 다지면 알리나제라는 효소가 작용해서 매운맛이 나고 냄새가 강한 '알리신'이라는 성분으로 변합니다. 마늘의 약효는 바로 냄새가 심한 이 부분에 있으니 냄새를 없애려다 유효한 성분까지 사라질 수 있습니다. 마늘의 약효는 냄새 성분 없이는 말할 수 없습니다. 비타민 B_1을 결합해 판매하는 제제도 그중 하나라고 할 수 있습니다.

저는 어떻게 해야 마늘의 강렬한 냄새를 지울 수 있을지 그 방법을 거듭 연구해왔습니다. 마늘을 강판에 갈아서 오블라토(녹말질에 젤라틴이 함유된 얇고 투명한 식용 종이–옮긴이)에 싸서 먹는 방법입니다. 자세한 내용은 뒤에서(50쪽) 다시 설명하겠습니다.

어쨌든 생마늘을 복용하는 것이므로 강장제로서 효과가 완벽하고 다른 강장제와 비교할 때 특별히 우수하다고 할 수 있습니다. 그래도 주의 깊게 관찰하면 배설물에서는 어쩔 수 없이 냄새가 약간 날 수 있지만 달리 방도가 없습니다.

먼저 마늘에는 어떤 약효가 있는지 알아보겠습니다. 마늘에는 비타민 A를 제외한 모든 성분이 들어 있어서 몸을 따뜻하게 하고 혈액순환을 돕습니다. 마늘을 사용하면 잠을 잘 잘 수 있고, 체온을 잘 유지해서 더위나 추위에 강하게 생활하는 행복을 누릴 수 있습니다.

마늘에는 냄새가 심한 식이유황 화합물 성분이 약 0.8% 들어 있지만, 이것을 200배 희석한 마늘액에서도 장티푸스균이 5분 만에 사멸한다는 연구결과가 있습니다.

또한 마늘을 짜서 낸 즙을 3% 비율로 첨가해 여러 가지 세균을 배양하는 배양기에 함께 넣어두면 모든 세균의 생육이 멈춘다는 보고도 있습니다.

대변이 무른 사람의 장에는 일반적으로 비타민 B_1을 분해하는 효소인 아노이리나아제가 많이 있습니다. 이런 사람은 비타민 B_1을 먹어도 대부분 흡수되기 전에 파괴됩니다. 그러나 비타민 B_1에 마늘 성분을 결합하면 아노이리나아제 효소에 파괴되지 않으므로 장으로 흡수가 잘된다고 합니다.

겨울에 뜨거운 된장국이나 차를 마시면 몸이 따뜻해집니다. 이와 마찬가지로 마늘을 먹으면 혈액순환이 활발해집니다. 이 모든 것은 병에 대한 몸의 저항력이 강해졌기 때문입니다.

어떻게 먹는 것이 가장 좋을까? 슈퍼푸드 마늘의 성분과 효능

〈하이닥〉, 최은경 의학전문 기자

타임지가 선정한 세계 10대 슈퍼푸드 '마늘'

우리는 매일 마늘을 먹고 있다고 해도 과언이 아닐 정도로 다양한 음식과 재료에 마늘을 사용하고 있습니다. 마늘은 한국인의 입맛에 빼놓을 수 없는 양념 중 하나입니다. 최근에는 흑마늘, 마늘식초, 마늘즙 등 건강식품으로 출시되는 등 다양하게 이용되고 있습니다.

마늘이 슈퍼푸드로 주목받는 이유는 주요 성분인 알리신(allicin) 때문입니다. 알리신은 비타민 B_1의 체내 흡수율을 높여줄 뿐만 아니라 마늘 100g당 비타민 B_1을 0.20mg 함유하고 있습니다.

비타민 B_1은 항피로비타민으로 불릴 만큼 피로를 이기는 데 도움을 주는 영양소로 체내에 10mg 이상 흡수되지 않으나, 알리신과 결합하면 흡수율이 20배 이상 높아집니다. 강한 냄새의 원인이기도 한 알리신은 강력한 항생제로 알려진 페니실린보다 살균력이 100배 이상 강하여 대장균, 곰팡이균, 이질균 등 다양한 유해균을 없애고 세균의 발육을 억제합니다. 그뿐만 아니라 암세포가 늘어나는 것을 막고, 암 예방에 도움을 준다는 연구 결과도 많습니다.

또 혈액 중의 콜레스테롤을 낮추어줌으로써 혈액순환을 촉진해 동맥경화

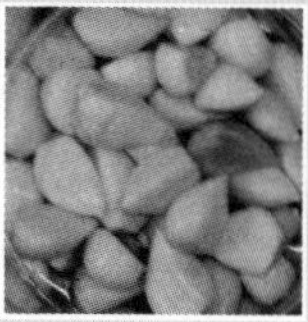

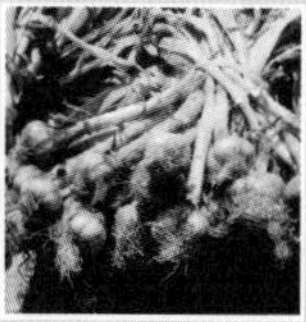

및 심장병을 억제하고 혈당을 떨어뜨리는 데도 도움이 됩니다. 어떤 식품이든 어떤 조리법을 이용하느냐에 따라 영양소가 파괴되기도 하고, 효과가 배가되기도 합니다. 마늘은 어떻게 먹는 것이 효과적일까요? 마늘에 대해 궁금했던 부분들을 알아봅니다.

생으로 먹는다 vs 익혀 먹는다, 어떻게 먹어야 효과적일까?

생마늘과 익힌 마늘 중 어느 쪽이 더 좋은지에 대한 의견은 분분하지만, 핵심적인 성분인 알리신을 온전히 섭취하려면 생마늘을 짓이겨 먹는 것이 가장 좋습니다. 마늘 껍질 밑에 있는 알리나제 효소는 알리인과 결합하여 몸에 좋은 알리신을 만드는데 마늘을 가열하면 알리나제 효소가 열에 의해 파괴가 되어 알리신으로 변하지 않기 때문에 생마늘이 건강에는 더 유익합니다. 특히 생마늘을 찧거나 다져서 먹는 것이 좋은데 다져지는 동안 마늘 조직이 손상되면서 알리신 성분이 활성화되기 때문입니다.

하지만 이 방법은 마늘 냄새를 극대화하고 맛이 너무 강해 위 점막과 간에 무리를 줄 수 있습니다. 기름은 마늘의 좋은 성분을 보호해주기 때문에 구운 것보다는 통째로 기름에 바짝 튀기거나 볶아 먹는 것이 좋습니다.

생마늘은 얼마나 먹는 것이 적당한가?

생마늘의 경우는 하루에 2쪽 정도가 적당하며 절인 것이나 가열한 것도 2~3쪽만 먹는 것이 좋습니다. 생마늘은 다량 먹으면 위나 장의 점막을 자극하기 때문에 속이 쓰리고 설사를 유발할 수 있으므로 좋다고 한꺼번에 많이 먹는 것보다는 꾸준히 먹는 것이 중요합니다.

마늘 냄새를 약화할 방법은 없을까?

요리할 때 마늘을 미리 넣어 익히면 마늘 냄새를 약화할 수 있으며 마늘을 먹고 난 후의 입냄새는 식후 우유, 커피, 녹차를 마시면 입 안의 마늘 냄새를 다소 없앨 수 있습니다. 양치질할 때는 혀의 윗부분과 아랫부분을 꼼꼼히 닦아주는 것이 도움이 됩니다.

좋은 마늘은 어떻게 선택할까?

마늘을 먹는 방법도 중요하지만, 무엇보다 중요한 것은 좋은 마늘을 고르는 것입니다. 마늘은 윤기가 흐르며 알이 굵고 단단한 것이 좋고, 알이 듬성듬성 붙은 것보다는 단단히 밀착된 것, 쪽수가 6~10쪽 정도가 되는 것으로 크기와 모양이 일정한 것이 좋습니다. 마늘 전체의 색깔이 찰흙에서 재배하여 표피가

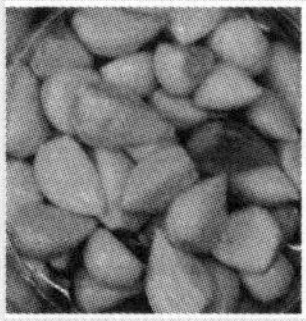
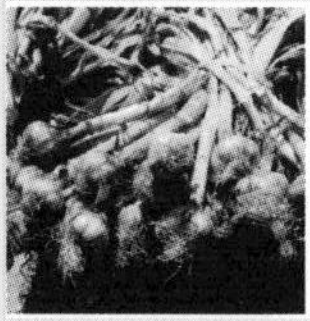

담갈색인 것이 좋고, 싹이 돋거나 썩은 곳이 없는 것이 좋은 마늘입니다.

깐마늘은 어떻게 보관하는 것이 좋을까?

깐마늘은 깨끗이 씻어 물기를 완전히 빼고 밀폐용기에 담아 보관하거나 투명한 비닐팩에 담아 밀봉한 후에 바늘구멍을 여러 개 뚫어 보관하면 마늘 인편이 변색하는 것을 경감시켜 오래 보관할 수 있습니다. 하지만 오래 두고 요리에 사용할 용도라면 마늘을 한꺼번에 많이 다진 후 비닐팩 등에 얇게 펴서 누르거나 랩으로 길쭉하게 말아 냉동실에 바로 보관하는 것이 좋습니다. 냉동 보관해둔 다진 마늘은 필요할 때 간편하게 꺼내 먹을 수 있으며 색깔이나 맛도 변하지 않습니다.

마늘의 성분과 효능

〈농민신문〉

면역력 높이고 원기회복 · 신진대사 도와, 알리신 · 셀레늄 등 풍부, 콜레스테롤 수치 낮추고… 활성산소 제거해 암 예방

피라미드를 건설한 이집트 노동자와 고대 아테네 올림픽에 참가한 그리스 병사들에게는 공통점이 있다. 바로 마늘이다. 이들은 평소 마늘을 먹어 부족한 기력을 보충했고 피부에 상처가 나면 마늘즙을 발라 치료했다. 이처럼 고대 서양에선 마늘을 음식 못지않게 약재로도 널리 이용했다.

철학자 아리스토텔레스와 서양 의학의 아버지 히포크라테스가 남긴 문헌에 따르면 당시 그리스 사람들은 마늘을 근육이완제와 이뇨제 등으로도 활용했다. 중세 유럽에선 마늘을 흑사병이나 천연두 등의 치료제로 사용했고, 치통을 다스리는 데에도 이용했다.

동양에서도 마늘의 효능을 적극적으로 활용했다. 고대부터 인도에선 우유에 으깬 마늘을 조려 먹어 호흡기질환을 다스리고 면역력을 높여 건강을 유지했다. 중국의 의서 《본초강목》은 마늘이 살균과 강장에 효능이 있다고 했다. 《동의보감》에는 마늘은 비장을 튼튼하게 만들고 위장을 따뜻하게 하며 냉증을 다스린다고 기록돼 있다.

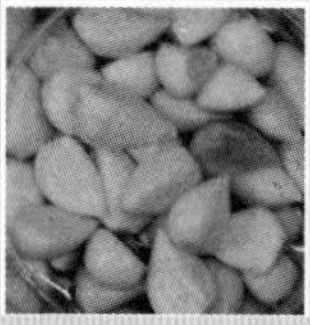 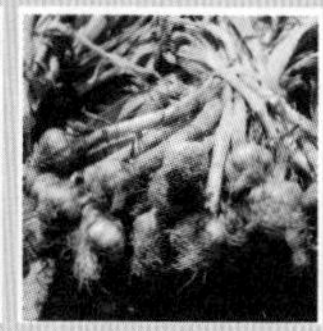

마늘이 이렇게 오래전부터 약재로 쓰인 가장 큰 이유는 알리신의 효능 때문이다. 알리신은 강력한 살균 · 항균 작용을 발휘해 식중독균은 물론 위궤양을 유발하는 헬리코박터파일로리균까지 죽인다. 게다가 콜레스테롤 수치를 낮추고 혈액순환을 도와 동맥경화 등의 성인병을 예방한다.

알리신은 원기회복에도 도움을 준다. 알리신은 피로해소에 좋은 비타민 B_1과 결합해 알리티아민이 된다. 이 알리티아민은 체내에 저장되지 않는 비타민 B_1과 달리 쉽게 체내에 저장되고 신체가 지쳤을 때마다 꺼내 쓸 수 있는 장점이 있다. 더군다나 비타민 B_1보다 흡수율은 10~20배 높다.

또 마늘은 토양의 셀레늄을 흡수해 우리 몸에 공급하는데, 이 셀레늄은 암을 예방하고 면역기능을 증진시킨다. 마늘이 분해되는 과정에서 생성되는 술펜산이란 항산화물질도 주목할 만하다. 세포를 병들고 늙게 하는 주범인 활성산소를 제거하기 때문이다. 마늘은 예부터 부추 · 파 등과 함께 오신채(五辛菜, 자극성이 강한 다섯 가지 식물)로 불리며 스님들이 금기하는 음식이었다. 먹으면 음란한 마음이 일어나 수행에 방해가 된다는 이유에서다. 왜냐하면 마늘의 성분 중 아연이 성호르몬 분비를 촉진해 정자 · 난자의 생성을 돕기 때문이다. 또 마늘에 풍부한 스코르디닌 성분도 정력 증강에 효과가 있다. 신진대사를 원활하게 하고 강장 및 근육강화 효과를 낸다.

3장 올바른 식사법과 마늘

바른 식사법은 우리가 성장하거나 일하거나 건강하게 살아가기 위해서 없어서는 안 되는 중요한 일입니다. 그러나 모든 사람이 다 바른 식사를 하고 있다고는 할 수 없습니다. 바른 식사는 단순히 식욕을 채우거나 미식(美食)을 추구하는 것이 아니라 영양을 고려해서 먹은 음식물이 건강을 유지하는 데 균형 있게 이용되는 것입니다.

먼저 우리가 살아가는 내용을 분석해보면, 첫째는 성장이고 둘째는 일입니다. 이것은 생계를 유지하기 위한 육체적 노동이나 지능적 노동만이 아니라 이를테면 여가활동에서 심신의 움직임도 포함됩니다.

성장하려면 에너지가 유지되어야 합니다. 생산적 활동을 하거나 여가를 위해서 소모한 에너지를 보충하지 않으면 안 됩니다. 소모된 조직을 보수해야 합니다. 그 밖에 체온 유지와 종족 보존, 즉 생식을 위한 활동도 있습니다. 이런 것들을 유지하는 것이 모두 영양의 작용 덕분입니다.

따라서 영양 상태의 좋고 나쁨이 성장이나 건강을 크게 좌우하고 일상활동에도 영향을 미칩니다. 그리고 모두 '먹는다'는 것과 관련이 있습니다.

바르게 먹는 것이 건강을 유지하는 비결이라고 한다면, 영양을 무시하는 나쁜 식생활은 병을 만드는 원인이라고 할 수 있습니다. 따라서 모든 병은 잘못된 식생활이 원인이라고 해도 지나친 말이 아닙니다.

영양소의 분류

① 단백질

② 지방질

③ 당질

④ 무기질

⑤ 비타민

우리 몸을 하나의 엔진이라고 보면 근육이나 뼈는 엔진을 만드는 철이나 구리 등의 기초적 금속재료입니다. 인체의 근육이나 뼈의 성분은 점점 소모됩니다. 이것을 새로운 단백질이나 무기질로 보충합니다. 하지만 엔진은 그것만으로 충분히 움직일 수 없습니다. 엔진을 충분히 움직이려면 연료가 필요합니다.

이 연료를 담당하는 것이 지방질과 당질이며, 연료가 탈 때는 공기 중의 산소와 결합합니다. 산소는 폐를 통해 들어옵니다. 내뱉는 숨은 굴뚝에서 나오는 연기이고 대변이나 소변은 엔진인 가마솥 안의 석탄 찌꺼기라고 할 수 있습니다.

엔진을 잘 움직이려면 윤활유가 필요합니다. 이것이 바로 비타민이라고 생각하면 됩니다. 이렇게 보면 먹는다는 것이 얼마나 중요한 일이고 소홀히 할 수 없는 일인지 알 수 있습니다. 바르게 식사하는 사람은 의사나 약이 필요 없는 튼튼한 몸을 어느새 만들고 있습니다.

이와 반대로 나쁘게 식사하는 사람은 자신도 모르는 사이에 성장을 방해하고 스스로 자살행위를 하고 있다고 할 수 있습니다. 바른 식사에서 생각하지 않을 수 없는 것이 쌀입니다. 쌀은 오래전부터 주식으로 이용되었는데, 그 역사가 2,000년에 이릅니다. 우리는 쌀을 주로 하는 식생활과 관계가 밀접합니다. 문명개화기에 빵을 먹기도 했지만 이는 일부 사람들의 이야기입니다.

시간이 흐름에 따라 빵이 점차 보급되었습니다. 빵이 식탁에서 큰 비중을 차지하게 된 것은 식량난 때문입니다. 그 뒤 식량 사정은 좋아졌지만 얄궂게도 빵의 장점이 부각되기 시작했고, 식생활은 쌀만이 아니라 빵도 겸하게 되었습니다. 이런 경향은 어쩔 수 없이 빵을 먹은 것과 달리 건강이나 체질에 관심을 갖기 시작한 것과 관계가 없지 않습니다.

하지만 과거 2,000년 동안 상용해온 쌀에 대한 애착을 끊을 수 없었는지 쌀을 다시 많이 찾고 있습니다. 빵을 본격적으로 먹으려니 의외로 비용이 많이 들어 가계에 압박을 가했습니다. 한편 밥은 오랫동안 먹다 보니 부식을 준비하는 데 임기응변이 가능합니다.

우리가 주식으로 하는 쌀에는 세 가지 결함이 있습니다. ① 단백질이 부족하다. ② 지방질이 부족하다. ③ 비타민 B_1이 부족하다.

이렇게 부족한 부분을 부식으로 보충해야 합니다. 주식인 쌀과 부식을 바르게 조합해서 먹는 일이 중요합니다. 이렇게 하는 것으로 충분히 영양 가치를 높이려고 노력해야 합니다.

가정에서 조리할 때 연령, 체력 소모의 차이 등 균형을 따져야 합니다. 이런 의미에서 일찍부터 식생활 개선을 까다롭게 말해온 것도 당연한 일입니다. 그래서 책이 많이 발행되고 전문가도 많지만 기본적인 것은 하나의 예로 무엇이라도 계량한다는 것입니다. 사물을 숫자로 확실하게 정해두는 것이 하나의 방법입니다. 또 중

노동하는 사람, 경노동하는 사람, 정신노동하는 사람으로 나누는 방법도 있습니다.

사실 우리가 개선하고 노력해야 하는 일이 많지만 나쁜 것 가운데 하나는 배가 부르도록 밥만 먹는 예전의 식사법입니다. 우리는 어릴 적부터 식사할 때 "꼭꼭 씹어서 먹어"라는 말을 부모님에게서 들었습니다.

그 반면 "식사를 오랫동안 하면 게으르고 쓸모없는 사람이 된다"는 말도 들었습니다. 또한 "적당히 먹으면 의사도 필요 없다"든가 잘 먹지 않을 때는 "배부르게 먹지 않으면 힘이 나지 않는다"는 등 일관성 없는 말을 들은 기억이 있을 것입니다.

우리가 조상에게서 물려받은 이런 습관을 순식간에 바꿀 수는 없습니다. 우리는 식생활 개선을 계획하면서도 이와 반대로 방향을 정하는 것이 사실입니다. 이런 일이 좋다거나 나쁘다고 말하려는 것이 아닙니다. 지금까지의 식생활로 성장해서 일하고 운동하고 건강하게 사는 것이 가장 바람직하다는 것입니다. 일반적으로 먹거리는 급속하게 개선되었고 체력은 놀라울 만큼 좋아졌습니다.

예전에는 대도시가 아니면 먹을 수 없었던 음식을 지금은 어디에서나 간단하게 먹을 수 있게 되었습니다. 교통이 발달함에 따라 생산지에서 소비지까지 수송시간이 크게 단축되어 영양가치도 충분히 맛볼 수 있는 음식을 시간과 장소를 불문하고 먹을 수 있게 되었습니다.

이렇게 영양을 기초로 한 식생활을 영위하면서도 영양제가 급증하는 것은 무엇을 의미할까요? 이것은 우리가 먹은 것이 몸속에 충분히 흡수되지 않는다는 것입니다.

앞에서 말한 바와 같이 엔진은 근대화된 미식(米食)을 연료로 하지만 이것이 완전하게 소화되고 흡수되지 않는다면 활동할 수 없습니다. 배출된 대소변, 이른바 가마솥 안의 석탄 찌꺼기가 다량 나올 뿐입니다. 그 결과로 다른 무엇인가가 필요하게 되었고, 이것이 영양제가 발달한 원인이 되었다고 생각합니다.

왜 이런 현상이 나타났을까요? 그 원인 중 하나가 인간이 걷는 것을 잊었기 때문입니다. 교통 · 통신기관이 발달함에 따라 아침, 저녁으로 또는 통근 · 통학을 위해서 걸었던 그 정도도 걷지 않게 되면서 몸이 조화롭지 않게 되었습니다.

걷는 것으로 혈액순환이 정상적으로 이루어지고, 장에 영양분이 충분히 흡수되어 건강체를 유지한다는 것은 다시 설명할 필요가 없습니다. 또한 온대, 아열대, 열대지방 등 세계의 진귀한 음식을 쉽게 먹을 수 있게 되고 종류도 많아서 미식이 될수록 과식하게 되었습니다.

기후와 풍토, 체질이 다르다는 점을 무시하고 먹는 것도 몸의 부조화를 진행시킨다고 생각합니다. 체질에 맞지 않는 영양분 섭취,

당분 남용 등 여러 가지가 있습니다.

이런 이유로 생긴 부조화를 약에 의지하는 경향이 있습니다. 영양 부족, 과로, 수면 부족 등으로 생기는 여러 병, 특수 작업에 따른 체력 소모 등으로 영양제를 복용합니다. 식생활이 향상되면서 예전에 먹지 않던 대다수 사람이 약을 복용하게 된 것은 재미난 일입니다.

전쟁이 끝난 뒤 우리는 장수하게 되었고 체력이 급속하게 좋아졌습니다. 여기에는 영양식품, 영양제의 역할이 크다고 할 수 있습니다. 동시에 중년부터 생기는 성인병이 엄청나게 증가해왔습니다. 해마다 성인병에 걸리는 나이가 밑으로 내려가는 경향도 있습니다.

먹을 수 있는 식량은 노동에 종사할 수 있는 필요량이 아니라 생명을 부지할 최소한의 것이었습니다. 이런 상태에서 건강을 유지하고 노동을 견딜 수 있었던 것은 오로지 마늘 덕분이었습니다. 그래서 여러분에게 권하는 것이 바로 마늘식사법입니다.

하얗게 도정한 흰쌀에 풍부한 부식을 곁들여 식사한다고 해도 반드시 이것이 내일의 에너지가 되는 것은 아닙니다. 그래서 지금부터 이야기할 '마늘식사법'이란 어떤 것이며, 어떤 작용을 하고, 건강에 어떤 도움이 되는지 알려드리겠습니다. 더 설명할 필요가 없겠지만 지금부터 이야기할 것과 관계가 많으므로, 다시 한 번 마늘에 대한 인식을 높이기 바랍니다.

마늘은 단순한 조미료가 아니라 건강을 유지하고 성장을 돕는데 놀라운 약효가 있습니다. 이 정도 효용이 있는 마늘이 왜 일상생활에서 멀어졌을까요? 그 이유는 한마디로 '냄새' 때문입니다. 어떤 사람은 검게 구워서, 어떤 사람은 액상으로 또는 가루로 만들어 가공한 다음 약용으로 판매합니다.

마늘을 건강강화제로 사용하는 것이 가장 효과적이지만 냄새가 지독하다는 이유로 많은 사람이 기피한다고 들었습니다. 그것은 잘못 복용하기 때문입니다.

마늘의 구성 성분에 지독한 냄새 성분이 포함되어 있는 것은 분명한 사실입니다. 그것은 예부터 이용되어온 방법을 그대로 받아들이고, 복용하는 사람도 냄새에 대해 아무런 연구를 하지 않고 오늘에 이르렀기 때문입니다.

그래서 제가 과거 수십 년 동안 경험하고 실제로 해본 것을 지금부터 상세하게 이야기하고자 합니다. 지금까지 여러 가지를 얘기했지만 식생활이 향상됨에 따라 영양이 빈약한 흰쌀을 부식과 함께 하루 세 끼 먹고 단순히 만복감을 느끼는 것만으로는 고가이자 최량의 식품으로 가치를 발휘할 수 없고, 그대로 배변됨으로써 전혀 경제적이라고 할 수 없습니다.

우리는 산과 바다의 먹거리가 풍부해서 매우 행복해 합니다. 비쌀수록 영양이 좋고 체력 향상에 적합한 음식이라고 단정할 수는 없습니다.

예부터 그래왔듯이 계절 음식을 아이들과 어른, 노인이 모두 한 자리에 모여 즐겁게 먹는 것은 기쁜 일입니다. 2,000년 동안 이어진 주식인 흰쌀을 먹을 수 있다는 것도 기쁜 일입니다. 즐거운 식사가 내일 활동의 원천이 되고 몸 안에 완전히 흡수되도록 해야 합니다. 이제부터라도 마늘요법을 계속하면 즐겁고 건강하게 생활할 수 있다고 확신합니다.

우리는 주식인 흰쌀에 대해 이상하리만큼 향수를 가지고 있습니다. 흰밥을 물에 말아서 장아찌와 먹거나 된장국에 말아서 먹는 것이 우리에게 없어서는 안 되는 미각의 고향이기도 합니다. 회식자리에서 양식이나 중화요리를 먹었는데도 왠지 허전해서 밥에 물을 말아 먹지 않으면 잠을 자지 못하는 사람도 있습니다.

'배가 고프면 싸울 수 없다'면서 밥을 먹고, 농번기가 되면 고봉밥을 대여섯 번 먹는 사람도 있습니다. 흰밥을 주식으로 존중하고 밥을 먹지 않으면 크지 않는다는 말을 들으면서 성장해왔기 때문입니다.

그러나 같은 음식을 주식과 부식으로 나누는 것은 세계에서도 드문 일입니다. 게다가 주식이란 흰쌀'밥', 이른바 전분질만 가리킵니다. 이것만으로는 몸을 자라게 하지 못합니다.

그렇다면 우리는 왜 흰쌀을 주식으로 하고 특별히 소중하게 여길까요? 개화기 전에 선교사들이 남긴 글 가운데 '이들은 쌀과 잡곡 같은 것을 먹는데 이것으로 건강을 유지하는 것은 놀라운 일이다'라는 것이 있습니다.

현미에는 배아와 외피에 단백질이 19%, 지방이 20%, 비타민이 9.2% 이상 함유되어 있어 이것이 쌀알 전체의 10%를 차지합니다. 마치 계란을 더한 것과 같습니다. 옛날 사람은 현미를 푹 쪄서 먹었습니다. 먹기에 딱딱한 것은 잘 씹어서 먹어야 하므로 침도 많이 나옵니다.

지금의 흰밥은 나약한 공주나 환자가 먹었다고 합니다. 그래서 현미 하나로 모든 영양소가 원만하게 구비되고 다음은 물만 있으면 될 정도입니다.

어떤 굶주림이나 흉년에도 생명만은 유지할 수 있었습니다. 그래서 쌀을 주식으로 존중했고 지금까지 발전을 계속해왔습니다. 하지만 현미를 흰쌀로 만들어 먹게 되면서 각기병이 등장했습니다. 체력도 빈약해졌고 비타민 B_1이 부족해지면서 여러 질병이 생겼습니다.

최근에는 영양학 지식이 보급되면서 가정에서도 비타민, 지방, 탄수화물의 균형 외에 미네랄의 중요성을 알게 되었습니다. 밥만 먹어서는 자라지 않는다는 사실을 알게 된 것입니다.

이렇게 먹거리를 여러 측면에서 고려하게 된 것은 좋은 일입니다. 그러나 먹거리가 몸 안에 들어가서 동화되고 분해되어 흡수되지 않으면 영양소로 활용되지 않습니다.

주식으로 도정된 쌀을 먹고, 동물성 식품을 자주 먹지 않으면 비타민 B_1 결핍을 일으키기 쉽습니다. 원래 비타민 B_1은 두부류, 돼지고기, 달걀노른자 등에 많이 들어 있으나, 그 밖의 자연계 식품에는 많이 함유되어 있지 않습니다.

게다가 비타민 B_1은 당분을 많이 섭취하면 결핍증을 잘 일으키게 됩니다. 거기에 과자를 많이 먹으면 어렵게 얻은 B_1을 자기도 모르는 사이에 배출해버립니다.

우리는 비타민 A가 부족하면 야맹증, B가 부족하면 각기병, C가 부족하면 괴혈병, D가 부족하면 구루병이 된다는 것을 잘 알고 있습니다. 비타민이 부족한 흰쌀을 먹지 않는 것은 상당히 어려운 일입니다.

각기병이나 괴혈증은 누구나 알고 있는 유명한 비타민 결핍증이지만 이것은 먹을 것이 별로 없던 오랜 옛날이나, 전쟁 중 식량 사정이 너무 안 좋았을 때나, 조난을 당한 배를 타고 며칠간 표류했을 때처럼 특수한 상황에나 있을 법한 일입니다.

현재 우리에게 문제가 되는 것은 전형적인 결핍증이 아니라 비타민 감소증입니다. 치료에는 보통 필요량보다 더 많은 비타민을 사용하지만 이것은 전문의가 할 일입니다.

우리에게 가장 필요한 것은 결핍증이나 감소증을 예방하는 일입니다. 그래서 결핍증으로 생기는 각기병, 유아각기 등 각종 병에 걸리지 않는 일입니다. 그러려면 우리는 마늘을 이용해야 합니다. 마늘을 이용한 식사요법으로 자연스럽고 간단하게 이를 예방할 수 있습니다.

세계 10대 슈퍼푸드 '마늘'의 효능과 활용법은?

〈아시아투데이〉, 박아람 기자

제대로 알고 먹자

마늘은 〈타임〉 선정 세계 10대 건강식품으로, 전 세계적으로 많은 사랑을 받고 있습니다. 마늘에 들어 있는 알리신과 유기성 게르마늄, 셀레늄 등은 암 억제와 예방에 효과적인데요. 특히 위암 · 폐암 · 간암 · 유방암 등에 관여하는 것으로 알려졌습니다.

하지만 많은 분들이 마늘을 제대로 활용하지 못하고 양념할 때만 사용하는데요. 마늘은 어떻게 먹느냐에 따라 맛도 효능도 달라진다는 사실 알고 계신가요? KBS1 '무엇이든 물어보세요'에서는 마늘의 효능과 활용법에 대해 소개했습니다.

마늘의 효능

1. 항암식품 중 상위권

마늘은 미국 국립암연구소에서 꼽은 항암 음식 48가지 중 1위로 꼽힐 정도로 암 예방에 효능이 있습니다.

또 미국 〈타임〉이 선정한 세계 10대 건강 장수식품으로 그 효능을 이미 인

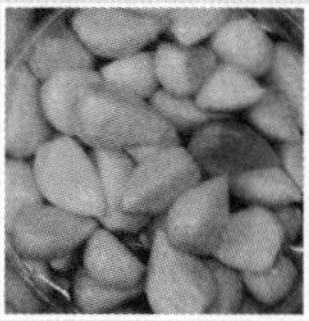
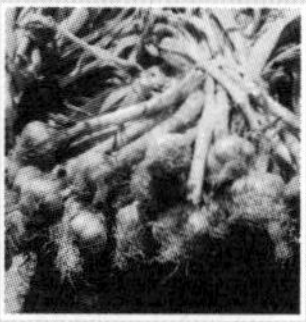

정받은 식품인데요. 마늘은 파일로리균의 증식을 억제해 위암이나 위궤양 예방 효과, 자궁암 세포의 증식 억제, 복수암 등에도 효과가 있습니다.

2. 살균과 항균 작용

마늘에는 다른 채소나 과일보다 많은 유기황화합물이 들어 있는데요. 이런 화합물들이 강력한 살균효과를 지녀 세균 및 곰팡이의 증식을 억제합니다.

3. 체력증강과 피로해소

마늘은 내부 기계 기능을 강화하여 체력증강, 피로해소의 효과가 있습니다.

4. 혈액 정화

마늘은 혈중 콜레스테롤을 낮춰줍니다.

마늘 이렇게 먹으면 효과가 2배

1. 구우면 풍미가 2배

마늘을 구우면 마늘의 매운맛이 덜 나게 되면서 풍미가 더 좋아집니다.

2. 식초에 절이면 1년 내내!

마늘의 강력한 냄새와 매운맛 때문에 먹기 꺼려하는 분들이 많은데요. 마늘을 식초에 절이면 식감이 좋아져 오래 두고 먹을 수 있습니다. 또한 식초에 의해서 저장성이 증가하기 때문에 마늘을 오래 보관하면서 1년 내내 먹을 수 있습니다.

3. 생선이나 고기에 곁들이면 비린내는 줄어들고 육질은 좋아진다

육류와 마늘: 육류의 주성분인 단백질과 마늘의 알리신이 결합해 몸에 이로운 작용을 하고 위에 부담을 덜어줍니다.

생선과 마늘: 생선의 비린내를 제거하고, 재료의 고유한 맛을 살려주며 고추나 파와는 달리 눈에 띄지 않으면서 양념 구실을 합니다.

마늘 고르는 방법

마늘구가 크면서 쪽수가 적어야 하고, 모양과 크기가 일정하면서 손으로 만져봤을 때 쪽과 쪽 사이에 빈틈없이 마늘구가 단단한 것이 좋은 마늘입니다.

알이 크고 무른 난지형 마늘은 장아찌용으로, 알이 작고 단단한 한지형 마늘은 저장해놓고 요리에 다양하게 쓰는 것이 좋습니다.

마늘 보관법과 활용법

1. 통마늘

통마늘은 습기에 약하기 때문에 바람이 잘 통하는 그물망에 담아 보관하는 것이 중요합니다. 햇볕이 드는 곳에 보관할 경우 싹이 자랄 수 있으니 반드시

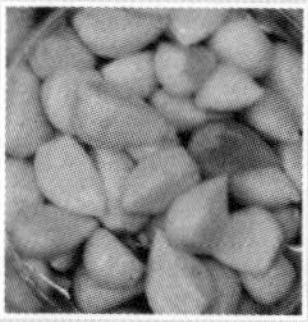
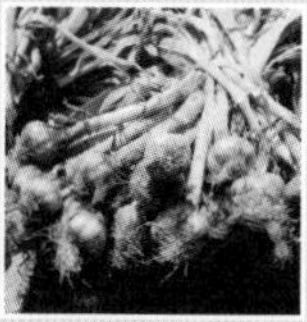

바람이 잘 통하는 그늘진 곳에 보관해야 합니다. 잘 말린 통마늘을 통기성이 좋은 주머니에 넣고 쌀 보관함에 넣어주면 벌레나 각종 해충을 말끔하게 없애줍니다.

2. 깐마늘

밀폐용기에 설탕을 깔고 키친타월을 얹어준 다음 깐마늘을 넣어주면 설탕이 수분을 제거해 오래 보관할 수 있습니다. 깐마늘을 찜통에 넣고 물러지도록 푹 삶아준 뒤 족욕 시 물과 함께 넣어주면 피로회복에 탁월한 효과가 있습니다. 충분히 삶거나 찌지 않으면 자칫 피부염을 일으키거나 따가울 수 있으니 주의해야 합니다.

3. 다진 마늘

다진 마늘을 얼음 틀에 한 번 사용할 만큼씩 나눠서 담은 뒤 냉동실에 얼려두었다가 필요할 때 얼음을 꺼내듯 꺼내 쓰면 됩니다. 전분가루와 다진 마늘을 1 : 1 비율로 섞어주면 전분이 마늘 속 매운기를 중화시켜 찜질팩이 완성됩니다. 평소 근육통이 있던 부위에 거즈를 깔고 발라주면 통증 완화에 효과적입니다.

4장 | 치료에 쓰는 마늘 약 만들기

치료에 쓰는 마늘 약 제조법과 사용법은 크게 다섯 가지입니다.

○ 생마늘을 으깨 오블라토에 싸서 먹습니다.(제1요법)

○ 마늘을 된장에 묻었다가 통째로 먹습니다.(제2요법)

○ 갈아 으깬 생마늘을 환부에 바릅니다.(제3요법)

○ 생마늘을 잘라 절단면을 환부에 문지릅니다.(제4요법)

○ 갈아 으깬 마늘을 물에 희석해 마늘즙을 만들어 양칫물로 이용하거나 다른 것에 이용합니다.(제5요법)

내복약으로 어떻게 효과적으로 그리고 냄새도 없이 마늘을 복용하느냐가 중요합니다. 가장 효과적인 것이 생마늘을 으깨 오블라토에 싸서 먹는 방법입니다. 그리고 나이 어린 사람 또는 환자가 쉽게 복용하도록 된장에 묻었다가 먹는 방법도 있습니다.

냄새가 나지 않는 마늘 약(제1요법)

예부터 마늘이 전 세계에서 약으로 사용된 것은 잘 알려진 사실입니다. 일본에서도 도쿠가와 시대부터 일반 무사계급 이상의 사람들 사이에서 병에 걸리면 많이 사용해왔습니다. 그러나 메이지 초기 이래 청일전쟁과 러일전쟁으로 중국, 러시아 사람들의 먹거리를 비판하고 마늘을 싫어하는 풍조가 나타났습니다. 그리고 지금도 몸에 좋다는 것은 알고 있지만 대부분 이용하지 않습니다.

그래서 마늘 성분을 없애지 않으면서 냄새가 나지 않는 복용법을 연구해왔습니다. 다른 사람에게 폐를 끼치지 않고 체력을 기르는 유일한 방법이자 원초적 발상이 아닐까 싶습니다. 그 방법을 간단히 말하면, 강판으로 갈아 으깬(잘게 갈수록 효과가 있습니다) 마늘을 감싼 뒤 물을 이용해 위까지 보내면 됩니다. 입으로 들이마시는 숨은 폐로 출입할 뿐 위와 연결되어 있지 않습니다. 이 원리에 따라 입술, 이, 혀 등의 내부에 마늘이 묻지 않도록 함으로써 나쁜 냄새가 나는 것을 막을 수 있습니다.

간 마늘 만드는 방법과 먹는 방법은 다음과 같습니다.

○ **간 마늘 만드는 방법**

① 껍질을 깐 마늘의 위아래를 5mm 정도 잘라냅니다.

② 마늘을 두 조각으로 나눠 강판에 갑니다.

○ **간 마늘 먹는 방법**

① 오블라토를 아래 그림처럼 7 대 3의 비율로 접어서 간 마늘을 적당량 올립니다.

② 마늘을 싸듯이 잘 만 뒤 오블라토의 끝을 접어서 물을 살짝 발라 붙입니다.

③ 물을 반 컵 마셔서 입과 목을 적십니다.

④ 혀 위에 오블라토를 올립니다.

⑤ 물 두 컵으로 오블라토를 위 속으로 흘려보냅니다.

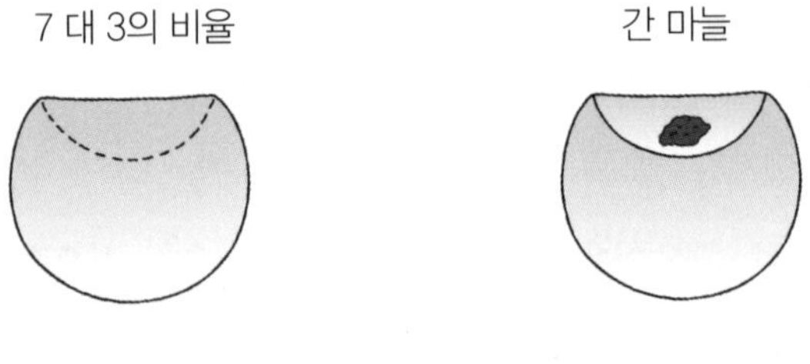

이때 간 마늘의 표준량은, 성인 남자는 메추리알 정도의 크기, 성인 여자는 콩알 정도의 크기, 어린이는 팥 정도의 크기로 하면 되고, 병이 있다면 증상에 따라 증감합니다.

물을 마시는 것이 매우 중요하니 반드시 실행하십시오. 물은 가능한 한 두 컵 이상 마십니다. 물이 부족하면 위장이 상할 우려가 있으니 특별히 주의해야 합니다. 또한 마늘은 식후에 복용하는 것이 좋습니다.

식후에 물을 두 컵 마시기는 상당히 어려운 일이기도 합니다. 그러나 시간이 지나면 오줌이 되어 배출되니, 힘들어도 참기 바랍니다. 그 대신 지금까지 사용하지 않은 위장 상부가 운동이 되면서 튼튼해집니다. 이 요법에 익숙해지면 몸 상태가 좋아지고 효과가 나타납니다.

마늘을 먹은 뒤 5분 정도 지나면 위 속이 뜨거워지는 것이 느껴집니다. 이런 느낌이 없는 사람의 위는 아주 건강하거나 아니면 대단히 악화되어 있다고 볼 수 있습니다.

이것이 냄새 없이 복용할 수 있는 생마늘 치료법입니다. 다만 평소 트림을 자주 하는 경우 마늘요법으로 위장이 건강해지기 전까지는 식도를 타고 마늘 냄새가 올라올 수 있습니다. 모든 병은 이것을 기본으로 합니다. 병의 종류에 따라 횟수나 그 밖의 것을 고려해서 치료합니다. 바르게 사용하기 위해서 이것을 '제1요법'이라고 하겠습니다.

된장절임 마늘 약(제2요법)

상당히 심한 병을 앓거나 만성적으로 쇠약한 환자의 치료에 대해 설명하겠습니다. 제2요법인 된장에 절인 마늘을 이용한 대증요법으로 먼저 병의 진행을 억제해야 합니다. 그 뒤 병의 상태에 따라 가감하거나 앞에서 설명한 제1요법을 병행해서 하루라도 빨리 건강을 되찾도록 합니다.

마늘을 많이 다룰 때는 가능한 한 맨손으로 하지 말아야 합니다. 마늘에는 대단히 강한 자극성 물질이 있어서 손이나 손가락이 짓무를 우려가 있기 때문입니다. 마늘 껍질을 깔 때는 칼날이 둔한 가위나 송곳을 이용하면 편리합니다.

○ **마늘을 된장에 절이는 방법**

① 생마늘 가운데 작은 것을 골라 양끝을 칼로 잘라낸 뒤 물에 씻어 빛이 들지 않는 곳에서 반나절 동안 말립니다.

② 유리병 바닥에 시판 된장을 깔고 그 위에 말린 마늘을 빈틈없이 올립니다.

③ 그 위에 또 된장을 깔고 같은 요령으로 마늘을 쌓아올려 병의 70% 정도 높이가 되면 마지막으로 된장을 올리고 뚜껑을 닫아 밀봉합니다.

④ 일주일 정도 지나면 병 속의 마늘이 된장의 영양분을 흡수해서 된장이 마치 마른 밭처럼 금이 갑니다. 이때 간장을 용기의 90% 정도까지 붓고 다시 밀봉합니다.

⑤ 2, 3일 지나면 마늘이 간장을 흡수하기 때문에 간장을 추가하면 좋습니다.

⑥ 이대로 약 8개월간 둡니다. 8개월 정도 지나면 마늘 냄새는 된장과 간장이 흡수합니다.

○ **된장에 절인 마늘 먹는 방법**

① 된장을 잘 씻어냅니다(이 된장에는 마늘 냄새가 있습니다).

② 증상에 따라 갈아서 작은 콩 크기로 해서 먹거나 잘라서 그대로 먹습니다.

③ 마늘을 강판에 갈아서 제1요법처럼 복용해도 됩니다.

이렇게 만든 마늘은 다른 영양제의 약 세 배나 되는 영양분을 가지게 됩니다. 이것 역시 악취가 없어 다른 사람에게 폐를 끼치지 않습니다. 이것을 편의상 '제2요법'이라고 하겠습니다.

마늘즙(제3요법)

생마늘을 제1요법에 따라 강판에 간 뒤 환부에 바른 다음 비닐 등으로 덮어서 압착하는 방법입니다. 그러나 마늘은 양에 따라 화상을 입힐 정도로 자극성이 강하니 주의해서 사용해야 합니다.

얇게 자른 마늘(제4요법)

생마늘을 얇게 잘라 절단면에서 나오는 즙을 환부에 스며들게 합니다. 계속 새로운 것으로 갈아줍니다.

마늘물(제5요법)

생마늘을 제1요법처럼 갈아서 물을 넣어 희석한 것을 마늘물이라고 하는데 이 물을 환부에 바르거나 양치질을 합니다. 이것을 '제5요법'이라고 합니다.

마늘 먹은 후 녹즙한잔 입냄새 싹~

〈농민신문〉

마늘 좋은 건 누구나 안다. 문제는 먹고 난 후 입에서 나는 냄새. 바로 양치질을 할 수 없다면 다른 음식을 먹어 마늘 냄새를 줄이거나 가리는 게 좋다.

가장 효과적인 음식은 녹즙이다. 녹즙에 든 폴리페놀과 정유성분이 탈취작용을 하기 때문이다. 우유 · 치즈 · 된장국 · 청국장도 좋다. 이들 음식 속에 풍부한 단백질이 마늘의 냄새성분인 알리신과 결합해 위장으로 내려가는 것. 껌이나 찻잎을 오래 씹어도 입 안에 침이 돌면서 침 속 단백질이 마늘 냄새를 제거한다. 볶은 커피콩이나 땅콩을 잘 씹어 먹거나 녹차 · 홍차 · 허브차를 입 안에 머금었다 천천히 삼켜도 마늘 냄새를 가릴 수 있다.

마늘을 까고 난 후 손에 밴 냄새는 식초 몇 방울을 떨어뜨린 후 씻으면 가신다. 하도 많이 까서 손끝이 얼얼할 땐 먹고 남은 우유나 요구르트에 손끝을 담그면 통증이 어느 정도 완화된다.

100가지 효능…
밭에서 나는 산삼

〈농민신문〉, 백연선 기자

우리 식탁에서 마늘만큼 친근한 음식 재료도 없다. 맛을 내는 데 없어서는 안 될 양념이고, 일 년 내내 식탁을 풍요롭게 하는 반찬거리다. 《삼국유사》에 기록된 '단군신화'에 보면 곰이 마늘과 쑥을 먹으면서 100일을 버틴 끝에 웅녀(熊女)로 환생했다는 전설이 있다. 이는 우리 민족이 삼국시대 이전부터 마늘을 먹었다는 방증이다.

마늘의 원산지는 중앙아시아나 이집트로 추정된다. 기원전 2500년경 축조된 피라미드 벽면에는 피라미드를 쌓은 노예들에게 나누어준 마늘 개수가 기록돼 있다. 노예들의 체력 보강을 위해 마늘을 스태미나 식품으로 사용한 것이다.

마늘은 '일해백리(一害百利)'라 불린다. 강한 냄새를 제외하고 100가지 이로움을 지니고 있다는 뜻이다. 또한 최근에는 〈타임〉이 선정한 '몸에 좋은 10대 건강식품'으로 뽑혀 마늘의 몸값이 어느 때보다 상한가다. 한방에서는 마늘을 '대산(大蒜)'이라 하여 성질이 맵고 따뜻해서 배앓이를 하거나 설사를 멈추게 하는 데 좋다고 알려져 있다. 마늘의 가장 강력한 효능은 바로 살균 및 항균 작용이다. 마늘의 살균력이 페니실린보다 강해 제2차 세계대전 때는 살균제로 사용되었을 정도. 마늘 속에는 원래 '알리인'이라는 성분이 있는데, 마늘

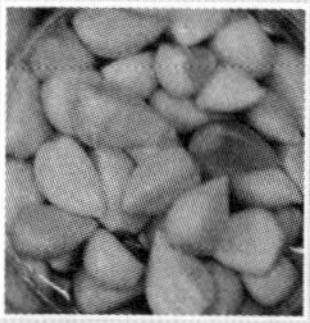 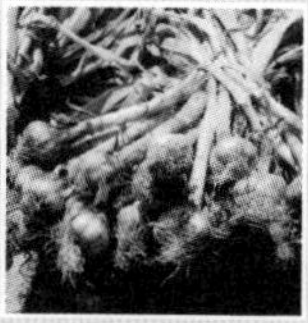

을 가공하거나 다듬을 경우 '알리나제'라는 효소에 의해 '알리신'으로 모양이 바뀐다. 바로 이 알리신 성분이 몸에 좋은 효능을 발휘하는 것이다.

마늘은 대표적인 정력강화 식품이기도 하다. 마늘에 함유된 '리진'이라는 단백질이 정자의 기능을 활발하게 하기 때문이다. 마늘을 '밭에서 나는 산삼'이라고 부르는 이유도 여기에 있다. 마늘은 또 비타민이 풍부하고 식욕 증진, 수족냉증 예방효과가 있다.

《본초강목》에는 "마늘즙을 먹으면 심장병이 낫고 즙을 달여 먹으면 등과 허리 휘는 것이 낫는다"고 기록돼 있다. 또 《동의보감》에는 "종기나 옹종을 풀어주고, 풍습과 장기를 없애며 냉증과 풍증을 없앤다"고 돼 있다. 민간요법에서도 마늘은 무척이나 요긴하다. 감기에 걸렸을 때는 마늘 세 쪽과 생강을 강판에 갈아 물에 섞은 뒤 따뜻하게 데워 아침저녁 공복에 음용하는 것이 좋다. 식중독에 걸렸을 때는 이보다 양을 두 배로 늘려 복용한 뒤 죽 등을 먹는다. 또 변비일 경우에는 식사 후 즉시 마늘물을 마시는 것이 효과적이다.

마늘은 꾸준히 먹는 것이 중요하다. 그러나 마늘의 매운 성분은 공복에 먹게 되면 위벽에 상처를 낼 수 있으므로 하루 두세 쪽이 알맞다. 마늘은 생것으로 먹는 것이 가장 좋지만, 볶아 먹거나 삶아 먹어도 된다. 입에서 마늘 냄새가 날 때는 찻잎을 씹으면 냄새가 감쪽같이 사라진다.

5장 각종 질병에 따른 마늘 치료법

위(胃, stomach)

위는 사람의 소화기관 중에서 가장 중요한 일을 합니다. 연령으로 말하면 25세 정도까지 사람의 위장은 고무와 같이 늘어나거나 줄어들어 때로 많이 먹어도 크게 문제가 되지 않습니다.

그러나 30세가 지나면 차츰 위장의 신축기능이 떨어집니다. 남자는 가장으로서 노동도 해야 하는데 체력이 눈에 보이게 떨어집니다. 여자는 임신, 출산 등으로 35세까지는 위의 운동도 활발하지만, 40대에 접어들면 체력이 급격하게 떨어지면서 위무력증이나 위하수가 많이 나타납니다. 체질적으로 추위를 많이 타고 손발과 아랫배가 찬 경우 더욱 심해집니다. 위의 상태는 다음과 같습니다.

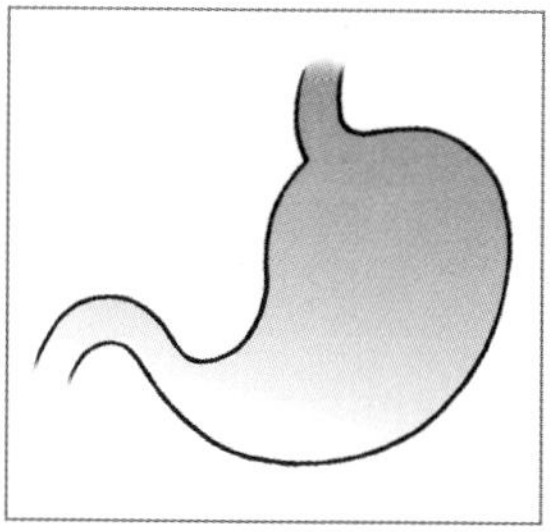

① 건강한 위

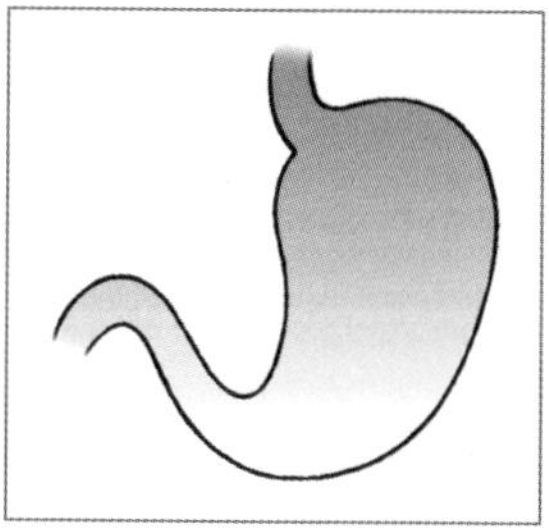

② 쇠약해진 위(40세가 지나면)

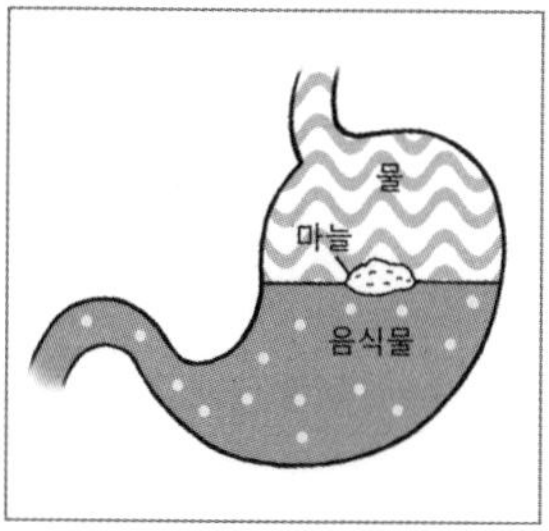

③ 제1요법으로 복용할 때 물을 마시므로
위 상부를 운동시키는 작용이 있습니다.

①은 젊고 건강한 위, ②는 쇠약해진 위입니다. 위의 그림과 같이 쇠약해진 위는 상부운동 역시 탄력성이 없어서 소화력이 떨어집니다. 그림에서 보는 것처럼 제1요법은 위 상부를 튼튼하게 합니다.

40세가 넘어가면 위장운동이 떨어지면서 해당 부위의 혈류순환과 점막상태에도 문제가 생깁니다.

위암과 같은 위장병을 예방하려면 먼저 위 내부 전체를 운동시켜서 위장을 젊게 만들어야 합니다. 그러려면 동양의학에서 가장 소중하게 생각하는 마늘로 위장 전체를 잘 소독하고 음식을 잘 소화하도록 운동을 시켜야 합니다. 위장에 부담을 주지 않고 완전하게 그 기능을 다하도록 식사요법을 실시해서 체질을 개선하고 정력을 강화해야만 가장 우려하는 위암의 예방에도 결정적으로 도움이 됩니다.

식사요법은 앞에서 기술한 바와 같이, 제1요법으로 마늘을 상용하는 것입니다. 또 이것과 병행해서 마늘 된장절임을 먹는 것으로 만성위장병과 위암의 예방과 치료에 많은 도움을 줄 수 있습니다.

한의사 한동하 박사의 마늘 건강 노하우!

마늘 된장절임은 구운 마늘을 죽염에 찍어 먹으면 위장병을 치료한다는 한국의 민간요법과 비슷한 것으로 판단됩니다. 마늘 죽염(구운 마늘 : 죽염 = 2 : 1)의 위장보호와 치료효과, 항산화효과는 인위적으로 위장질환을 유발한 실험쥐의 실험에서도 증명되었습니다.

무좀 등이 마늘 성분으로 30분 정도 처치하면 치유될 정도이니 매일 세 번 식후 마늘을 제1요법에 따라 먹으면 하루 세 번 항균작용을 하게 되고, 항균작용에 사용하고 남은 마늘 성분은 음식물을 잘 소화해 장으로 보냄으로써 간에서는 깨끗한 혈액을 만들고 심장에서는 깨끗한 피가 위장의 모세혈관으로 흐르게 합니다. 이렇게 해서 위 속에서 그리고 바깥에서 건강한 근육을 만들고 위장운동도 활발해져 젊었을 때 위장으로 되돌아갑니다.

마늘이 위 속의 음식물을 잘 소화했는지 아닌지는 대변을 검사하면 알 수 있습니다. 마늘을 먹지 않을 때의 변은 거칠지만 마늘을 먹을 때는 대변이 부드러워집니다. 따라서 실제로 먹은 마늘의 효과를 조사하고 나면 비로소 이 책의 진가를 알 수 있을 것입니다. 영양물을 아무리 많이 먹어도 대변으로 빠져나간다면 아무런 도움이 되지 않습니다.

위장의 사명인 '잘 소화한다'는 임무가 완수되는 것이 중요합니다. 이런 마늘의 작용으로 영양의 80% 이상을 혈액으로 보낼 수 있습니다. 위가 아플 때 제1요법으로 복용하면 통증이 완전히 사라집니다.

마늘요법은 가축 등을 상대로 시험한 것이 아니라 각종 병으로 고생하는 많은 사람의 체험으로 실증된 결과입니다. 또한 의사에게 의지하지 않고 신앙에도 흔들리지 않으며 바로 활력을 되찾는 방법입니다.

위암(胃癌, stomach cancer)

저자의 임상 경험

가까이에 사는 A씨는 대지주로 큰 공장을 경영합니다. 하늘은 두 가지를 주지 않는다고 했습니다. A씨 역시 부자이기는 하지만 난치병으로 고생했습니다. 10월 하순께 그의 부인에게서 그가 위암 수술을 하고 상당한 시간이 지났지만 전혀 낫지 않고 식욕도 수술 전과 비교할 때 나아지지 않아서 늘 힘들어한다는 이야기를 들었습니다.

그래서 바로 마늘요법을 설명하고 제1요법, 제2요법을 권했더니 A씨가 직접 찾아왔습니다. 69세로 아직 삶에 대한 집착이 강하고 활동적이었지만 병은 이기지 못했습니다. 현대의학이 발달했지만 수술로도 완치하지 못한 암을 마늘로 치유한다는 말을 믿기 어려운 것은 당연했습니다. 그래도 A씨는 진지했습니다.

A씨는 가르쳐준 대로 하루에 몇 번 마늘을 복용했습니다. 11월 초순, 그의 부인에게서 남편이 살이 조금 붙은 것 같다는 연락을 받았습니다. 이미 노년기이고 완치하기는 어렵지만 살이 붙었다는 것은 좋은 징조라고 웃으면서 말했습니다. 한 달 전에는 볼 수 없었던 밝은 모습이었습니다.

그해 말 부부는 몇 번이나 찾아왔습니다. A씨가 "선생님, 저는 이미 여자를 졸업했다고 생각했습니다. 그런데 복신(福神, 마늘)이 아직 졸업하지 말라고 하네요. 건강이 회복되었으니 정말 기쁜 일이 아닐 수 없습니다"라고 눈을 깜빡거리면서 말했습니다.

이제까지 많은 병을 치유해왔지만 그들은 모두 주변에 있는 사람들이었습니다. 그래서 전 세계 사람들을 목표로 해야 한다고 결심했습니다.

의사는 병명이 암일 때는 환자에게 잘 말하지 않습니다. 의사이기 이전에 환자와 마찬가지로 사람이기 때문입니다. 거래처에서 이야기를 듣고 찾아온 분도 그랬습니다. 의사에게서 직접 암이라는 말은 듣지 못했는데, 어느 날 술을 마신 아들이 암이라고 말해주었다는 것입니다. 그는 충격을 받아 며칠 동안 자리에서 일어나지 못했다고 합니다.

한의사 한동하 박사의 마늘 건강 노하우!

마늘 성분의 하나인 알리인은 마늘을 자르거나 으깰 때 세포가 파괴되면서 효소(알리나제)의 작용으로 매운맛과 냄새가 나는 알리신으로 변한다고 했습니다. 알리신은 냄새가 나는 단점이 있지만 항균 활성이 강하고, 혈관을 확장시켜 혈액순환을 원활하게 하며, 소화를 촉진합니다. 또 실험적으로 대장암의 치료와 예방에도 도움이 된다고 인정되고 있습니다. 연구결과를 종합해보면 마늘의 알리신이 세포주기나 세포사멸에 관련된 많은 유전자의 발현 변화를 유도함으로써 암세포 성장 억제 활성을 갖는 것으로 생각됩니다.

이 사람은 아직 초기였기 때문에 제1요법, 제2요법을 하도록 했는데 3주일 정도 지난 뒤 그에게서 감사 편지가 왔습니다. 이제는 힘차게 달리고 싶은 충동마저 생긴다고 했습니다. 그 뒤 집으로 찾아왔는데 하필 외출해서 만나지는 못했지만 정말 기뻤습니다.

위궤양(胃潰瘍, gastric ulcer)

저자의 임상 경험

T씨 부부가 오랜만에 찾아왔습니다. 언젠가 한 번 우연히 만난 적이 있는데 입원비를 빌려달라고 온 것입니다. 워낙 가난해서 이미 빌려준 돈 4만 엔도 돌려받지 못할 것 같았습니다. 너무 뻔뻔해서 어이가 없었지만 이야기를 들어보니 벌써 몇 달 전 부인이 위통을 호소하기에 H병원에서 진단받은 결과 위궤양이라고 해서 하루라도 빨리 수술해야 한다고 했습니다.

이야기를 들은 뒤 H병원을 대신해서 수술하지 않고 치유하겠다고 말했습니다. 그 정도 증상은 일주일이면 호전될 거라고 했습니다. 완치되면 술을 한 병 가지고 오라고도 했습니다. 그리고 마늘 제1요법을 소개했습니다.

일주일 뒤 남편이 찾아와서 배운 대로 요법을 계속했더니 위통이 사라졌다면서 크게 웃었습니다. 안색도 일주일 전과 비교할 때 놀라울 정도로 좋아졌습니다. 3주가 지났을 때는 부부가 함께 감사 인사를 하러 왔습니다. 수술도 하지 않았는데 그토록 고생한 위장병이 완치된 것을 믿지 못하는 것 같았습니다. 그 뒤에도 만날 때마다 감사의 뜻을 전했습니다.

건강을 되찾은 사람 앞에서 제가 감사하고 싶었습니다. 평생 몸에 칼을 대지 않고 살 수 있다면 얼마나 다행한 일입니까? T씨 부부는 최고 요법이라며 찬사를 아끼지 않았습니다. 결코 빈말이 아니라고 생각합니다.

한의사 한동하 박사의 마늘 건강 노하우!

마늘에 있는 성분이 위벽에 항궤양 물질을 만들어 위액의 공격으로부터 위점막을 보호하고, 소염진통작용이 있어서 통증을 억제하는 것입니다. 다만 궤양이 심하면 마늘 자체로 초기에 통증이 심해질 수 있으니 섭취량을 조금씩 늘려가는 것이 좋습니다.

위염(胃炎, gastritis)

위에 염증을 일으키는 원인은 매우 다양합니다. 가장 흔한 원인은 음식물에 의한 것으로, 일반적으로 과식하거나 급하게 식사하는 경우, 특히 자극적이고 매운 음식을 먹은 경우 위에 염증을 유발합니다.

현대인의 식습관은 많은 사람이 위염으로 고생하게 합니다. 소염진통제나 아스피린 같은 약물로도 발병하고, 헬리코박터균에 의한 것도 흔한 원인입니다. 이와 더불어 스트레스나 음주, 흡연도 위염의 원인이 됩니다.

위염은 급성과 만성으로 나눌 수 있는데, 급성위염은 헬리코박터균에 처음으로 감염되거나 세균이나 바이러스, 기생충 감염 등으로도 나타납니다. 스트레스를 심하게 받으면 급성위염이 발병합니다. 과음이나 아스피린 같은 특정약물에 의한 경우도 여기에 속합니다. 급성위염의 증상은 상복부에 국한된 통증이나 소화불량, 잦은 트림, 구역질, 구토 등입니다.

반면에 만성위염은 급성위염이 치료되지 않고 지속되는 경우로, 위장점막의 변성이 동반되기 때문에 쉽게 회복되지 않습니다. 위장관 증상뿐만 아니라 전신 권태, 무기력감, 두통, 식욕부진 등 전신증상이 동반됩니다.

심한 경우 위장점막의 혈관이 파열되어 피를 토하거나 대변을 검게 보는 경우도 있습니다. 더욱 심각한 경우, 위벽에 천공이 생기거나 복막염을 합병하기도 합니다. 만성적인 음주나 흡연, 불규칙한 식습관은 만성위염의 회복을 지연시킵니다. 따라서 제1요법,

제2요법을 같이 진행해야 합니다.

한의사 한동하 박사의 마늘 건강 노하우!

마늘에는 위장 보호효과, 항산화효과, 소염진통 효과가 있어서 적절하게 사용하면 위염에도 효과적입니다. 물론 위염의 유발원인을 잘 파악해서 식습관과 생활습관을 동시에 개선하면 더욱 좋겠습니다. 위염이 심하면 마늘 섭취량을 초기에는 적게 하고 조금씩 늘려가는 것이 좋습니다. 갑자기 너무 많은 양을 먹으면 그 자체로 물리적 자극을 줄 수 있으니 주의합니다.

위 기능장애(소화불량)

보호사로 일하는 K씨가 가끔 찾아옵니다. 실은 제가 경영하는 작은 공장에서 일하는 사람 가운데 보호관찰 중인 소년 직원이 있어서 그의 생활태도를 감시하기 위해서 찾아오는 것입니다. K씨는 위가 약해서 늘 속과 마음이 불편합니다. 그래서 돈은 충분히 있지만 살아가는 즐거움 없이 하루하루를 보냈습니다.

S병원으로 통원을 시작한 지 벌써 3년, 술 · 담배는 당연히 금지되었고 하루에 한 끼 먹는 식사도 죽이라서 말하기조차 힘들어했습니다.

그래서 마늘 제1요법을 알려주고 위의 상태, 마늘 효용 등을 자세하게 설명한 다음 바로 실행하라고 권했습니다. 그는 며칠 뒤 건강한 얼굴로 하루에 두 끼를 먹을 수 있게 되었다고 말했습니다.

그 말을 듣고 얼마나 기뻤는지, 치료에 자신감을 확실히 갖게 되었습니다. 이제 술 · 담배도 적당히 즐기게 되었고 몸도 가볍게 느껴진다고 합니다. 위의 소화불량과 위 무력증이 좋아지고 있는 것이 분명합니다.

마늘 전문가 성낙주 박사가 알려주는 건강 상식!

1957년 와이스버거(Weisberg)가 마늘이 암에 좋다는 사실을 최초로 밝힌 이래 이에 대한 연구가 많았습니다. 특히 2000년 미국 국립암연구소(National Cancer Institute)에서 항암효과가 있는 식품을 발표했는데, 말하자면 식품 중 항암효과가 뛰어난 챔피언을 뽑은 것입니다.

주로 항암효과가 있는 과채류의 후보 식품을 대상으로 해서 실험한 결과 마늘이 암 예방 식품의 피라미드에서 꼭대기를 차지함으로써 가장 주목받는 항암식품의 챔피언 벨트를 차지하게 되었습니다.

마늘이 어떻게 암을 예방하고 치료할까요?

첫째, 마늘은 강한 항산화작용으로 활성산소를 없애줍니다. 암을 일으키는 물질인 물, 공기, 식품 오염, 석면, 타르, 담배, 자외선, 의약품, 독성물질 등이 몸속에 유입되면 활성산소가 많이 생성되는데, 이 활성산소가 세포에 지속적으로 손상을 주어 암을 일으키게 됩니다.

마늘의 함황성분은 활성산소를 제거하는 능력이 매우 뛰어나며, 항산화성 물질은 설파이드(sulfide)류와 시스테인(cysteine) 유도체, 알릭신(allixin)으로 구분할 수 있습니다. 알코올에서 숙성시킨 마늘 추출액, 건조 마늘 분말 등 마늘은 가공해도 항산화작용이 잘 유지되는 것으로 보고되어 있습니다.
마늘을 먹으면 몸속에 있는 항산화물질인 글루타티온의 농도를 높여줄 뿐만 아니라 항산화효소의 활성을 높여 활성산소를 제거하기도 합니다. 따라서 마늘은 생체 내에서 활성산소나 자유 래디컬의 소거(掃去)에 관여하여 암의 예방과 치료에 기여한다는 것이 학자들의 연구 결과입니다.
둘째, 마늘의 항균작용입니다. 마늘을 두고 '러시아의 페니실린'이라고도 하는데, 이는 제2차 세계대전 당시 부상당한 러시아 병사들의 상처 치료에 마늘을 사용하였는데, 그때 페니실린과 비슷한 효능이 있다고 하여 붙은 이름입니다.
실제로 마늘에 함유된 알리신은 페니실린이나 테트라사이클린보다 더 강력한 항생물질임을 카발리토(Chester J. Cavallito)라는 화학자가 1994년 최초로 밝혔습니다.
이후 많은 학자가 마늘이 식중독을 일으키는 세균의 생육을 억제하고, 결핵균과 장티푸스균 등 여러 질병을 전염시키는 세균의 생육을 억제하며, 독감을 일으키는 인플루엔자 등 바이러스의 감염을 방지한다고 밝혔습니다. 그리고 무엇보다 한국인에게 관심이 높은 위암 발병의 원인균인 헬리코박터균(helicobacter pylori)의 생육을 억제한다는 사실도 밝혔습니다. 이 균은 우리나라 사람에게 감염률이 높은데 위염, 소화성 궤양 등의 원인균으로 유명합니다.
헬리코박터균 감염률이 높은 나라에서는 위암 환자가 많으며, 위염이 있는 환자에게 위암이 잘 발생합니다.
사람이 먹을 때 저작활동으로 생성된 알리신의 일부가 디알릴디설파이드 등으로 신속하게 전환되어 일부는 위에서 흡수돼 헬리코박터균의 생육을 억제합니다. 그리고 다시 소장에서 분해 · 흡수되어 문맥을 타고 혈액으로 흡수됨으로써 그 효과를 발휘하게 됩니다.
특히 대장으로 운반된 알리신은 대장 내의 부패 세균, 나쁜 대장균과 일반 세균 등을 살균해 장의 균총(菌叢)을 높이고 연동운동을 촉진함으로써 변비를 없애게 됩니다. 그러므로 마늘은 알리신 등의 함황물질이 몸속에서 위암의 원인이 되는 헬리코박터균 등의 생육을 억제할 뿐만 아니라, 몸에 유해한 균을 살균하고 변비를 예방해 항암효과를 나타낸다고 볼 수 있습니다.

셋째, 마늘은 강력한 발암물질인 니트로소아민(N-nitrosamine)의 생성을 억제합니다. 마늘이 위암, 췌장암 등에 항암효과를 발휘하는 또 다른 이유는 식품이나 몸속에서 생성되는 대표적 발암물질인 니트로소아민의 생성을 억제하기 때문입니다. 아질산염과 제2급 아민이 반응하여 생성되는 이 물질은 주로 간암, 위암, 대장암, 췌장암의 원인이 됩니다.

아질산염은 주로 채소류에 많고, 제2급 아민은 생선과 육류에 많습니다. 따라서 이들 식품을 동시에 먹을 경우 위에서 니트로소아민이 생성되는데, 이때 마늘을 함께 섭취하면 마늘의 유황성분이 니트로소아민의 생성을 억제합니다.

특정 병력이 없는 20~35세 성인남녀 60명을 대상으로 마늘주스 75g을 125g의 음용수로 희석해 마시게 한 뒤 오줌을 수집하여 니트로소디메틸아민(N-nitrosodimethylamine)을 분석한 결과 대조구에 비해 약 70%나 감소한다는 엄청난 사실을 발견했습니다. 따라서 평상시 마늘을 적당히 먹으면 위암을 비롯한 소화기 계통의 암 예방효과를 기대할 수 있습니다.

그 밖에 폴리아민(polyamine)이라는 물질은 사람이나 동물 세포에 지나치게 많으면 암세포의 생육을 촉진하는데, 마늘을 섭취하면 폴리아민을 생성하는 효소의 활동을 억제해 암을 예방합니다. 또 마늘은 암세포의 성장주기를 방해하거나 암세포의 자살을 유도하여 암세포가 자라는 것을 막기도 합니다.

간(肝, liver)

간은 신체 중에서 가장 중요한 장기이지만 우리는 아직 그 기능을 다 알지 못합니다. 간은 우리가 알고 있는 몸의 모든 기능에 관여합니다. 수백 가지가 넘는 일을 하며 천 가지가 넘는 효소를 만들어내면서 몸에서 일어나는 모든 화학반응에 관여합니다.

우리가 먹은 밥은 탄수화물이 포도당으로 분해되어 간으로 유입된 뒤 글리코겐으로 저장되어 에너지를 만들어냅니다. 한방에서는 간을 파극지본(罷極之本)이라고 해서 피로와 관련이 큰 장기로 봤습니다.

간이 하는 아주 중요한 일 가운데 하나는 알코올이나 음식물, 약물 심지어 독극물까지 해독한다는 것입니다. 쉽게 말하면 우리 몸에 해가 될 것들을 무해한 상태로 화학적으로 변화시키는 일을 하고, 노폐물을 제거하는 작용도 합니다.

간이 이러한 일을 해내는 것은 간에 엄청나게 많이 모여 있는 작은 모세혈관에 산소와 영양분이 충분히 공급되어야 가능한 일입니다. 그리고 우리 몸을 도는 혈액량을 조절하는 작용을 하는데, 혈액의 거의 절반까지 저장할 수 있습니다. 혈액이 부족하면 내보내고 넘쳐나면 간으로 모이게 해서 심장의 부담을 줄여줍니다.

마늘이 바로 간의 에너지 보충, 해독기능, 혈액순환 촉진에 도움을 줄 것입니다. 해독기능에는 마늘의 일반적 살균작용도 포함될 수 있습니다. 마늘의 살균력은 엄청납니다. 뒤에서 소개하는 벌레가 생기지 않게 장아찌 담그는 방법을 읽어보면 어느 정도인지 알 수 있습니다.

마늘에는 유황화합물이 다양하게 들어 있는데, 이런 유기화합물이 활성산소를 제거해서 항산화효과를 높여줍니다. 실험에서 마늘 추출물은 아세트아미노펜에 의해 간 독성을 일으킨 실험동물 모델에서 간 독성을 완화했고, 활성산소에 의해 유발된 세포독성을 보호하는 효과가 확인되었습니다.

결과적으로 마늘에 활성산소로부터 간세포를 보호하는 작용이 있는 것이 분명합니다. 마늘을 섭취하면서 많은 간질환자가 피로를 극복했다고 했습니다. 그것이 간과 관련된 병을 치유했다는 증거입니다.

마늘 전문가 성낙주 박사가 알려주는 건강 상식!

간은 신체에서 다양한 기능을 하는 매우 중요한 장기인데, 주로 영양소의 대사, 저장, 분배, 해독에 관한 일을 담당하는 화학공장에 비유할 수 있습니다. 그래서 간 기능에 손상이 오면 광범위한 대사이상을 초래해 영양 상태에 심각한 문제를 일으킵니다. 간은 질병이 생기더라도 어지간히 진행될 때까지는 자각증상이 없어 '침묵의 장기'라고도 합니다.
따라서 간질환자는 간세포의 재생을 촉진하고 영양 상태를 개선하여 간

기능을 빨리 회복할 수 있도록 영양 관리를 철저히 해야 합니다.
마늘이 간질환에 좋은 이유는 한마디로 간 기능을 회복해주기 때문인데, 이와 관련된 마늘 성분으로는 간세포의 기능을 활성화하는 알리신과 신진대사를 촉진하는 알리티아민을 들 수 있습니다. 특히 비타민 B군은 몸속의 효소를 구성하는 성분으로, 포도당이 연소되어 이산화탄소와 물로 되면서 에너지를 발생시키는 일련의 포도당 대사과정에서 꼭 필요한 효소입니다.
마늘에 들어 있는 알리신은 비타민 B_1과 선택적으로 결합해 알리티아민이라는 활성비타민 B_1으로 합성되어 간 기능을 활성화해줍니다. 보통 비타민 B_1은 하루에 5~10mg 흡수되며 3~4시간이면 대부분 배설됩니다. 그러나 활성비타민인 알리티아민을 섭취하면 70~100mg까지 흡수되어 혈액에 지속적으로 남게 됩니다. 따라서 마늘을 먹으면 피로해소 등 신진대사를 원활하게 하여 피로가 풀리고 힘이 솟아나게 됩니다.
만약 비타민 B_1이 부족하면 생체에서 필요한 에너지와 신체 활동에 필요한 에너지가 원활하게 공급되지 않기 때문에 체중 감소, 피로와 불안 등의 증세가 나타납니다. 간이 하는 일 중에서 해독작용이 특별히 중요한 이유는 외부에서 독소가 유입되거나 음식물이 분해되면서 생성된 독소를 해독하거나 몸 밖으로 배출시키기 때문입니다.
그런데 간에 들어오는 유해물질이 계속해서 늘고 음식물이 분해되면서 생성된 독소가 간에서 처리할 수 있는 한계를 넘게 되면, 독소와 간세포의 고분자 화합물이 결합해 간 장애가 생기고 간장질환으로 이어질 확률이 높아지게 됩니다.
따라서 간의 해독을 보충해줄 수 있는 식품성분은 매우 중요합니다. 이 중 하나가 마늘입니다. 마늘은 에스-알릴스시스테인, 에스-알릴메르캡토시스테인, 디알릴디설파이드 등이 발암물질의 대사 활성화에 관여하는 효소(시토크롬 P450 2E1)의 작용을 막고 독소 제거 효소를 활성화해 간을 보호합니다.
많은 학자의 연구에 따르면 사염화탄소는 간장의 시토크롬 P450으로 대사되어 삼염화 탄소의 래디컬을 생성하는데, 이 래디컬이 간장의 지질 산화를 일으키는 방아쇠 역할을 합니다. 이때 마늘 성분 중 일부가 이를 저지해 간을 보호합니다.
브로모벤젠은 시토크롬 P450 2B1 및 2B2에 대사되어 유독 성분인 에폭사이드(3, 4-epoxide)라는 독성물질을 생성하는데, 이 유독성분은 함량이 적을 경우에는 글루타티온으로 쉽게 해독되지만 유독 성분이 대량 생성되면 글루타티온이 고갈되고 이어서 간장 장애가 일어나게 됩니다.
숙성 마늘에는 간장을 보호하는 효과가 있는데, 그 메커니즘은 간장의 글루타티온을 상승시키고, 마늘에 함유된 황화합물이 글루타티온을 절약하기 때문입니다.

심장(心臟, heart)

심장은 네 개 방으로 구성되어 있습니다. 혈액은 온몸을 돌면서 산소와 영양분, 수분을 공급하고, 이산화탄소와 대사 후 찌꺼기들을 받아 심장의 우심방으로 돌아옵니다. 이렇게 돌아온 혈액은 우심실을 통해 폐로 갔다가 산소를 다시 받아 좌심방으로 들어와서 좌심실에서 동맥을 타고 온몸에 퍼집니다.

심장의 가장 큰 역할은 한시도 쉬지 않고 뛰면서 펌프질을 해서 혈액을 순환시키는 것입니다. 심장은 온몸의 혈관에 혈액을 공급하기 때문에 전신순환에도 중요한 역할을 하면서 동시에 심장 근육의 혈액공급에도 영향을 미칩니다.

그래서 심장에 문제가 있으면 여러 가지 심각한 질환이 생깁니다. 만약 심장의 근육을 감싸고 있는 혈관(관상동맥)이 막히거나 좁아져 있으면 협심증이나 심근경색이 생기고 심장이 멈춰서 죽을 수도 있습니다. 이 밖에도 심장이 불규칙하게 뛰면 부정맥으로 혈전이 생길 수 있는데 이 혈전이 뇌혈관을 막으면 뇌경색(중풍)이 발생합니다.

심장은 또한 혈관의 압력을 조절해서 혈압을 조절하고 손발에 뜨거운 혈액을 보내서 따뜻하게 만들어줍니다. 반대로 순환에 문제가 생기면 울혈이 발생해 말초혈관이 충혈되면서 손발바닥이 화끈거리는 증상도 나타납니다.

혈액을 정상으로 되돌리려면 제1요법으로 혈액을 맑게 정화(淨化)해야 합니다. 마늘의 정혈(淨血)효과에는 살균작용도 포함되는데 뒤에서 자세히 설명하는 무좀(102쪽)이나 장아찌(150쪽) 등의 부분을 보면 이해될 것입니다.

심장과 관련된 증상의 컨디션은 스스로도 느낄 수 있기 때문에 오늘 제1요법으로 생마늘을 오블라토에 싸서 먹은 뒤 도움이 되었다면 다음 날 곧바로 컨디션이 좋아진 것을 알 수 있습니다. 또 제

2요법으로 된장에 묻어두었던 된장마늘을 강판에 갈아서 먹으면 효과가 탁월합니다.

심장병에는 음식을 조금씩 나눠서 여러 번 먹고(5번 정도), 매 식사 후 팥 정도 크기의 마늘을 복용한 다음 물을 반드시 2잔 반 이상 마셔야 합니다. 편식하는 사람들 중에는 의외로 심장병인 사람이 많습니다. 음식은 가능한 한 자연식이 상태로 여러 가지를 골고루 섞어 먹어야 건강에 도움이 됩니다.

이미 병원에서 진단을 받았다면 약을 복용하면서 마늘을 같이 먹어도 큰 문제는 없습니다. 다만 항응고제를 먹을 때는 마늘 복용량을 줄이는 것이 좋습니다. 마늘 또한 혈액을 묽게 하는 효과가 있기 때문에 약과 함께 먹으면 과도한 작용이 나타날 수 있기 때문입니다.

병원에서 진단을 받았는데도 별다른 처방이 없는 경우, 증상이 아주 가벼운 경우, 완치되었지만 40세 이상이라면 매일 아침, 저녁으로 마늘을 꼭 먹을 것을 권합니다.

마늘은 한 번에 많이 복용하지 말고 이 책에서 소개한 대로 먹어야 합니다. 자기 몸을 위한 것이기 때문에 누구에게 부탁하거나 남이 만든 것을 먹기보다는 스스로 만들어 복용하십시오. 남의 힘에 의지하면 나을 병도 낫지 않습니다.

협심증(狹心症, angina pectoris)과
심근경색(心筋梗塞, myocardial infarction)

심장은 사람이 태어나서 죽을 때까지 쉬지 않고 1분에 60~70회 박동을 계속합니다. 게다가 정상이라고 해도 혈압 140mmHg의 저항을 이기고 혈액을 전신으로 보내는 이른바 중노동자입니다. 그래서 심장에는 큰 관상동맥이라는 동맥이 심방에서 마치 자동차의 엔진 덮개 보닛처럼 심장을 감싸고 달리면서 혈액을 심근에 공급합니다.

관상동맥은 팔다리에 퍼져 있는 혈관과 같은 상태입니다. 다만 생명과 직결되는 가장 중요한 부위로 혈액을 공급하는 혈관이기 때문에 조금이라도 막히면 문제가 됩니다.

그러니 일단 이 관상동맥에 이상이 생기면 심장 근육에는 바로 산소가 부족하게 되고, 마치 장시간 앉아 있다가 일어나지 못하는 것처럼 심장 근육이 마비되어 수축능력을 잃어버립니다. 이렇게 관상동맥에 혈행 장애가 있어 심장 근육에 산소가 부족한 상태를 관상동맥부전이라고 합니다. 증상으로는 앞쪽 가슴의 압박감, 죄어드는 느낌, 심할 때는 바늘로 찌르는 것 같은 통증이 있습니다. 간혹 심장에 바람이 들어오는 느낌이나 텅 빈 느낌도 있고 덜컹거리는 느낌도 있습니다.

심한 경우 환자는 이러한 증상에 심한 공포감을 느끼면서 불안해하고, 통증이 심하면 몸을 웅크립니다. 심장 근육에 산소가 부족한 정도의 관상동맥 혈행 장애는 혈류만 좋아지면 바로 회복됩니다. 그래서 이것을 심근경색증과 달리 취급하고 좁은 의미로 협심증이라고 합니다. 관상동맥의 혈류가 나빠지는 것은 동맥경화에서 가장 많습니다. 따라서 협심증도 일종의 동맥경화증에서 파생된 질환이라고 할 수 있습니다.

만약 고혈압, 심장판막증으로 인한 심근비대, 고지혈증, 당뇨병을 앓고 있다면 관상동맥경화에 따른 결과는 훨씬 심각해질 수 있습니다. 이 경우 협심증이 쉽게 합병됩니다. 이와 같은 의미로 관상동맥경화가 있는 환자가 심하게 운동해서 심장이 혈액을 다량 요구할 경우, 관상동맥으로 가는 혈류가 상대적으로 부족해지면서 협심증 발작을 일으킵니다.

반면에 협심증 발작 중 심장 관상동맥의 혈행이 더욱 나빠지고 드디어 심근에 괴사가 생기는 상태를 심근경색이라고 합니다. 이때 발작증상은 극렬해서 심하면 쇼크를 일으킵니다. 이렇게 괴사된 심근은 회복되지 않습니다.

심근경색으로 심장마비를 일으켜 쓰러지면 응급처치를 하거나 병원으로 이송했다 해도 대부분 사망합니다. 심근경색이 일상생활에서 일어나다 보니 응급처치나 약물처치가 신속하게 이루어지지 못하기 때문입니다.

의료기술 중 진단기술이 발달하면서 건강검진을 해서 미리 심장 상태를 체크한다면 예방할 수 있습니다. 발병 가능성이 있거나 증상이 가벼운 경우라면 마늘요법으로 충분히 건강한 상태로 관리할 수 있습니다.

저자의 임상 경험

우리 회사의 임원 중 한 사람이 협심증이었습니다. 젊었을 때는 항공기 성능을 시험하는 조종사로서 성층권을 벗어난 적도 있는 강심장이었으니 후천적으로 어떤 원인에 따라 지병을 갖게 되었다고 생각합니다.

경제적으로 풍요롭다 보니 명의라는 명의는 다 찾아갔지만 결국 요양으로 악화 속도를 늦추는 방법밖에 없다는 진단을 여기저기서 받았습니다. 고령이라 외과치료는 위험을 동반할 여지가 있어서 자제한 것 같습니다.

때로는 심장의 맥박이 한두 번씩 쉬는 부정맥이 있었고, 한번 결근하면 언제 다시 출근할지 예측할 수 없을 정도였습니다. 그런데 마늘요법으로 증상이 많이 사라졌습니다. 여기에 시간이 3주 정도 필요했습니다.

물론 완치된 것은 아니지만 정맥과 가슴의 통증이 없어졌고 대체로 정상으로 활동할 수 있게 되었습니다. 협심증은 증상이 사라진 뒤에도 마늘을 계속 복용해야 합니다. 마늘요법은 제1요법, 제2요법을 같이 시행하기 바랍니다.

부정맥(不整脈, arrhythmia)

저자의 임상 경험 부정맥도 어느 정도에서는 마늘요법이 도움이 됩니다. 오사카에서 가전판매점을 경영하는 지인의 부정맥을 제1요법으로 치유했습니다. 지인은 마늘을 복용하기 시작한 뒤 부정맥이 평정되는 것을 몸으로 느꼈다고 했습니다.

저는 이런 임상효과에 놀랐습니다. 마늘은 식품으로 상용되는 일반적 식재료이기 때문입니다. 정말 '신비하다'고밖에 할 말이 없습니다. 모든 부정맥에 도움이 된다고 볼 수는 없지만 최소한 부정맥이 더는 악화되지 않는다고 말씀드릴 수 있습니다.

한의사 한동하 박사의 마늘 건강 노하우!

심장은 자체적인 생체전기 자극에 따라 규칙적으로 뛰는데, 만약 전기자극이 잘 만들어지지 않거나 전달이 불규칙하거나 해서 수축력에 문제가 생기면 부정맥이 발생합니다. 갑자기 빠른 맥, 느린 맥, 불규칙한 맥이 모두 부정맥에 속합니다. 원인은 심장 자체의 문제, 혈관질환(고혈압 등), 갑상선 기능항진증, 담배나 술, 카페인 등입니다.
부정맥은 자각할 수 없는 상태일 수도 있지만, 스스로 심장이 너무 세게 뛰는 것이 느껴지고 심장박동 소리를 들을 정도가 되면 매우 불안해집니다. 심한 경우 가슴에 통증이 유발되고, 심각한 경우인 악성 부정맥은 심장박동이 일시적으로 정지되면서 심장마비를 일으키기도 합니다. 따라서 부정맥이 의심되면 반드시 정확하게 검진을 받아야 합니다.

고혈압(高血壓, hypertension)

고혈압은 뇌졸중, 특히 뇌출혈을 일으키는 원인질환 중 하나입니다. 쉽게 설명하면 혈액이 혈관 안에 미치는 압력이 크기 때문에 혈액순환에 장애를 일으키고 결국 약한 혈관을 파열시키는 것입니다. 뇌출혈이 아니라도 40대 이상에서 코피가 자주 나거나 안구 흰자위 혈관이 자주 터지는 것도 하나의 증상입니다.

그러한 문제를 해결하려면 혈액을 맑고 깨끗하게 만들어주고, 순환이 조금이라도 잘되게 해줘야 합니다. 그래서 혈관 안에 콜레스테롤이 쌓이지 않게 하고 모세혈관까지 혈액이 잘 흐르게 할 필요가 있습니다.

어릴 때는 혈압에 문제가 나타나지 않습니다. 요즘은 젊은 나이에도 고혈압이 생기기도 하는데요. 그러다가 40세가 지나면 몸이 조금씩 달라집니다. 일반적으로 40세가 넘어가면서 혈액이 탁해지고 혈관이 탄력을 잃어가면서 굳습니다. 혈관이 점차 좁아지는 것도 원인이 됩니다.

혈관이 좁아지는 가장 큰 원인은 바로 동맥경화 때문입니다. 말초동맥에서 동맥경화가 생기면 당연히 혈압이 높아집니다. 이런 의미로 고혈압은 전신 동맥경화증의 합병증이라고 할 수 있습니다.

동맥경화가 고혈압의 원인이라는 것은 확실한 사실입니다. 그러나 반대로 고혈압이 원인이 되어 동맥경화를 유발한다고 생각할 수도 있습니다. 혈압이 높아지고 저항이 커지면 혈관 자신은 점차 지쳐서 탄력을 잃고 단단하게 굳어지기 시작합니다. 이것을 혈관경화라고 합니다.

동맥경화가 시작되면 저항은 좀 더 강해지고 혈압은 높아집니다. 그래서 동맥경화는 결국 더욱 심해지는 인과관계를 가지게 됩니다. 이 모든 것은 자율신경과도 관련이 있는데 나이가 들어가면서 자율신경의 균형이 깨지는 것입니다.

만성신장염 뒤에 오는 고혈압은 대표적인 2차성 고혈압에 속합니다. 만성신부전 환자들은 대부분 고혈압을 합병합니다. 신장에서 혈액을 걸러내는 데 시간이 걸리기 때문에 혈압이 점차 상승하는 것입니다. 마치 댐에 설치되어 있는 망이 망가져 물이 잘 빠져나가지 않는 것과 같습니다.

그러나 고혈압 중에는 이유를 알 수 없는 것이 있습니다. 보통 볼 수 있는 고혈압증이 대부분 이 부류에 들어가는데, 이를 본태성 고혈압이라고 합니다. 대부분 단지 동맥경화를 동반하면서 혈압이 약간 높은 정도이지만 일부에서는 아주 심한 동맥경화가 있고 심장, 신장, 뇌혈관 등 한 가지 이상의 장기나 기관에 합병증을 동반하는 '악성 고혈압증'이라 불리는 것도 있습니다.

혈압이 높다는 것 자체만으로는 별다른 증상이 없을 수 있습니다. 그러나 고혈압이 심하고 오랫동안 이어지면 동맥경화가 뇌, 신장, 심장 관상동맥에 이르러 각각의 혈류장애를 일으키고 뇌졸중(뇌출혈, 뇌경색), 심장 관상동맥경화, 신경화증(신장이 위축되며 경화되는 질병)도 일으킬 위험이 있습니다. 그래서 고혈압은 소리 없는 살인자라는 별명이 있습니다.

고혈압 상태에서 심장이 혈액을 지속적으로 순환시키다 보니 심장에 과부하가 걸리고 결국 심장 근육이 두꺼워져 심비대가 됩니다. 또 심장에 영향을 주는 관상동맥의 경화 때문에 심장 근육으로 가는 혈액이 오히려 줄어듭니다. 결국 심장 근육은 혈행 장애가 나타나 산소가 부족해지고 장애를 일으킵니다. 이것을 고혈압성 심장병이라고 합니다.

심장질환(심근경색 등), 뇌혈관질환(뇌졸중 등), 신장의 동맥경화에 의한 신기능부전(신장염, 요독증 등) 이 세 가지를 '고혈압의 3대

합병증'이라고 합니다. 일본에서는 뇌의 질환이 많고, 미국에서는 심장 고장에 따른 사망이 많다고 합니다.

고혈압 증상은 이 세 가지 중요 장기의 기능에 장애가 있어서 생깁니다. 이를테면 갑자기 혈압이 오르면 심장에 부담이 가해지고 심장박동이 보통 때보다 많아져 가슴이 울렁거리면 답답해집니다.

뇌의 혈행에 장애가 일어나면 머리가 무겁고, 두통, 어깨 뻐근함, 불면, 전신 이화감 등이 나타납니다. 신장에 문제가 있으면 결국 노폐물을 제거하지 못하기 때문에 몸에 독소가 쌓이게 됩니다.

혈압은 대체로 일정하지만 나이를 먹으면서 약간 높아지기도 합니다. 성인의 경우 정상 혈압은 평균이 최고혈압 120mmHg, 최저혈압 80mmHg입니다. 여기에서 ±10 정도까지는 정상입니다. 이완기인 최저혈압이 중요한데, 보통 95mmHg를 넘으면 고혈압으로 진단합니다.

그러나 화를 내거나 긴장하거나 운동한 뒤에는 혈압이 일시적으로 오릅니다. 따라서 혈압측정을 한 번 한 것이 높게 나왔다고 해서 간단히 고혈압이라고 생각하는 것은 경솔한 일입니다.

혈압을 제대로 알려면 30분 이상 안정한 뒤 재는 것이 좋고, 반복해서 재보는 것이 필요합니다. 특히 노인의 혈압은 잠시 누워 있기만 해도 현저히 떨어지는 일도 있습니다. 따라서 혈압이 측정 조건에 따라 달라진다는 것을 알아둘 필요가 있습니다.

치료와 예방

동맥경화는 고혈압증의 가장 큰 원인이므로 동맥경화증의 예방이 고혈압 치료와 예방에 가장 본질적인 것은 당연합니다. 심하게 과로하고 스트레스를 받으면 혈관이 수축되고, 혈압을 올리는 교감신경이 자극을 받아 고혈압이 되는 일도 많으므로 심신 안정이 매우 중요하다는 것은 말할 필요도 없습니다.

이런 의미에서 고혈압인 사람은 몸을 편안하게 하고 긴장을 완화하는 것이 매우 중요합니다. 아무리 바쁘더라도 일주일에 하루 이틀은 일에서 벗어나 휴식을 취하는 것이 바람직합니다.

다음으로 염분을 많이 섭취하지 않는 것입니다. 염분을 많이 섭취하는 지역 사람들에게 고혈압증이 많이 보이는 것은 염분 과잉 섭취와 고혈압의 밀접한 상관관계를 보여주는 것입니다. 추위 또한 혈압을 올리기 때문에 고혈압에 좋지 않습니다.

겨울철에는 전반적으로 혈압이 높아지는데 고혈압이 있는 사람이 갑자기 추운 환경에 노출되면 뇌출혈이나 심장마비를 일으킬 개연성이 높아집니다.

이것은 추위가 혈압을 갑자기 올려서 뇌혈관이나 심장 관상동맥 사고로 이어진다는 것을 명백하게 암시합니다. 이런 것들을 보면 추위가 고혈압 환자에게는 큰 적이라는 사실을 잘 알 수 있습니다.

일본의 동북지방은 추운데 이곳 사람들은 염분이 많은 음식을 즐겨 먹습니다. 게다가 농부는 힘들게 노동하기 때문에 고혈압 환자가 많습니다. 또한 고혈압증은 유전하는 경향이 있으므로 고혈압계 가족과 혼인하는 일은 가능한 한 피하는 것도 자손을 위해서 중요하다고 생각합니다.

이런 추운 지방에 사는 사람이 아니라도 고혈압이 있는 사람이 염분을 과잉섭취하면 그만큼 혈액의 수분이 많아져서 심장이 내보내야 하는 혈액의 양이 증가하므로 심장에 부담이 더해지니 주의해야 합니다.

고혈압 치료는 먼저 일반 식생활에서 짠 음식을 주의하고, 그다음 약물요법을 더할 필요가 있습니다. 이런 기본을 주의하지 않으면 아무리 약물요법을 해도 의미가 없습니다. 만약 고혈압이 경계고혈압(최저혈압 95mmHg 이상)이면서 약물요법이 필요하지 않거나 아직 고혈압으로 진단받기 전이라면 마늘요법이 고혈압을 관리하고 예방하는 데 도움을 줄 수 있습니다.

앞에서 소개한 제1요법에 따라 마늘을 먹습니다. 매 식후 30분, 하루에 세 번 이 요법에 따라 복용하면 건강한 사람은 더욱 건강해지고 병이 있는 사람은 치유됩니다. 인내심을 가지고 실천하면 건강하게 회복될 것입니다.

혈압(血壓, blood pressure)

혈압은 높아도 문제이고 낮아도 육체에 미치는 해가 큽니다. 고혈압을 많이 걱정하는데 고혈압 못지않게 저혈압도 문제입니다. 혈압은 단순히 뇌졸중만이 아니라 어지럼증이나 무기력 등 신체활동을 떨어뜨리는 증상을 일으킵니다.

하지만 혈압은 쉽게 변하므로 혈압을 측정하는 데도 절대적으로 확신할 수 있는 방법은 없습니다. 오늘 아침의 몸 상태가 다음 날 아침에도 똑같지 않기 때문입니다. 그러니 혈압수치 같은 것은 몰라도 됩니다. 대강 높다거나 낮다는 정도만 알면 됩니다. 중요한 것은 수치가 아니라 조정하는 일입니다.

여기서 마늘요법과 같은 전통적인 한방요법이 도움을 줄 수 있습니다. 마늘요법이 혈압에 도움을 주는 것은 혈관과 함께 혈액을 깨끗하게 하는 효능 때문일 것입니다.

마늘요법에 따른 효능은 신기한 일이 아닙니다. 다만 효능은 확실한데 아직까지는 그 기전을 구체적으로 설명하기 어려울 뿐입니다. 앞으로 그 베일이 점차 벗겨질 것으로 생각합니다.

중풍(中風, stroke)

중풍은 뇌졸중(腦卒中)과 같은 말로 뇌출혈과 뇌경색이 있습니다. 중풍으로 쓰러진 뒤 6개월 이내라면 재활치료를 하면서 앞에서 설명한 마늘의 제1요법을 실시하면 도움이 됩니다. 뇌졸중의 원인이 되는 고혈압이나 동맥경화에 도움이 되기 때문입니다.

생마늘을 칼로 얇게 썰어서 중풍 환자의 마비된 팔다리 피부를 마사지하듯이 문지르면 점차 차도가 있습니다. 이것은 일종의 자극요법으로 침 치료를 하는 원리와 비슷합니다. 그러나 피부가 예민하면 접촉성 피부염을 일으킬 수 있기 때문에 같은 곳을 두 번 이상 문지르지 않아야 합니다. 피부가 둔감하다면 두 번까지는 좋지만 역시 한 곳에 세 번은 반복하지 않는 것이 좋습니다. 이것이 앞에서 설명한 제4요법입니다.

저자의 임상 경험

"선생님, 중풍도 고칠 수 있을까요?" 오사카에서 장사를 하는 지인의 아버지가 중풍으로 드러누웠다고 했습니다. 그 아버지의 연세는 68세였습니다. 그래서 바로 그곳으로 달려갔습니다. 모든 병이 그렇듯이 중풍도 치료시기가 중요합니다. 일반적으로 발병 후 6개월이 지나면 그 상태로 후유증이 있습니다. 임상에서는 지속적으로 재활을 하면 발병 후 1년까지는 조금씩 회복됩니다.

그래도 지인의 아버지는 치료시기를 놓치지 않아서인지 반년 만에 건강을 되찾았습니다. 혈관을 깨끗하게 하고 혈액을 정화하는 것은 만병의 근본적 치료 원칙입니다. 중풍도 예외가 아닙니다.

중풍은 육체활동을 하는 사람에게는 뇌출혈이 많고 지적 활동을 많이 하는 사람에게는 뇌경색이 많은 것이 일반적 경향입니다. 공무원인 한 친구는 젊었을 때부터 혈압이 높아서 일찍이 마늘요법을 권했습니다. 그러나 자신은 젊다며 위험신호 같은 것을 무시했습니다. 그 뒤 그의 모습이 보이지 않았습니다.

어느 날 우연히 길에서 마주쳤는데 너무 변한 모습에 "이 바보 같은 자식아!"라고 큰소리를 쳤습니다. 반신불수여서 한쪽 발을 끌었으며 오랫동안 휴직하고 있었습니다. 그의 부인에게 마늘요법의 효능을 알려주었습니다. 지금은 다행히 많이 회복되어 찾아오는 발소리도 힘찹니다.

얼마나 좋았는지 많은 사람을 소개했고 그 사람들도 좋아졌습니다. 지인들이 제게 "당신은 지옥에 가고 싶어도 염라대왕이 거절할 거야. 튼튼하고 건강한 망자가 많아지면 저승사자도 힘들어질 테니 말이야"라고 말합니다. 저는 정말 지옥에 가고 싶습니다. 치유해야 할 병자가 없는 극락보다 몇 배는 즐거울 거라고 생각하기 때문입니다.

결핵(結核, tuberculosis)

결핵은 결핵균에 의해 발병하는 전염병입니다. 1882년 코흐(Robert Koch)가 발견한 결핵균은 가늘고 긴 간균(桿菌)으로, 길이는 1.2~4.0μm, 폭은 0.3~0.50μm로 작아서 눈으로는 보이지 않습니다. 가늘고 길쭉하며 약간 구부러져 있는데, 표면이 얇은 밀납 같은 물질로 싸여 있습니다. 결핵균은 저항력이 상당히 강해서 어떤 약도 들어가기 어렵습니다. 또한 산이나 알칼리에도 잘 견디고 알코올에도 저항력이 강한 항산성균의 일종입니다.

결핵균의 발육 번식은 포도상구균이나 이질균 등과는 비교할 수 없을 정도로 무섭습니다. 결핵균은 인공적으로 번식하기도 힘듭니다. 대개 배양기에서 눈으로 볼 수 있을 정도 크기의 콜로니(세균 집합체)는 24시간 이내에 만들어지지만, 결핵균은 3~4주 또는 그 이상 긴 시간이 필요합니다. 결핵균의 발육이 이렇게 느린 것이 결핵이 만성인 중대한 이유가 됩니다.

결핵균의 감염경로

폐결핵(肺結核, pulmonary tuberculosis)의 감염 경로는 입이나 코에

서 기관지를 지나 폐로 들어가는 통로가 일반적입니다. 폐결핵 환자가 기침하거나 이야기할 때 결핵균이 엄청나게 함유된 비말(작은 기포)이 뿜어져 이것이 가까이 있는 사람의 입이나 코로 직접 들어갑니다. 이것을 비말감염이라고 하는데, 이런 감염형식이 보통입니다. 또한 환자에게서 나온 가래나 비말 가운데 결핵균이 먼지나 찌꺼기와 섞여 공중에 떠다니는 것을 흡입해 감염되는 경우도 있습니다. 이것을 진애감염(먼지감염)이라고 합니다.

결핵균은 기관에서 기관지를 지나 폐포라는 대단히 작은 주머니 부분에 들어가야 비로소 번식을 시작합니다. 폐포에 전달되는 도중에 기관지 표면의 점막에는 무수히 많은 섬모가 항상 움직이고 있습니다. 또 점액이 있어서 기관 안에 들어온 먼지나 결핵균 등은 점막으로 싸여 담이 된 뒤 밖으로 배출됩니다.

그러나 결핵균이 폐포까지 들어오면 여기에는 자연의 방어작용이 없기 때문에 결핵균이 번식을 하기 시작합니다. 이것에 대항하기 위해 몸속의 세포가 그 주변에 모이고 거기서 초감염 병소를 만듭니다.

결핵균이 폐포 안에 도달해서 번식을 시작하면 이를 막기 위해 여러 면역세포가 나와서 결핵균을 감싸는데, 그중 대식세포들은 결핵균을 먹습니다. 이를 보통 탐식작용이라고 합니다. 이렇게 결핵균과 세포군의 싸움이 국소적으로 일어나고 초감염 병소가 만들어지면 결핵균은 림프액의 흐름에 따라 폐 중간 부분의 림프선에 도달한 뒤 여기서도 결핵성 병변을 만듭니다. 이를 폐 내부 림프선의 변화와 함께 초기 변화군이라고 합니다.

폐결핵의 감염과 발병

폐결핵에 감염되었다 해도 일부에서만 증상이 나타납니다. 그러니 결핵균에 접촉했다고 해서 모두 감염되는 것은 아닙니다. 접촉자의 30% 정도는 감염되고 이 중에서도 10%만 환자가 됩니다. 나머지는 감염되었어도 증상 없이 건강하게 지낼 수 있습니다. 이것들은 모두 면역력 감소와 관련이 있습니다. 그렇다면 어떤 조건이 있어야 발병할까요?

결핵균을 대단히 많이 가지고 있는 사람을 가까이에서 접했을 때 쉽게 발병합니다. 유아기, 청년기인 사람은 다른 연령보다 발병되기 쉽습니다. 그 밖에 생활환경, 영양상태, 체질 등도 크게 관계가 있습니다. 정신적 · 육체적 과로, 다른 무거운 병 등으로 저항력이 떨어진 것도 발병의 원인이 됩니다.

발병한다는 것은 어떤 자각증상이 나타나는 것을 의미하는 것이 아닙니다. 객혈(피가 섞인 가래), 미열, 기침, 가래, 입마름 등은 발병을 의심할 수 있는 중요한 증상입니다. 그러나 별다른 증상이 없어도 발병이라고 생각되는 경우가 있습니다. X선 검사에서 그림자가 인정되면 틀림없이 발병하고 있다는 증거입니다.

폐결핵은 과거 결핵 때문에 인류가 멸망할 거라는 말까지 들은 질환입니다. 결핵은 기원전 7000년경인 석기시대의 화석에서도 발견된 정도로 역사가 깊고 역사상 많은 인류의 생명을 빼앗아간 질환 중 하나입니다.

그러나 지금은 예방접종(BCG 접종)을 실시해서 예방하고 있고, 발병하면 항결핵제를 처방하기 때문에 비교적 적극적인 대처가 가능합니다. 하지만 요즘도 간혹 결핵 환자가 발생하는 것을 보면 결핵은 박멸이 불가능한 것 같습니다.

결핵은 특히 영양이 가장 필요한 병입니다. 적당한 운동도 필요조건입니다. 단순히 잘 먹고 쉬기만 한다고 결코 좋아지지 않습니다. 영양을 충분히 섭취하면서 동시에 어느 정도 운동을 하면서 조절해야만 차츰 회복해서 건강하게 될 수 있습니다.

폐결핵을 포함한 흉부질환 환자들은 앞에서 기술한 마늘의 제1요법과 제2요법을 병용하기 바랍니다. 3개월 뒤에는 반드시 건강을 되찾고 원래의 건강한 몸이 됩니다. 물론 항결핵제를 함께 복용하면서 마늘요법을 시행해야 합니다. 약이 발달한 요즘에는 마늘요법만으로 결핵을 치료할 수 있다고 말하지 않겠습니다.

그래도 설명을 하면 마늘요법의 효과는 다음과 같습니다. 마늘에는 병원성 세균에 강력한 항균작용이 있습니다. 마늘의 항균작용은 마늘에 들어 있는 알리인이 분해효소에 분해되어 생성되는 알리신이 있기 때문에 가능합니다. 폐에는 모세혈관이 엄청나게 많이 분포되어 있는데, 혈액 속의 알리신은 폐로 유입돼 강력한 항균작용을 나타냅니다.

식사를 정상적으로 한다면 마늘을 제1요법에 따라 복용하면 됩니다. 그러나 식욕이 없어서 밥을 조금밖에 먹을 수 없다면 마늘을 팥콩의 3분의 1 정도보다 많이 섭취하면 안 됩니다. 마늘은 적은 양이라도 그 영향이 상당히 강해서 자극적일 수 있기 때문입니다.

그런 의미에서 물은 반드시 두 컵 이상 마셔야 합니다. 마늘요법에는 다른 합병증이 없습니다. 이 책을 읽은 분들은 신에게 의지하는 마음으로 복용하면 반드시 완치될 것입니다.

저자의 임상 경험 여자가 35세이면 '여자'로서 황금기이고 인생 최고의 시기라고 생각하지만 폐병(폐결핵)이 생기면 창백해지고 가늘게 말라버립니다. 어느 날 길을 가다가 모습이 너무 초췌한 부인을 보고, 그를 집으로 데리고 와서 병상을 물은 뒤 마늘요법을 권했습니다. 그런데 그 사람은 이것을 실행하지 않고 1년 동안 요양생활을 한 뒤 예전과 같은 모습으로 돌아왔습니다.

오지랖이 넓은 저는 그 사람의 집을 찾아가서 마늘요법에 대해 설명했습니다. 그리고 3개월이 지났습니다. "선생님, 이제는 허리보다 엉덩이가 더 굵어진 것 같습니다.", "월경이 없었는데 다시 시작했습니다. 여자라는 사실을 잊고 있었는데……"라고 건강한 목소리로 하는 말에 오히려 제가 쑥스러워졌습니다.

많이 드십시오. 먹을 수 있습니다. 왕성한 식욕이야말로 병을 치유하고 건강을 유지하게 합니다. 요즘 아가씨들은 살찌는 것을 두려워하고 식사를 의식적으로 줄이는데, 왜 그렇게 여자의 매력을 없애는 행동을 하는지 이해할 수 없습니다.

폐렴(肺炎, pneumonia)

폐렴은 폐의 공기가 통하는 기도에 염증이 생기는 질환입니다. 폐렴균뿐만 아니라 바이러스에 의해서도 폐렴이 생깁니다. 간혹 감기 후유증으로 면역력이 떨어져 발병하기도 합니다. 노인의 폐렴도 젊은 사람의 폐렴과 본질적으로 다르지 않습니다. 다만 노인은 대부분 폐 조직 전체의 기능이 떨어져 종말세기관지와 그 주변에 걸쳐 염증이 파급된 기관지 폐렴입니다.

노인은 젊은 사람만큼 증상이 심하지 않습니다. 오한, 고열 등도 없고 다른 증상도 없어 숨도 차지 않고 발열조차 없으며 전신권태, 쇠약, 식욕부진 정도입니다. 그 이유는 노인들은 면역세포의 활성이 떨어져 있다 보니 세균에 대항하는 면역반응 자체가 잘 일어나지 않기 때문입니다.

그러나 전신쇠약이 심해지고 얼굴과 입술이 자색이 되며 혈액검사에서는 염증의 지표라고 할 수 있는 백혈구 수가 젊은 사람과 비교할 때 오히려 심각하게 늘어납니다. 열은 완전히 떨어졌는데 숨이 차고 전신쇠약이 좀처럼 없어지지 않습니다. 그래서 X선 사진을 찍어보면 사라지지 않았습니다. 심할 때는 늑막에 염증을 동반하거나 농흉(膿胸)이라고 하는 화농성 폐질환을 합병합니다. 그래도 증상으로 볼 때 심각하지 않은 경우가 있습니다.

노인 인구의 사망원인 질환 가운데 큰 원인이 되는 것이 폐렴입니다. 노인의 폐렴은 전신쇠약 증상이 심하고 며칠 동안 심각하게 무기력해지며 항생요법에 따른 위장장애를 동반해서 아무것도 먹지 못하게 됩니다.

그렇게 되면 신체는 필요한 무기질 성분(나트륨, 칼륨, 크롬 등)을 소변과 함께 배출하기 때문에 정신장애를 동반하고 멍해지면서 식욕을 완전히 잃습니다. 또 심한 구토증상을 동반합니다. 그것이 악순환이 되어 병상을 심각하게 합니다. 이럴 때는 혈액 흐름을 마늘의 제1요법과 제2요법으로 촉진하면 좋아집니다.

편도선염(扁桃腺炎, tonsillitis)

편도선염은 입 안의 구개편도에 염증이 생기는 질환을 말합니다. 세균이나 바이러스 때문에 많이 생기는데 보통 목감기라고도 합니다. 그래서 감기에 심하게 걸리면 편도에 농이 생기기도 해서 침도 못 삼킬 정도로 통증이 생깁니다.

게다가 고열이 나서 심할 때는 40도를 넘는 일도 있습니다. 편도는 빨갛게 부어서 하얀 반점 같은 이끼가 보이기도 합니다. 면역력이 떨어져 있으면 한 달에 한 번 이런 증상이 나타나는 사람도 있습니다. 이런 사람은 습관성이 되어 피곤하거나 찬바람을 쏘이거나 과로하면 바로 걸립니다. 특히 어린아이들에게 많이 나타납니다. 코골이의 원인이 되기도 하고 열성경련을 일으키기도 해서 구개편도를 아예 제거하는 수술을 하기도 합니다.

그러나 수술만이 능사가 아닙니다. 구개편도는 면역기관 중 하나이기 때문에 가급적 제거하지 않는 것이 좋습니다. 이럴 때는 마늘 제5요법을 권합니다.

편도선염일 경우 물로 5배 희석한 마늘물(마늘즙)을 거즈나 탈지면에 묻혀서 하루에 2~3번 환부에 발라줍니다. 나무젓가락 끝에 거즈나 탈지면을 붙이면 편리하게 사용할 수 있습니다. 양치질할 때는 10% 비율로 희석한 물(물 100mL에 마늘즙 10mL)을 이용합니다. 마늘 성분이 멋진 효과를 나타낼 것입니다. 꼭 시도해보기 바랍니다.

천식(喘息, asthma)

천식은 폐기관지의 알레르기성 질환입니다. 기침과 가래가 있고 숨이 찹니다. 숨을 쉴 때는 쌕쌕거리는 소리가 납니다. 기관지가 경련이 일어나면서 좁아지는데 그 좁아진 통로를 공기가 통과할 때 나는 소리입니다. 가볍게는 가슴이 답답한 증상만 있기도 합니다.

심각한 경우 밤에 숨이 차서 누워서 잘 수 없고, 혈액 중 산소가 부족해져서 입술이나 손가락 끝이 파래지는 청색증 같은 응급상황도 발생합니다. 원인은 공기 중에 떠다니는 먼지나 진드기, 애완동물의 털을 흡입하거나, 딸기나 초콜릿 같은 음식을 먹게 되면 이것들이 항원이 되면서 몸에서 만들어진 항체가 반응을 보이기 때문입니다. 그래서 알레르기질환이라고 합니다.

천식은 난치성 질환의 하나로, 소아천식은 성인이 되기 전에 좋아지기도 하지만 성인이 되어서까지 증상이 있는 경우는 완치하기가 어렵습니다.

저자의 임상 경험

저는 도야마 출신으로 어렸을 때부터 해마다 등산을 하고 있습니다. 작년에는 거래처의 전무와 함께 갔는데, 돌아오는 길에 이런저런 이야기를 하다가 전무의 어머님께서 천식이라는 사실을 알게 되었습니다.

그래서 마늘요법에 대해 자세히 설명했습니다. 그는 마늘이 몸속에서 작용하는 원리를 듣고 나더니 효과가 있을 거라고 생각한 모양입니다. 또 마늘요법은 별다른 부작용도 없다는 사실에 안심하는 것 같았습니다.

먼저 마늘 제1요법을 시도해보라고 했습니다. 그 결과 약 4개월 뒤 완치되었다는 연락을 받았습니다. 그 뒤로도 여생을 건강하게 보내고 있다고 했습니다. 그래서 천식을 치유하고 싶은 생각에 수많은 천식 환자에게 시험대가 되어달라고 부탁하고 연구했습니다.

그 결과 천식의 중요한 증상 가운데 하나인 심한 기침이 40~50세 환자는 약 4개월 만에, 30~40세는 3개월 만에, 20~30세는 약 한 달 만에, 15~20세는 3주 만에, 5~10세는 10일 만에, 3~5세는 일주일 정도면 사라졌습니다. 천식이 완치된 분들도 분명 있습니다. 그러나 천식을 완치한다고 말하지 못하더라도 증상을 효과적으로 진정시키는 것은 확실합니다.

30세 이하는 완치되면 더는 마늘요법을 하지 않아도 됩니다. 하지만 30세 이상은 평생 지속하는 것이 바람직합니다. 다만, 제1요법의 양을 팔의 크기보다 크게 복용하면 악영향을 미칠 수 있으므로 주의하십시오. 제2요법을 하는 분은 반드시 식후 복용해야 합니다. 세상에는 천식으로 고생하는 이들이 많습니다. 꼭 실행해보기 바랍니다. 실로 믿을 수 없는 놀라운 효과를 보고 일상생활을 기쁘게 할 수 있습니다.

T철공소의 사장님이 25세 된 청년을 데리고 왔는데 천식을 앓고 있었습니다. 건실하고 능력 있는 청년인데 지병 때문에 결근하는 날이 많아서 회사도, 당사자도 힘들어했습니다. 한여름이었는데 청년은 선풍기를 싫어했습니다. 바람을 맞으면 발작이 일어났기 때문입니다. 그래서 청년에게 신체의 구조와 마늘 역학의 상관관계를 설명하고 가끔 치료 경과를 진단받으러 오게 했습니다.

한 달 반 정도 지나자 천식과 관련된 증상이 전혀 나타나지 않아서 결근하는 일도 없어졌다고 감사 인사를 받았습니다. 젊어서 회복도 빨랐던 것 같습니다. 그러나 이것은 지병이기 때문에 언제 재발할지 모르니 만약 재발하면 하루에 한 번 복용하라고 지시했습니다. 물론 완치된 뒤에도 복용을 계속한다면 결코 재발하는 일은 없습니다. 청년은 분명 지금도 건강하게 일할 것입니다.

피부병(皮膚病, skin diseases)

피부병은 종류가 무척 많습니다. 간단하게 회복되는 질환들도 있지만 많은 질환이 약을 사용하면 좋아졌다가 먹는 약이나 바르는 약의 사용을 중단하면 재발됩니다. 그래서 자포자기하는 심정으로 방치하는 경우가 많습니다.

흔히들 무좀, 백선, 진균증, 사타구니 습진이라고 하는 질환들이 잘 낫지 않는 피부병입니다. 이것을 정확하게 구분한다면 백선은 백선균에 의한 증상으로 보통 발에 생긴 백선을 발백선, 즉 무좀이라고 합니다. 손발무좀이라고 하는 것도 손발톱백선입니다.

남자들의 사타구니에 생기는 습진은 완선이라고 합니다. 몸에 생기면 몸백선이고, 머리카락이 빠지는 머리백선이 있습니다. 부위에 따라 증상이 약간씩 차이가 있지만 경계가 뚜렷하게 각질형태를 보이면서 가려움증을 동반합니다.

항진균제가 있어서 효과적이기는 하지만 복용약은 위장과 간에 부담을 많이 주는 독한 약입니다. 바르는 약도 일시적 효과가 있을 뿐이므로 지속해서 사용해야 하는데 실패하는 경우가 많습니다. 어찌 보면 이러한 질환에는 면역력을 키워주는 한방치료가 더 효과적일 수 있습니다.

여기에도 마늘요법을 효과적으로 적용할 수 있습니다. 매일 아침저녁이나 입욕 후 또는 그 사이에 마늘즙을 두세 번 바릅니다. 바로 마늘 제3요법입니다. 구체적인 방법은 이어서 설명하겠습니다. 중요한 것은 꾸준히 실천에 옮기면 분명 효과를 볼 수 있다는 사실입니다.

무좀(발백선)

무좀은 발에 생긴 백선으로 발백선이라고도 합니다. 과거보다 현대로 올수록 엄청나게 많은 사람이 무좀으로 고생하는데, 그 이유는 신발을 신는 문화 때문입니다. 또 공동생활을 하면서 무좀 환자와 직접 접촉하거나 공중목욕탕 발수건 등에서 감염될 수 있습니다.

맨발로 다니는 실내에서도 백선균이 달라붙어 있는 인비늘이 떨어져 나오면서 접촉될 수 있습니다. 남자들은 군대에서 많이 발병해서 나옵니다.

증상은 발바닥이 짓무르거나 거칠어지고 가려운 것이 특징입니다. 물집이 잡히기도 합니다. 특히 가운데 발가락 사이에 많이 생깁니다. 가렵지 않은 경우 발바닥 전체가 하얗고, 인비늘이 두껍게 덮여 있어 양말을 신고 벗을 때 각질이 많이 떨어집니다.

일반적인 치료로 바르는 항진균제를 사용하고, 효과가 없으면 먹는 약도 복용합니다. 상처가 심한 경우 감염 우려가 있어 항생제를 먹기도 합니다. 평소에 발을 잘 씻고 잘 말려서 통풍이 잘되게 해야 합니다. 조금 좋아졌다가도 쉽게 재발하기 때문에 한번 무좀에 걸리면 여간해서 회복되기 어렵습니다.

그런데 무좀이 있다면 다음에 말하는 방법으로 치료해보십시오. 좀 과장되게 말하면 심한 무좀도 약 30분이면 완전히 치유되고, 그 부분은 평생 두 번 다시 피부병이 생기지 않을 것입니다. 그 방법은 바로 마늘 제3요법입니다.

○ **가장 얇은 피부의 경우**

무좀 환부의 모양을 종이로 본을 뜹니다. 거기에 탈지면과 비닐을 대고 그 위에 마늘 간 것을 2mm 정도 두께로 올린 것을 준비해 둡니다. 그리고 환부의 15mm 정도 바깥 부분에 바셀린을 바르고, 준비한 마늘 간 것을 본을 뜬 종이 위에 올려 환부에 댑니다.

바셀린은 환부를 제외한 정상피부를 마늘로부터 보호하기 위한 예방책입니다. 붕대로 약 15분간 고정합니다. 3분 정도 지나면 차츰 통증이 느껴지고 5분이 지나면 뜨겁게 느껴집니다.

그다음에는 조금 고통스럽지만 10분 정도 참는 것이 이 치료법의 비결입니다. 15분이 지나면 종이를 떼고 마늘을 물로 닦아냅니다. 이것으로 일단 무좀균을 소멸시킵니다.

○ **두꺼운 피부의 경우**

손바닥, 발바닥 등과 같이 피부가 두꺼운 부분에는 앞에서와 같은 요령으로 간 마늘을 약간 더 두껍게 2~5mm 두께로 올려서 만든 종이를 환부에 30분 정도 그대로 둡니다. 환부의 통증이 심하면 시간을 줄입니다.

○ **무좀 치료법**(제3요법)

① 마늘을 필요한 양만큼 갈아 으깹니다. 환부에 약 2mm 두께로 올릴 수 있을 정도로 준비합니다. 무좀이 생긴 부위를 환부라고 가정합니다.

② 환부를 제외하고 환부 주위 정상 부위에 바셀린을 바릅니다. 환부 이외를 마늘 화상에서 보호하기 위해서입니다.

③ 환부에 마늘을 약 2mm 두께로 도포합니다. 이때 마늘에 머큐로크롬을 약간 더하면 분량을 쉽게 알 수 있습니다.

④ 도포한 마늘에 기름종이를 씌웁니다. 이것은 마늘성분이 외부로 달아나지 않게 하기 위해서입니다.

⑤ 기름종이를 씌운 위에 붕대를 말아둡니다. 이 상태로 약 15분간 그대로 둡니다.

⑥ 약 15분 후 씻어내는데 증류수로 세척합니다.

⑦ 환부의 크기만큼 오려낸 종이에 탈지면을 대고 그 위에 다시 비닐(기름종이도 무관)을 대고 그 위에 마늘을 갈아서 올려도 됩니다.

머리백선

머리백선은 두피의 모낭과 피부에 백선균이 감염된 것을 말합니다. 과거에는 이발하는 기계를 통해 많이 생겼다고 해서 기계충이라고도 했습니다. 주로 미성년 남자아이들에게 흔했습니다. 요즘에는 개나 고양이 등 애완동물과 접촉하다 감염되기도 하고, 이미 발병된 사람과 접촉해도 전염됩니다.

증상은 다양한데 두피에 붉은색이나 회색 인비늘이 생기고, 염증이 심하면 탈모가 일어납니다. 작은 원형탈모 부위가 군데군데 생기거나 한 개로 뭉쳐서 커집니다. 아주 심한 경우 농을 형성하면서 광범위한 탈모를 일으키는데 이것을 독창(禿瘡)이라고 합니다.

바르는 항진균제만으로는 치료하기가 어려우니 먹는 항진균제를 같이 써야 합니다. 스테로이드를 투여하기도 하고, 항진균용 샴푸를 사용하기도 합니다. 간혹 치료가 잘되지 않아 탈모 상처가 영원히 남습니다.

두부백선도 마늘 제3요법을 적용해 치료합니다.

마른버짐

마른버짐은 나이 어린 남자아이들 얼굴에 많습니다. 얼굴의 솜털이 있는 부위에 비교적 뚜렷한 타원형으로 완두콩이나 호두 정도 크기로 흰 가루를 뿌린 것 같은 하얀 반점이 만들어집니다. 통증이나 가려움증은 없습니다.

과거에는 안면백선으로 이해했는데 백선균을 증명할 수 없고, 호르몬과 관련된 것으로 생각합니다. 마른버짐도 피부의 염증성 질환의 하나로, 여기에도 마늘 제3요법을 적용합니다.

음부와 사타구니에 생기는 붉은 습진

사타구니에 생긴 습진을 사타구니 완선이라고 합니다. 습진이라고도 하는데 대부분 곰팡이균에 의한 질환입니다. 곰팡이균은 습하고 더운 환경에서 잘 사는데 남자들의 사타구니 환경이 최적의 조건을 갖추었기 때문에 성인 남자들에게 많습니다. 평소 자주 씻고, 습하지 않게 하며, 소통이 잘되는 속옷을 입는 것이 좋습니다.

간혹 일반 피부질환을 치료하는 습진연고를 바르는 이들이 있는데, 이것은 곰팡이균을 죽일 수 없기 때문에 치료도 안 되고 병변이 넓어지면서 증상이 심해집니다.

저자의 임상 경험

지인 가운데 사타구니 습진으로 19년간 한시도 떨어지는 일 없고 셀 수 없이 많은 다양한 약을 발라보았지만 차도가 없다는 사람에게 마늘 제3요법을 알려주었더니 다음 날 찾아와 울면서 좋아했습니다. 왜 빨리 가르쳐주지 않았냐면서 원망스러워하는 표정까지 지었습니다. 환부를 깨끗하게 하고 따뜻한 수건으로 잘 닦은 뒤 마늘을 바릅니다. 19년 동안 치유되지 않았던 것을 15분 만에 완치했습니다.

마늘 전문가 성낙주 박사가 알려주는 건강 상식!

ROTC 훈련을 받느라 삼복더위가 기승을 부리는 8월 훈련소에 입소해 4주간 하계훈련을 받은 적이 있습니다. 그런데 집에 돌아오고 며칠 뒤부터 발가락이 가려워 혼이 났는데, 알고 보니 무좀이라는 고약한 피부병에 걸린 것이었습니다. 지인의 권유로 마늘즙을 내어 발가락 사이에 발랐더니 10여 일 뒤 거짓말처럼 나은 기억이 있습니다.

이제 알고 보니 마늘은 엄청난 살균력과 항균력, 항진균작용, 항바이러스, 항원충작용이 있고 심지어 기생충도 구제한다는 연구 결과가 있습니다.
마늘의 항균작용에 관한 보고가 많습니다. 항균활성 물질은 알리신이나 그 분해산물인데, 식중독의 원인균인 황색포도상구균, 연쇄구균, 고초균, 비브리오균 등의 세균에 감수성이 있고, 생마늘, 건조마늘이 폐렴간균, 프로테우스균, 대장균, 장염균, 진균의 아구창 캔디다에 효과적이라는 사실이 밝혀져 있습니다.
최근 연구에 따르면, 마늘은 위암을 일으키는 원인세균의 일종인 헬리코박터에 대한 항균작용이 강하여 마늘을 많이 먹는 지역 사람들은 위암 발병률이 낮다는 흥미 있는 역학조사 결과도 있습니다.
항생물질이 세상에 등장한 뒤에도 한동안 병원성 진균에 유효한 약은 없었습니다. 그러나 마늘은 항진균작용이 있어 병원성 진균이나 효모에 대하여 상당한 활성이 있습니다.
티모닌(Timonin)과 텍스톤(Thexton)은 마늘추출물이 토양에서 채취한 진균의 증식을 완전히 저해한다고 밝힌 바 있습니다. 대표적 피부 곰팡이인 소포자균, 피부균, 백선균 그리고 캔디다의 생육도 억제한다고 합니다. 벌꿀에서 분리한 캔디다속 16균주의 효모류에 대하여 생마늘 추출액에 대한 감수성을 시험한 결과 2균주를 제외한 모든 진균에 감수성을 보였습니다. 또 다른 학자는 알리신과 아조엔이 함유된 마늘 분획물이 흑국균이나 캔디다 등의 생육을 저해한다고 보고했습니다.
우리가 흔히 이야기하는 쇠버짐은 백선을 말하고, 사타구니나 둔부에 둥글고 불그스름하게 헌데가 생기고 몹시 가려운 피부병은 붉은 습진 또는 완선이라고 하는데, 이들의 피부병에는 마늘을 먹는 것보다 환부에 바르는 것이 효과적입니다.
마늘의 항바이러스작용이 예부터 한방에서 감기 예방에 많이 애용됐다는 사실은 면역능의 자극과 관계가 깊은데, 실험에 따르면 숙성마늘은 인플루엔자 바이러스에 의한 실험쥐의 감염 사망에 예방효과가 있다고 합니다.
항바이러스 활성을 나타내는 마늘 성분은 아조엔과 알리신 등이며, 디알릴설파이드는 선택적으로 에이즈 바이러스에 감염된 세포도 죽인다는 보고가 있습니다. 또 생마늘 추출물이 포유류의 숙주세포에 영향을 주지 않고 로타바이러스(rotavirus)를 죽인다는 사실도 보고되어 있습니다.
마늘의 주성분인 알리신이 아메바 이질의 원인이 되는 이질아메바에 대하여 항원충 활성을 나타내며, 생마늘 추출물이 몸속 기생성 아메바종에 대해서도 항원충 활성을 나타내는 것이 밝혀져 있습니다.
알리신의 분해로 생성되는 설파이드도 구충작용을 하는데, 예를 들면 디알릴설파이드는 낮은 농도에서도 병원성을 나타내는 이질아메바, 람블편모충 등의 원생동물을 죽입니다.
고대 이집트, 그리스, 로마, 인도, 중국 등에서 구충이나 기생을 막는 관점에서 마늘을 예방약으로 사용해왔습니다.
근대에 와서 마늘은 선충, 요충, 구충과 기생충의 알을 죽이는 효과가 있다는 것이 과학적으로 밝혀졌고, 기생충 구제목적으로 피페라틴, 로레틴 등의 약물과 마늘기름 또는 마늘의 열탕 추출물과 병용하면 효과가 증폭되는 것으로 보고되어 있습니다.

동상(凍傷, frostbite)

동상은 피부나 얼굴의 노출 부위, 손발가락이 심한 추위에 노출되면 피부나 조직의 연부조직이 얼게 되고 해당 부위에 혈액이 공급되지 않으면서 염증상태가 유발되는 것입니다. 동상이 생긴 부위는 광택이 있는 것처럼 붉은색으로 부어 있습니다. 증상이 심하면 통증이나 저린 느낌, 불쾌한 감각이 나타납니다.

어떤 경우에도 가려움증이 동반되며 따뜻해지면 가려움증이 더 심해집니다. 더욱 심각해지면 궤양이 생기기도 하며, 조직이 괴사되면 절단해야 하는 경우도 있습니다. 동상에 잘 걸리는 사람은 혈관의 말초순환이 잘되지 않습니다. 평소 추위에 민감하고 수족냉증이 있을 수 있습니다. 약간의 추위에도 혈관이 마비돼서 수축되고, 울혈이 생겨 동상이 됩니다. 동상은 보통 영하 2~10℃에서 생기는데, 추위에 민감한 사람은 이 이상의 온도에서도 동상 증상을 보일 수 있습니다.

동상에 잘 걸리는 사람은 예방하거나 치유하는 의미로 특별히 보온에 신경 써야 합니다. 건강한 사람들보다 더욱 적극적으로 장갑이나 따뜻한 신발로 손발 보온에 신경 써야 합니다. 수시로 손가락과 발가락을 움직이기 위해 주먹을 쥐었다 폈다 하고 발가락을 꼼지락거리는 것이 좋으며, 마사지도 좋은 예방법입니다. 동상에도 마늘 제3요법을 시행합니다.

원형탈모증(圓形脫毛症, alopecia areata)

원형탈모는 두피의 모발이 원형으로 빠지는 증상을 말합니다. 심하면 머리카락뿐만 아니라 눈썹이나 다른 부위의 체모도 빠집니다. 원형탈모는 전형적인 자가면역질환의 일종으로 면역체계 이상 때문에 자신의 면역세포가 모근을 공격해서 모발이 자라지 못하게 하는 것입니다. 갑상선질환과도 관련이 있습니다. 최근에 스트레스 때문에 환자들이 많이 늘어나고 있습니다.

자각증상은 전혀 없는데 크기가 다양한 원형 탈모반이 군데군데 생겨납니다. 자각증상이 없기 때문에 다른 사람이 우연히 발견하거나, 이발소나 미장원에서 머리카락을 자를 때 알게 됩니다.

양방에서는 주로 국소 스테로이드 주사요법을 사용하거나 일부러 염증유발 물질을 도포하는 면역요법을 활용하기도 합니다. 증상이 가벼울 때는 2~3개월 만에 자연히 치유되는 일도 있지만, 이런 경우는 흔치 않으며 몇 년 동안 치료해도 치유되지 않는 사람도 많습니다.

저자의 임상 경험

원형탈모는 주위에서 흔히 볼 수 있습니다. 말끔하게 차려입은 청년이 이상한 모자를, 그것도 보통 사람처럼 쓰지 않고 특별한 모양으로 쓰고 길을 걷는 모습을 본

적이 있습니다. 특수한 직업에 종사하는 사람이 아닌 한 틀림없이 원형탈모증에 걸린 것입니다. 두부의 탈모된 부위를 숨기는 것이 목적이라서 독특한 모양으로 쓴 것입니다. 이런 증상은 의외로 남자에게 많습니다.

어느 날 원형탈모증으로 고민하는 청년이 찾아와서 의사 지시에 따라 처치하고 그 밖에도 효과가 있다는 여러 방법을 동원해보았지만 효과를 얻지 못하고 고생하고 있다는 말을 했습니다. 병원에서 국소에 자외선을 조사하고 국소주사, 내복약 등 치료를 계속하고 있다고 했습니다. 이런 치료법도 결코 나쁘지 않으니 계속하면서 그것과 병행해 마늘 제3요법을 실시해보았습니다.

한 달 뒤 탈모 부분에 조금씩 변화가 보이기 시작했고 드디어 완전히 치유되었습니다. 사례가 많지는 않지만 마늘요법이 원형탈모가 유발된 부위의 면역상태를 정상으로 만들어주는 효과가 있는 것이 분명합니다.

신경통(神經痛, neuralgia)

신경통은 말초신경의 분포 경로에 따라 발작적으로 나타나는 통증을 말합니다. 가벼운 통증부터 견디기 힘든 심한 통증을 유발하기도 합니다. 해당 신경이 지나는 부위에 따라서 통증은 정렬되어 있는 경우가 많지만, 유독 한 부위만 아픈 경우도 있습니다. 대부분 일시적으로 치료하기 때문에 만성이 되는 경향이 심합니다. 한방 치료에서는 주로 침 치료의 대상이 되면서 효과적으로 치료되는 경우가 많습니다.

신경통의 원인은 무척 다양합니다. 외상으로 다쳐서 그렇기도 하고, 국소 신경 부위에 염증이 유발되어 나타나기도 하며, 평소 냉증이 심하거나 혈액순환이 잘 안 되는 경우에도 촉발됩니다.

신경통의 종류는 안면신경통이라고 하는 삼차신경통, 허리와 엉덩이부터 다리까지 아픈 좌골신경통, 늑골을 따라서 나오는 늑간신경의 통증을 유발하는 늑간신경통, 대상포진 후유증으로 신경절 변성에 의해 나타나는 신경통 등 다양합니다.

신경통에는 원인을 알 수 없는 것도 있고 알 수 있는 것도 있습니다. 인플루엔자나 홍역과 같은 바이러스 전염, 당뇨병 등과 같은 물질대사장애, 알코올이나 비소, 납 등에서 오는 물질적 중독, 갱년기 등의 내분비장애 등은 비교적 원인을 알 수 있는 것입니다.

그러나 확실한 원인이 아니라도 과로, 정신흥분, 기후 변화 등의 원인으로 아플 수도 있습니다. 신경통은 대개 추운 겨울에 발생합니다. 장마철에도 통증을 많이 호소합니다.

신경통으로 고생하는 사람은 일상생활에서 어떻게 주의해야 할까요? 이를테면 몸을 차게 하는 것이 가장 나쁘다는 것은 말하지 않아도 다 알고 있습니다. 신경통을 앓고 있는 곳을 데우기 위해 담요나 모직물로 감싸고 가능한 한 외기를 막아야 합니다. 또 육체적 · 신경적으로도 과로를 피하는 것이 중요합니다.

장마철 외부는 습도가 높아 공기가 눅눅합니다. 이런 습도를 막기는 어렵습니다. 그러니 비 오는 날은 외출을 삼가야 합니다. 비가 오거나 날씨가 나쁘기 때문에 외출도 할 수 없는 일상생활은 대단히 부자유스럽고 힘든 일이라고 생각하지만 병을 퇴치하려면 어느 정도는 참아야 합니다.

일반적으로는 욕조에 들어가 몸을 데우거나 뜸질하는 요법 등이 있습니다. 대개 안정을 취하고 진통제를 복용하거나 진통주사를 처방하기도 합니다. 물리치료 방법으로는 염증이 심하면 냉찜질을 하지만 만성적으로 냉감이 있으면 온찜질이 좋습니다. 적외선요법도 좋고, 한방 치료로 침 치료, 뜸 치료, 봉침 치료 등도 효과적입니다.

신경통으로 고생하는 분들을 보면 주로 추위에 민감하고 냉증이 있습니다. 그래서 특히 여성에게 많이 보입니다. 서구문화의 영향으로 건축기술도 좋아져서 빌딩뿐만 아니라 일반 주거공간도 여름철에 냉방이 잘되기 때문에 계절에 상관없이 냉증으로 고생합니다.

여성의 냉증이 한 가지 원인이라면 무엇보다 가장 큰 이유는 혈액순환이 나빠진 것이라고 생각됩니다. 따라서 신경통을 비롯해 냉증, 어깨 결림, 류머티즘, 동상 등은 혈액순환을 정상으로 되돌리면 고칠 수 있습니다.

저자의 임상 경험

어느 날 우리 집에 61세 노인이 찾아왔습니다. 사정을 들으니 옥외작업 도중 실수로 타박상을 입었는데 그것이 원인이 돼서 신경통을 앓게 되어 오랫동안 고생하고 있다고 했습니다. 이 노인은 중년일 때부터 지병으로 신경통이 있었는데 통증이 있을 때마다 치료했다고 합니다.

우연히 제가 마늘요법을 연구한다는 소문을 듣고 마늘요법으로 치유할 수 있다면 해보고 싶다고 했습니다. 그래서 제가 아는 식사요법, 악취 없이 복용하는 방법 등을 자세하게 메모해주었습니다. 얼마 지나지 않아 건강해졌다는 연락을 받았습니다. 매우 기뻤고 자신감을 얻었습니다.

언젠가 산으로 약초를 캐러 간 적이 있습니다. 매약(賣藥)으로 유명한 도야마현이 제 고향입니다. 이런 환경 때문이었는지 어릴 때부터 약초에 대한 지식을 조금씩 가지고 있었습니다. 제가 전쟁 때 긴 포로수용소 생활을 이겨내고, 다른 귀환병들처럼 영양실조로 심신이 피로한 상태가 아니라 건강하게 돌아올 수 있었던 것은 아무래도 마늘을 애용한 덕분이라고 생각합니다.

저 하나만이 아니라 같은 수용소에서 제 말을 듣고 마늘을 상용한 전우는 모두 저와 같이 건강하게 귀국했습니다. 같은 음식을 같은 양 먹고, 같은 시간 노동하고 틀에 박힌 생활을 했는데도 건강 상태는 차이가 있었습니다. 똑같이 주어진 음식도 마늘 성분의 활동으로 몸속에 완전히 흡수되어 에너지원이 된 것이 큰 원인이라고 생각합니다.

신경통 치료에도 마늘요법을 수없이 시행했고 좋은 결과를 얻었습니다. 신경통이나 류머티즘 등의 지병이 있는 사람은 의외로 많지만 의사를 만나도 좀처럼 치료하기 어렵습니다. 환자 중에는 치료를 포기한 이들이 많습니다.

의사도 치유하기 어려운 병이라 환자들은 심하게 아프지 않는 한 의사를 찾지 않습니다. 의사가 치료해도 다른 병처럼 치유되지 않기 때문에 포기하는 경우가 많습니다. 어느 지인은 중년이 된 뒤 신경통이 생겨서 병원을 찾아다니며 각종 요법이나 양생을 해왔지만 전혀 좋아지지 않아 반은 포기하고 있었습니다.

어느 날 마늘을 복용하려고 칼로 자르는데 즙이 피부에 묻자 그 자극으로 몸이 따뜻해지고 무엇이라고 표현할 수 없는 쾌감을 느꼈습니다. 그 뒤 마늘즙을 국소에 시험해보고, 동시에 마늘즙을 매일 밤 자기 전에 마셨습니다.

그 결과 불치병이라고 생각했던 신경통이 손쉽게 구할 수 있는 마늘로 치유된다는 점에 대단히 감사하고, 그 효과가 현저하다는 점을 귀중한 체험으로 간직하게 되었다는 이야기를 들었습니다.

신경통 치유는 경과가 길고 인내가 필요하기 때문에 정신적으로도 불안정한 상태가 됩니다. 그래서 자연히 병상이 악화되는 등 정신적 스트레스의 영향이 큽니다. 끊임없이 즐거운 마음으로 삶에 대한 희망을 가지고 살려고 노력해야 합니다.

그 지인은 그 점을 잘 이해하고 요법을 계속한 것이 좋아진 최대 비결이라고 생각합니다. 매일 밤 잠들기 전 마늘을 먹는 것으로 혈액순환이 좋아져 몸이 따뜻해지고 잠을 잘 수 있었습니다. 이것으로 과로나 냉증, 정신적 긴장, 불안 등을 자신도 모르는 사이에 제거해갔습니다.

이분은 우연한 기회에 마늘을 알게 되었고, 마늘이 이토록 효과가 있다는 사실도 모르고 단순히 신경통을 고치고 싶다는 생각에 마늘을 먹고 활용했습니다. 이것이 최고의 처치가 되어 이분은 행복을 되찾고 삶의 희망을 가졌습니다. 이런 예는 그 밖에도 많습니다.

냉증으로 고생하던 한 중년부인을 상담해준 적이 있습니다. 냉증과 함께 어깨 결림에서 발, 허리의 통증, 숨참 등의 징후가 나타났는데, 그중에는 피부에 붓기가 나타나는 사람도 있었습니다. 흔히 '농부증'이라고 하는 병입니다.

그 부인은 발병한 뒤 배, 허리 등에 담요를 감고 체온 유지에 주의를 기울이며 안정을 취했습니다. 그리고 가능한 대로 노동을 피하고, 몸을 편하게 하는 요법을 계속했습니다. 그러자 컨디션이 많이 좋아졌습니다.

발병의 시초라고 할 수 있는 일상 식생활에서 영양 섭취가 부족했고, 육체적으로는 노동시간이 너무 길었으며, 정신면에서는 생활에 즐거움이 없었고, 신경 써야 할 일이 너무 많았던 것이 원인이었습니다.

냉증은 물론 외부 조건에 따르지만, 같은 생활환경 속에서 외부의 한기를 남들보다 민감하게 받아들이는 몸이 된 것입니다. 그 원인이 자율신경장애 때문일 수도 있고, 알레르기 때문일 수도 있고, 호르몬 균형이 무너졌기 때문일 수도 있고 여러 설이 많은데 일반적으로 정해져 있지 않습니다. 여하튼 성가신 병입니다.

그 부인에게 발작 중에는 식생활도 자극이 강한 것이나 기름진 것, 딱딱한 것은 피하고 마늘 작은 것 한 알을 갈아서 먹는 방법을 권했습니다. 이른바 마늘 제1요법입니다. 물론 발작 중에는 안정을 취하는 것이 가장 중요하다는 사실을 잊어서는 안 됩니다. 그 결과 부인은 치료 중 한 번도 냉증을 느끼지 않고 건강하게 회복되어 냉증으로 나타나는 동상도 치유되었고, 옥외작업이나 집안일을 즐거운 마음으로 할 수 있게 되었습니다.

마늘 성분 중 알리신은 몸을 데우고 혈액순환을 좋게 합니다. 또 비타민 B_1 결핍을 막아주기 때문에 각기병에도 좋습니다.

냉증 환자는 대부분 손발이나 허리가 차갑다고 호소합니다. 남성에게도 있지만 특히 여성에게, 그것도 중년에게 많습니다. 혈관을 수축시키거나 팽창시키는 자율신경의 기능과 관련이 있기 때문입니다.

도움이 되는 영양소로 칼슘(혈관의 수축과 이완), 비타민 D(혈관 내피세포와 혈관 주변 근육을 강화하고 혈압 안정), 비타민 E(심장 건강, 항산화효과, 혈전 예방효과), 비타민 P(루틴이라고도 하는데 모세혈관을 튼튼하게 함) 등을 많이 섭취할 필요가 있습니다. 신경통은 마늘요법으로 제1요법, 제2요법, 제4요법을 병용해야 합니다.

○ **신경통 치료법**(제4요법)

① 마늘을 까서 위아래 끝부분을 자릅니다.

② 환부에 절단면의 마늘액을 바릅니다.

③ 다시 마늘을 얇게 자르면 절단면에서 마늘액이 나옵니다.

④ 환부에 절단면의 마늘액을 바릅니다. 이 방법을 목욕한 뒤 몇 번 반복합니다.

부인병(婦人病, women's diseases)

여성의 몸은 남자와 다르고 구조가 복잡해서 매달 월경을 하고 임신, 출산 등 여성 특유의 생리적 특징이 있어서 병도 다양합니다. 부인병은 좁은 뜻으로는 여성 생식기와 관련된 질환을 총칭합니다. 이와 관련해 결과적으로 나타나는 기능의 문제도 수반합니다. 예를 들어 출산 후 신체적 문제인 산후풍, 폐경기 이후에 나타나는 갱년기 장애 등 전신적인 증상을 포함합니다.

여성의 질환은 자궁과 부속기관의 문제로 자궁근종이나 난소낭종, 종양도 흔하고, 가임기 여성에게는 월경이상, 냉대하, 하복부 냉감과 통증, 요통이나 상열감도 흔하게 나타납니다. 내과적 문제이지만 여성에게서 나타나는 호르몬 관련 질환도 부인병이라고 할 수 있습니다. 이 밖에 난임도 대표적인 여성 질환입니다.

부인병은 질환의 종류나 발병하는 연령에 따라 달리 치료합니다. 질환에 따라서는 특별한 처치를 하지 않아도 자연히 치유되는 것도 있고, 종양과 같이 한 가지 방법으로만 해결되지 않는 것도 있습니다.

중요한 것은 자연치유가 된다 할지라도 정확한 진단이 필요하고, 안정을 취하면서 적절한 영양 상태를 유지하는 것입니다. 당연히 영양을 충분히 섭취하는 일이 빠른 회복에 도움이 됩니다.

좋은 영양이란 전체 칼로리가 하루 필요량만큼 충분하고, 균형을 이루며 모든 영양소(단백질, 당분, 지방, 미네랄, 각종 비타민)를 함유한 식이입니다. 특히 출산 후 여성은 체력회복과 수유를 위해 충분한 영양이 필요합니다.

하복부 냉증이 있는 경우에는 아랫배가 아프면서 요통도 흔합니다. 하복부 냉증은 병이라고 할 수는 없지만 기능저하 증상이므로 반드시 개선해야 다른 부인과적 질환도 좋아집니다. 이런 경우 자극적인 것을 피하고 규칙적으로 생활하며, 과식을 피하고 지방분이 적은 야채, 과일은 물론 비타민이나 미네랄 등이 풍부한 음식을 섭취하며, 변비가 되지 않도록 노력해야 합니다. 따뜻한 음식을 먹고 아랫배에 뜨거운 팩이나 뜸을 자주 하며 반신욕을 하는 것도 좋습니다. 그러나 이렇게 하기는 말처럼 쉽지 않습니다.

그런데 비교적 간편하면서 효과적으로 집에서 간단하게 할 수 있는 것이 바로 마늘요법입니다. 부인과 증상으로 일상생활에서 불편함을 느낄 때 마늘을 이용한 제1요법을 시도해보기 바랍니다. 편안하게 생활할 수 있을 것입니다.

냉증(冷症, feeling of cold)

냉증이란 그렇게 냉기를 느끼지 않을 온도에서도 특정 부위에 냉감을 느껴 생활하는 데 불편하거나 다른 사람들에 비해 추위를 많이 타는 것을 말합니다. 여기서 중요한 것은 다른 사람은 문제가 없는 온도에서도 불편하고 생활하기가 불편하다는 것입니다. 그래서 냉증인 사람은 주변 환경과 상관없이 따뜻한 곳에 있어도 손발이나 허리가 차다는 느낌이 듭니다.

냉증은 남성보다 여성에게 많고, 가임기 여성뿐만 아니라 갱년기 여성에게도 많습니다. 갱년기에는 대개 얼굴이 달아오르는 느낌을 호소하는데, 반대로 얼굴 부위는 뜨겁고, 발과 다리 부분은 유독 냉감을 호소합니다. 이것을 상열하한증(上熱下寒證)이라고 합니다. 또 식은땀을 흘리거나, 어지럽거나, 머리가 무겁고 아프거나, 귀울림(이명)이나 심장 두근거림 등의 증상으로 불편합니다.

냉증은 체질적인 이유 또는 현재 건강상태나 생활환경 등에서 옵니다. 원인은 영양이 나쁘거나, 과로하거나, 몸이 차가워지는 직장에서 일하거나, 몸 전체의 저항력이 약하거나, 난소에서 호르몬이 불규칙하게 분비되기 때문입니다. 난소의 기능이 나쁘고, 월경이 불순하며, 일수나 양이 적은 사람은 자율신경 상태가 변해서 냉증이 됩니다.

사람의 몸은 자율신경(교감신경, 부교감신경)의 기능으로 혈관 확장과 수축이 일어나고 혈액을 순환시킵니다. 그런데 이 신경기능이 잘못되면 혈관이 불완전해져 머리의 혈관이 갑자기 확장되고, 머리에 혈액이 많이 모입니다. 그래서 얼굴이 달아오르고, 머리가 무겁고 아프며, 어지럼증을 느끼게 됩니다.

이렇게 머리의 혈관이 확장되면 손발의 혈관이 수축해서 혈액순환이 나빠지므로 손발의 냉증을 느낍니다. 자율신경의 기능이 잘못되면 단순히 얼굴이 달아오르거나 냉증뿐만 아니라 어깨 결림이나 변비를 일으키고 월경에도 이상이 생깁니다. 그러면 전신을 치료해야 합니다. 이런 사람은 영양을 충분히 섭취하고 적당히 운동해서 몸을 튼튼하게 만들어야 합니다.

특히 밖에서 일하는 여성은 적당히 휴식을 취하고, 가능한 한 햇볕을 쬐며, 혈액순환이 잘되도록 가벼운 운동을 해야 합니다. 그리고 규칙적으로 생활하고 충분히 자야 합니다. 마늘요법은 제1요법을 시행하면 도움이 많이 됩니다.

요통(腰痛, low back pain)

냉증이나 어깨 결림과 마찬가지로 요통도 여성에게 많은 질환입니다. 여성의 요통은 단지 허리 부위의 근육에 문제가 있는 것이 아니라 내부장기(특히 아랫배, 자궁, 난소 등)의 기능과 관련이 매우 큽니다. 그래서 내부장기의 건강 상태에 따라 통증 정도, 통증 부위가 다릅니다.

어떤 때는 생리를 시작할 때 아프고 어떤 때는 생리가 끝날 때 아픕니다. 어떤 때는 배란기에 아픕니다. 항상 같은 부위가 아프기도 하지만 여기저기 돌아다니면서 아프기도 합니다. 아랫배가 차가우면서 허리가 아픈 경우도 흔하고, 가만히 있다가 움직일 때 아픈 경우도 많습니다. 이는 모두 복부와 허리 주변의 근육이 무력하고 과도하게 수축되어 있기 때문입니다.

중요한 것 가운데 하나로, 자궁부속기에 문제(자궁근종, 난소낭종 등)가 있을 때 요통이 같이 올 수 있기 때문에 적절히 진찰을 받아야 합니다. 그러나 수술적 처치 대상이 아닌 여성의 요통은 많은 경우 마늘 제1요법이 도움이 됩니다.

갱년기 장애

갱년기 장애란 여성의 경우 난소의 기능이 떨어지면서 여성호르몬인 에스트로겐과 프로게스테론의 분비량이 적어져서 나타나는 신체 증상을 말합니다. 보통 49세경에 폐경되는데, 폐경을 중심으로 45~55세 사이를 갱년기라고 말합니다.

평생 여성의 몸 변화는 소아기, 사춘기, 성숙기, 갱년기, 노년기 5기로 나눌 수 있습니다. 이때 갱년기는 성숙기에서 노년기로 가는 시기입니다. 이 시기가 되면 난소의 활동이 둔해지고, 난소 호르몬 분비가 줄어들어 여성의 몸이나 신경에 여러 변화가 나타납니다. 즉 월경불순이 나타나고 피부가 윤기가 없어지면서 건조하고 거칠어집니다.

오십견이나 무릎 관절염과 같은 것도 갱년기 관절의 변화에 따른 것입니다. 혈액 내 총콜레스테롤 수치가 높아지고, 심혈관질환의 발병 확률도 높아지면서 골다공증이나 비만이 되기 쉽습니다.

갱년기에는 당연히 호르몬에 변화가 오기 때문에 갱년기는 누구나 겪는 과정입니다. 그러나 그 정도가 심해서 일상생활에 지장이 있으면 이것을 갱년기 장애라고 합니다. 이것은 신체만이 아니라 정신적 장애도 동반합니다.

신경의 장애로는 인내력이 없어지거나 작은 일에도 화를 내고, 기억력이 나빠지며, 우울해지거나 잠을 잘 잘 수 없습니다. 몸의 장애로는 얼굴이 달아오르고, 어지러우며, 두통, 이명 등을 생각할 수 있습니다. 그 밖에도 손끝이 근질근질하고 손발과 허리가 차가워지며 살이 찐다면 갱년기 장애의 전조입니다.

이것을 치료하려면 마늘 제1요법, 제2요법을 실시합니다. 냉증이 심할수록 효과가 좋습니다.

회충 등의 기생충증

한의사 한동하 박사의 마늘 건강 노하우!

장내 기생충은 인간과 같은 포유류를 숙주로 살아가기 때문에 항상 남아있을 수 있습니다. 물론 과거에 비해 기생충 감염률은 대폭 줄었지만 아직도 기생충은 발견됩니다.

2013년 국가 통계자료에 따르면 기생충 양성 감염자 수를 130만 명으로 추정합니다. 2004년 자료에 비하면 50만 명이 줄어든 수치입니다. 발견된 기생충은 대부분 간흡충, 요코가와흡충, 편충으로 전체 발견 기생충의 97.3%를 차지합니다.

1970~80년대에는 기생충 박멸사업을 국가적으로 했습니다. 초등학교에서 채변봉투를 이용해 기생충 검사를 했고, 구충약을 먹은 기억도 있습니다. 어쨌든 기생충 하면 떠오르는 촌충이 사라질 정도에 이른 것은 이러한 국가적 박멸사업의 결과라고 볼 수 있습니다. 하지만 아직도 회충이 발견되는 것은 웰빙과 관련해 인기 있는 무농약, 유기농 채소 때문일 것으로 생각합니다. 또 민물생선을 날로 먹으면 간흡충에 쉽게 감염됩니다. 남부지역의 흡충 감염률이 높은 이유는 민물생선을 회로 먹는 식습관 때문일 것입니다. 바다생선 또한 양식되면서 아니사키스 같은 생선에 기생하는 기생충 감염도 심심치 않게 보고되고 있습니다.

특히 우리나라 사람들은 생선을 날로 먹는 것을 좋아하기 때문에 바다생선에 의한 기생충 감염률이 전 세계적으로 높은 편에 속합니다. 가축류도 날로 먹거나 잘 익혀서 먹지 않으면 기생충에 감염될 수 있습니다. 건강 주스나 해독주스가 인기를 끌면서 생채소와 과일을 갈아서 마시는 것도 기생충 감염률이 어느 정도 유지되거나 높아지는 원인입니다.

요즘은 초등학교에서 기생충 검사를 하지 않지만 젊은 엄마들은 봄이면 어린 자녀에게 구충제를 먹이는 경우가 있습니다. 그런데 구충제만큼이나 구충효과가 뛰어난 것이 바로 마늘입니다. 마늘에 들어 있는 알리신과 같은 독특한 냄새를 내는 물질은 강력한 구충작용과 항균작용을 나타냅니다.

마늘은 식중독을 일으키는 황색포도상구균, 연쇄상구균, 대장균 등을 사멸시키고, 폐렴균과 캔디다균에도 항균효과를 나타냅니다. 그래서 러시아에서는 마늘을 '러시아 페니실린'이라고 했고, 제2차 세계대전에서도 마늘이 살균제로 사용되었습니다. 구충효과에 대해서는 이미 실험적으로 증명되고 있고, 민간에서도 마늘을 구충제로 많이 활용해왔습니다. 선충, 요충, 구충을 죽이는 효과가 있어 고대 이집트, 그리스, 로마, 인도 등에서도 기생충 예방약으로 사용했다고 합니다.

저자의 임상 경험

회충증이 심한 아이들의 부모와 상담한 뒤 해당 아이들에게 마늘 식사요법을 시작했습니다. 이 아이들은 안색이 나쁘고 손발이 보통 아이보다 가늘며 하복부만 부풀어 있었습니다.

여섯 살 A군이 식사요법을 시작하고 이틀 뒤 아침 배변에 회충이 많이 나온 것을 보고 어머니가 깜짝 놀랐습니다. 그 뒤 계속해서 마늘을 상용한 결과 그토록 나빴던 안색도 좋아지고, 가늘었던 몸에 살이 붙기 시작해서 놀라울 정도로 건강해졌습니다.

요충은 마늘즙으로 죽일 수 있습니다. 회충도 마늘 냄새 때문인지 맛 때문인지는 모르지만 마늘의 강렬한 냄새와 살균력을 견디지 못하고 소장에서 대장으로 달아납니다. 그런데 대장에는 영양분이 거의 없으므로 회충이 오래 살 수 없습니다. 마늘에는 배변작용도 있으므로 회충 제거에 효과가 있습니다.

○ **기생충 구제 마늘 응용법**

① 마늘 껍질을 벗긴 뒤 갈아서 거즈에 싼 다음 즙을 냅니다. 여기에 물 5배를 넣어 희석한 다음 관장하면 요충 구제에 효과가 좋습니다.

② 마늘즙에 생강즙을 조금 더한 뒤 설탕을 섞어서 이른 아침 공복에 술잔으로 한잔 마시면 회충을 구제합니다. 이때 물 두 잔을 마셔서 위 속을 희석합니다.

③ 하루 단식한 뒤 묽은 죽을 먹고 강판에 간 마늘을 오블라토에 싸서 물 세 컵과 함께 먹은 다음 배변을 합니다. 이것을 다음 날도 이어서 하면 십이지장충도 구제할 수 있습니다.

변비(便祕, constipation)

대변을 보는 데 불편한 경우를 통틀어서 변비라고 합니다. 예를 들면 대변을 볼 때 무리하게 힘을 줘야 하는 경우, 대변이 수분기가 없이 지나치게 딱딱하고 굳어 있는 경우, 대변을 보고 나서 남아 있는 후중함, 항문 주위의 폐색감, 일주일에 3회 미만의 대변 횟수는 모두 변비에 해당할 수 있습니다. 대부분 특별한 원인 질환 없이 단지 대변을 보기 힘든 기능성 변비입니다.

우리는 아프다거나 가렵거나 이상을 느끼면 바로 의사에게 달려가 진찰을 하고 약을 먹지만 아프지도 가렵지도 않은 병은 그냥 내버려둡니다. 변비가 바로 그렇습니다. 누울 정도는 아니지만 허리가 아프고 속이 불편하다는 이야기를 많이 합니다. 이런 증상이 실은 엄청난 결과를 초래하게 됩니다.

예부터 잘 먹고, 잘 자고, 잘 싸고, 잘 웃는 것이 건강의 기본이라고 했습니다. 주변에는 2~3일 정도가 아니라 일주일이나 배변을 하지 않아도 아무렇지 않은 사람이 상당히 많습니다. 변비는 현대인이 겪는 어려운 증상의 하나로, 배변을 하지 못하는 상태를 그대로 방치하면 반드시 여러 병을 초래하게 됩니다.

평상시 나쁜 음식을 먹는 것이 문제가 아니라 아무리 주의해서 먹어도 소화 · 흡수되지 않고 찌꺼기가 언제까지나 대장에 남아서 오랫동안 머물러 있다면 대개 독성작용을 나타냅니다. 밖으로 빠져나가야 할 노폐물이 빠져나가지 못하기 때문입니다. 이런 유해물이 몸속에 조금씩 흡수되면 급격한 변화는 나타나지 않지만 서서히 병이 생깁니다. 변비라고 해도 만성이 되면 무서운 병이라고 할 수 있습니다.

이런 사람일수록 두통이 있다거나 어깨가 결린다거나 공복감을 잘 느끼고, 어지럼증과 같은 증상이 있다고 호소합니다. 특히 혈압이 높은 사람 중 변비가 많고, 배변할 때 양의 많고 적음과 상관없이 힘이 들어가서 위험을 초래하는 일이 간혹 일어납니다. 자신은 힘을 주고 있다고 생각하지 못하는데 실제로는 상당히 힘을 주고 있습니다.

재래식 화장실에서 대변을 볼 때 특히 다리에 힘이 들어갑니다. 엉덩이 부분이 차가우면 혈행이 현저히 나빠져 혈압 상승을 불러오기 때문에 경화된 뇌 속의 가는 혈관 일부가 파손되어 뇌졸중을 일으키는 결과를 불러오기도 합니다. 평소 혈압이 높은 사람이 화장실에서 나오다가 쓰러졌다는 이야기를 듣는데, 이런 이유 때문입니다.

젊은 여성의 여드름도 변비와 관련이 있습니다. 내분비에 균형이 깨져서 생긴다는 설이 있고, 호르몬 치료법 등도 시도되고 있지만 내분비만이 아니라 간의 해독기능이나 대장의 노폐물 제거 기능과 관련이 있기 때문에 결국 변비와도 밀접한 관계가 있습니다.

변비에는 장의 운동이 둔해져 대변이 잘 나오지 않는 것과 장 일부가 좁아지거나 일부분에 경련이 일어나 대변이 시원하게 나오지 않는 것이 있습니다. 변비를 치료할 때는 약에 의존하지 않는 것이 가장 좋습니다. 변비라면 변비약을 먹거나 관장을 하는 것이 상식입니다. 변비약은 좋은 것도 있지만 남용하면 생각지도 못한 폐해가 동반될 수도 있습니다.

관장은 어린이가 변비일 때 하기도 하지만 어른은 가능한 한 하지 않는 것이 좋습니다. 관장을 상용하면 습관이 될 뿐 아니라 장의 점막을 자극해서 장염을 일으킬 위험이 있습니다.

상습변비인 사람은 매일 아침 식염수를 마시면 변통이 좋아지지만, 오랫동안 계속하면 고혈압이 되는 예도 있습니다. 이런 사람들은 소금물로 변통은 좋아졌지만 염분을 지나치게 섭취함으로써 아드레날린이 많이 분비됨에 따라 혈압이 올라가는 결과를 초래합니다.

고혈압인 사람은 특별히 주의해야 합니다. 차가운 우유를 마시거나 현미식을 해서 변통이 좋아지는 사람도 있는데 이는 증상이 가벼운 경우입니다. 변비약을 먹지 않고 매일 배변하는 것이 가장 좋은 일입니다.

저자의 임상 경험

약간 통통한 51세 부인이 혈색이 좋지 않았습니다. 식욕이 왕성하고 야채류를 즐겨 먹었지만 몇 년 전부터 5~7일에 한 번 배변할 정도였습니다. 그것도 매번 변비약을 먹어야 했습니다. 그러다 보니 나중에는 변비약도 보통의 양으로는 효과가 없어서 한꺼번에 많이 사용했습니다. 그러니 약을 먹은 다음 날에는 복통이 심했습니다. 과식을 하면 어깨가 결리고, 머리 · 얼굴 · 목 등이 심하게 가려웠으며, 언제부터인가 얼굴에 검버섯 같은 것이 생겼습니다. 이것도 모두 변통이 좋지 않기 때문입니다.

43세 남자는 위장이 약하고 변비가 있었습니다. 변비약을 먹으면 배가 심하게 아프고 일주일 정도 설사가 멈추지 않아서 쇠약해졌습니다. 때때로 관장을 하지만 토끼똥처럼 동글동글한 똥이 나왔습니다. 이제는 관장 습관이 생겨서 힘듭니다. 변비라고 하면 바로 변비약을 쓰고 싶지만 변비에도 여러 원인이 있고 다 같은 것이 아닙니다.

앞서 말한 51세 부인은 변비약에 너무 의존했습니다. 식욕이 왕성하니 식사 제한을 할 필요는 없지만 그래도 식사를 조금은 주의하는 것이 좋습니다. 고기류가 소화되면 찌꺼기가 적고 산성식품은 변비를 초래하기 때문에 필요 이상 섭취하지 않도록 주의해야 합니다.

생야채와 과일의 양을 늘리고 한천이나 다시마, 미역, 녹미채 등 섬유소가 풍부한 식품을 섭취해야 합니다. 그리고 씨앗류(들기름 등), 견과류(잣, 호두, 땅콩 등) 같은 지방은 변의 물리적 통과를 좋게 합니다.

우유 등은 영양적으로 수분이 풍부합니다. 간혹 찬 우유를 먹으면 변통이 잘되는 분들이 있는데, 그중에는 우유의 단백질(락토오스)을 소화하는 효소(락타아제)가 없어서 배가 아프면서 설사하는 경우가 있으니 좋은 방법이 아닙니다.

19세 미혼 여성은 어릴 적부터 변비였고 최근 들어 손을 쓸 수 없을 정도로 심해졌습니다. 악취 때문에 구역질을 느낄 정도였고, 변비약을 복용할 때마다 단것과 함께 코를 잡고 마셨습니다.

이렇게 고생하고 복용해도 일주일에 한 번 변통이 있었습니다. 음식을 조금만 먹어도 갑자기 위가 팽팽해지고, 밤에 잠을 잘 때는 호흡이 곤란해지기도 했습니다. 공복을 느끼는 적이 없을 정도로 대단히 불쾌한 상태가 이어졌습니다.

이 여성은 변비약 성분이 들어 있기는 했지만 일종의 설사를 일으키는 약을 먹었습니다. 변비약도 강하게 작용하는 것이 있으므로 용량을 주의해야 합니다. 오랫동안 쓰면 습관성 변비가 생기는 약도 있습니다. 그래서 나중에는 용량을 늘리지 않으면 효과가 없는 악순환에 빠지게 됩니다. 변비약 냄새가 역겨워진다는 것은 이미 그 약이 맞지 않는다는 증거입니다. 이 여성에게 약을 먹지 않는 대신 마늘 식사요법을 권했습니다. 그 결과 변비가 치료되어 하루하루 상쾌하게 보내고 있습니다.

변비는 특히 여성에게 많습니다. 동료 S씨의 젊은 부인은 출산한 뒤 변비가 심해서 식욕이 없고 두통에 구역질은 물론 비지땀까지 날 정도였습니다. 너무 힘들어 배를 가르고 싶다고 했습니다. 매일 해야 하는 쾌변을 하루만 못해도 우울해지는 경험을 한 사람들도 많을 것입니다. 그러니 3~4일 지속되는 변비는 생각만 해도 끔찍합니다. 부인은 체질적으로 변비가 매우 심했는데 대변을 한 번 보려면 10일 정도나 걸렸습니다.

체질적으로 변비인 사람은 매일 잠자기 전 반드시 마늘을 복용해야 합니다. 마늘 성분은 소화가 잘되게 하고 장의 운동을 촉진합니다. 위장부터 대장 기능까지 좋아지게 합니다. 이 부인은 마늘요법으로 위장도 튼튼해져 식사도 잘하게 되었고 변통이 잘되어 대변도 수월하게 보게 되었습니다. 그리고 여드름도 사라졌습니다.

세상에는 변비로 고생하는 사람이 많습니다. 변비는 인체에 매우 나쁜 증상(병) 중 하나입니다. 변비가 일주일이나 지속되면 식욕이 없어지고, 몸이 이유 없이 나른해지며, 식은땀이 나서 고생스럽습니다. 따라서 변비인 사람은 항상 힘듭니다. 안색이 나쁘고 젊은데도 생기가 없는 사람은 대개 변비 환자라고 봐도 될 정도입니다. 특히 젊은 여성에게는 미용에 아주 나쁘다고 할 수 있습니다.

변비를 치료하려면 하루 식사를 다섯 번에 나누어서 하고 식후에 마늘 제1요법에 따라 팥 크기 정도의 간 마늘을 물 석 잔과 함께 복용합니다. 마늘은 힘이 대단히 강하므로 복용량을 꼭 지켜야 합니다. 이렇게 하면 오랫동안 고생한 변비도 일주일 정도면 완치됩니다. 그런 다음에도 하루에 한 번 팥 크기의 마늘을 복용해야 합니다.

허약한 아이

허약한 아이는 넓은 의미로 명확한 병은 없으면서도 잔병치레가 잦고 건강하지도 않은 어린이를 말합니다. 선천적일 수도 있고 건강하게 태어났는데 후천적으로 건강관리가 잘못되어서 나타날 수도 있습니다. 그래서 감기에 잘 걸리고 중이염이나 폐렴으로도 합병증이 진행되는 등 감염이 쉽게 일어나고 잘 낫지 않습니다.

저자의 임상 경험 지인 중 허약한 아이를 데리고 고생하는 분이 있습니다. 아이가 병이 나면 자기가 대신 병을 앓고 싶다고 할 정도로 마음 아픈 나날을 보냈습니다. 장남과 장녀는 건강하게 자라는데 차남과 차녀는 해마다 감기에 걸리고 편도선이 부어서 장래가 걱정되고, 어떤 일이 있을지 걱정만 했습니다.

주변 사람들은 과보호해서 약해졌다고 했습니다. 이런 상태라면 체질 개선 또한 어려울 수 있습니다. 이런 허약한 자식을 둔 부모의 고생은 보통이 아닙니다.

앞에서 기술한 바와 같이 예민한 아이들에게는 간식으로 인스턴트식품이나 과자류를 주면 안 됩니다. 특히 설탕이 들어간 것은 체질을 약하게 만듭니다. 신선한 과일이나 야채류, 멸치나 뱅어처럼 뼈째 먹을 수 있는 작은 생선이 가장 좋습니다.

영양가가 많은 자연식품을 별다른 이상이 없는 한 제한하지 않고 골고루 주는 것이 좋습니다. 허약아는 위장이 약한 경우가 많아서 설사를 자주 하며, 예민하고 신경질적입니다. 위장을 튼튼하게 해서 잘 먹고, 영양소가 장에 완전히 흡수되어야 건강하게 자랍니다. 이런 아이들에게는 마늘을 제1요법, 제2요법으로 매일 끼니마다 먹여야 합니다.

치질(痔疾, hemorrhoids)

치질은 보통 항문에 생기는 질환을 통칭합니다. 가장 대표적인 것은 치핵과 치루입니다. 항문 주위에는 배변을 조절하는 근육과 혈관이 많이 모여 있는데, 심한 변비나 잘못된 배변습관으로 항문 주위의 혈관에 울혈이 생기고, 조직이 변성되면 항문 주위에 덩어리를 형성하게 됩니다.

항문 안쪽에 생기는 것을 내치핵이라고 하는데 힘을 주면 빠져나왔다가 다시 들어가기를 반복합니다. 심하면 계속 빠져나와 있고 통증이 심하며 괴사되기도 합니다. 외치핵은 항문 밖의 피부에 생긴 것으로 통증이 심하며, 혈관이 확장되고 피부가 늘어나 처져 있습니다. 대변을 볼 때 간혹 피가 보이는 것은 항문열상에 의한 것입니다. 항문열상도 변비나 치질과 밀접한 관련이 있는 증상의 하나입니다.

항문질환 중 치루는 항문선의 안쪽과 바깥 피부 사이에 터널이 생겨 고름 등의 분비물이 나오는 증상을 말합니다. 그런데 보통 치질 하면 치핵을 의미합니다.

증상이 가벼운 경우 배변습관을 교정하거나 변비를 치료하는 것만으로도 좋아집니다. 그러나 심한 경우 치핵을 묶어 괴사를 시킨 뒤 떨어뜨리는 방법이 있고, 적외선 응고법, 경화요법, 응고파괴

술, 절제술 등 수술적인 요법도 시행합니다.

예전에는 '세 사람만 모이면 치질 이야기'라고 할 정도로 치질로 고생하는 사람이 많았습니다. 은밀한 부위의 증상이기 때문에 남 몰래 고생하는 사람도 많습니다. 치질은 5m나 되는 긴 장(腸)의 가장 말단에 생기는 증상입니다. 치질이 되는 원인은 음식이 충분히 소화되지 않고 장까지 가서 무리하기 때문입니다. 치질을 치유하는 데 가장 중요한 기본은 소화가 잘된 음식을 잘 배변할 수 있게 하는 것입니다.

치질을 치료하려면 제1요법에 따라 마늘을 하루에 세 번 식사를 한 뒤 복용합니다. 이때 물을 3~4컵 마셔야 음식이 잘 소화됩니다. 그리고 다음과 같은 방법으로 환부에 제3요법을 행합니다.

치질 치료법에서 만든 판을 치질 환부에 약 5분간 올립니다. 잠시 후 치질 부분이 따뜻하게 느껴지기 시작합니다. 느낌이 전해지면 떼고 5분 기다렸다가 다시 5분간 올립니다.

이것을 여섯 번 정도 반복하면 판에 올린 마늘의 약효는 없어집니다. 이렇게 하루 한 번, 3일간 계속합니다. 목욕한 뒤 하면 가장 효과적입니다.

치핵은 목욕으로 데워진 다음이라야 효과가 있습니다. 반신욕이나 좌욕을 한 뒤에도 좋습니다. 이런 치료를 계속하는 사이에 치질인 피부는 정착해서 점점 완치되어갑니다. 그래서 첫 번째는 무리

이지만 두 번째부터는 조금이라도 일할 수 있게 됩니다.

판에 올리는 마늘의 두께는 25mm로, 원형 그대로 탈지면을 씌우고, 거즈를 감아서 간 마늘을 가능한 한 고정되도록 묶습니다. 특히 이 요법은 화상을 입을 수 있으므로 치질 치료법에서 기술한 대로 실행해야 합니다.

○ **치질 치료법**(제3요법)

① 두꺼운 종이를 그림과 같이 잘라서 긴 조각을 중심으로 짧은 조각을 붙입니다.

② 파인 부분을 셀로판테이프로 감습니다.

③ 셀로판테이프로 감은 파인 부분에 간 마늘을 올립니다.

④ 그 위를 탈지면으로 감싼 뒤 거즈를 감습니다.

⑤ 완성된 판을 환부에 댑니다(환부에 직접 마늘액이 닿지 않도록 주의합니다).

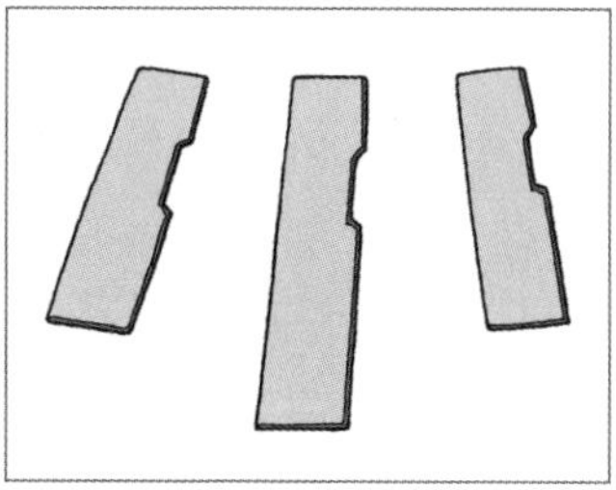

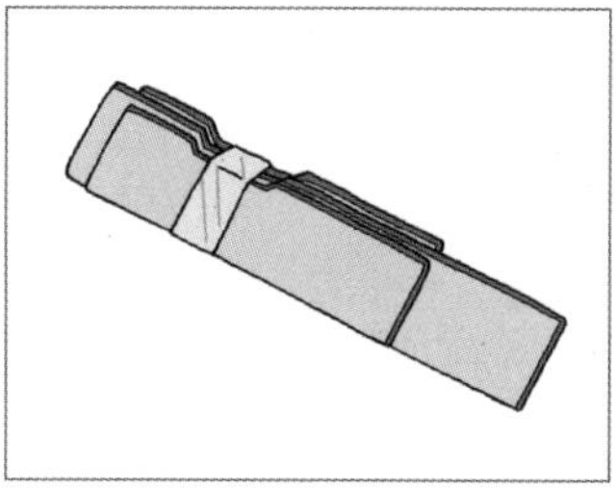

저자의 임상 경험

D씨는 우리 회사에 출입하는 용접사입니다. 매일 건강하게 출근하던 그가 하루는 치핵을 수술해야 해서 당분간 쉬어야 한다고 했습니다. 치질 수술은 엄청난 고통을 동반합니다. 그런데 수술하지 않고도 치유하는 방법이 있습니다. 마늘요법이라면 완치하기까지 3일이면 충분합니다. 그에게 수술하지 말라고 한 뒤 바로 치료를 실행시켰습니다.

마늘요법을 한 지 이틀째 되는 날 그는 아무렇지도 않은 얼굴로 회사에 나왔습니다. 만약 수술했다면 3주 정도는 움직이지 못했을 것입니다. 외과의는 수술을 좋아하는 것 같습니다. 비방 중 하나인 마늘요법은 자연의학의 위력을 보여주는 것입니다. 자연의학에 매스는 없습니다.

한 번은 항문열상으로 여성용 생리대를 대고 엉거주춤 걷는 한 사장에게 마늘요법 제1요법, 제3요법을 알려주었습니다. 항문열상은 항문 내부에 증상이 있어서 치료하기가 상당히 어렵고, 치핵보다 치유하기가 더 어렵다고 합니다. 일주일이 지나자 그에게서 생리대가 필요 없어졌다는 연락이 왔습니다. 이런 환부는 다른 사람의 손을 빌리기 어려운 곳이라 혼자 치유할 수 있어서 더 좋았다며 감사해했습니다.

종양(腫瘍, tumor), 육종(肉腫, sarcoma)

종양은 몸에서 세포 수가 병적으로 증식돼서 생리적으로 전혀 의미가 없는 조직덩어리를 만드는 것입니다. 크게 악성종양과 양성종양으로 구분하는데, 악성에는 암이나 육종이 있고, 양성에는 지방종, 섬유종, 근종, 선종 등이 있습니다.

체질적으로 몸에 종양이 많이 생기는 사람들도 있는데 이들은 대개 평소에 몸이 차거나 예민합니다. 기운이 발산되지 못하고 뭉치는 경향이라서 조직도 비정상적으로 뭉치고 종양이 만들어집니다.

종양은 면역과 밀접하게 관련되어 있습니다. 건강한 사람도 종양세포가 하루에 수천 개 만들어집니다. 그러면 정상적인 면역세포가 이것들을 날마다 쉬지 않고 제거합니다. 그러나 면역력에 문제가 생겨서 면역세포의 활성이 떨어지고 수가 줄어들게 되면 종양세포 수가 늘어나서 결국 덩어리를 형성합니다. 이 종양세포가 암세포라면 암이 됩니다. 따라서 면역력을 강화하고 면역세포를 활성화하는 것이 중요합니다.

면역력을 강화하는 방법은 바로 마늘을 먹는 것입니다. 마늘은 암세포의 성장을 억제하고 예방하는 데도 도움을 줍니다. 마늘에는 유기 게르마늄과 셀레늄이 함유되어 있기 때문입니다. 또한 마늘에서 독특한 냄새가 나게 하는 알리신은 다양한 암의 발병을 억제하고, 암세포를 제거하는 작용을 합니다. 이러한 효과를 얻으려면 마늘 제1요법으로 몸속의 독소를 제거하고, 혈액순환을 촉진해서 면역력을 높여야 합니다.

한의사 한동하 박사의 마늘 건강 노하우!

암은 병원에서 적절히 치료받으면서 마늘을 섭취하는 방법으로 도움을 받기를 권장합니다. 더욱 좋은 효과는 예방적 측면이지만 암을 이미 앓아 수술적 처치나 항암제 복용, 방사선 치료 등을 모두 마친 뒤 재발을 방지하는 차원에서 도움이 많이 될 것으로 생각합니다.

마늘의 효능, 알츠하이머·파킨슨병까지 예방한다!

〈더팩트〉, 이정진 기자

마늘의 효능이 관심을 높이고 있다. 마늘의 효능으로는 마늘 속 탄수화물이 알츠하이머병과 파킨슨병과 같은 노화와 관련된 신경계질환을 예방하는 것으로 드러났다.

미국 미주리대학교 연구팀은 영국 〈데일리메일〉에 'FruArg'로 알려진 마늘에서 파생한 탄수화물에 초점을 맞춰 연구를 진행한 결과를 밝혔다. 보도에 따르면 마늘의 효능은 환경 스트레스로 초래되는 뇌세포 손상을 억제할 뿐만 아니라 심지어는 역전시키기도 한다.

환경 스트레스는 노화 과정과 흡연, 공해, 외상성 뇌손상, 과도한 음주 등을 포함한다.

연구팀은 환경 스트레스가 있을 때 뇌세포 작용의 부산물로 일산화질소가 발생하는데, 이때 마늘에서 추출한 'FruArg'를 투여하면 일산화질소의 양이 줄어들면서 면역세포가 스트레스를 조절할 수 있다는 것을 알아냈다.

위 약한 사람 생마늘보다 익혀 먹어야, 암·심장병 등 예방에는 흑마늘이 특효

〈농민신문〉, 노현숙 기자

한국인과 떼려야 뗄 수 없고 미국 국립암연구소가 암 예방식품 중의 으뜸으로 꼽은 식품이 바로 마늘이다. 냄새 때문에 천대받던 마늘의 효능이 밝혀지고 건강에 좋다고 알려지면서 서양에서도 주목받는 식품이 됐다.

예부터 마늘은 맛과 향이 강해 스님이나 과거를 준비하는 사람에겐 금기시됐다. 마늘을 날로 먹으면 분심(성을 벌컥 내는 마음)이, 익혀 먹으면 음심(음탕한 마음)이 생긴다고 여겼기 때문이다.

실제로 마늘에 들어 있는 알리신 성분은 신진대사를 원활하게 해줄 뿐 아니라 생식샘을 자극해 성호르몬의 분비를 촉진한다. 이 때문에 한방에서는 대표적인 강정식품으로 간주하고 있다.

마늘은 열을 가하거나 숙성시키면 냄새를 유발하는 황화합물이 줄어든다. 열에 약한 수용성 비타민 B와 C가 감소하긴 하지만 암을 예방하고 노화방지에 효과가 있는 폴리페놀 등의 함량은 오히려 늘어난다. 보통 마늘은 입맛이 없거나 피로를 잘 느끼고 혈액순환이 잘 안 되는 사람에게 좋다.

건강식품인 마늘의 권장 섭취량이 정해져 있지는 않다. 많이 먹더라도 수

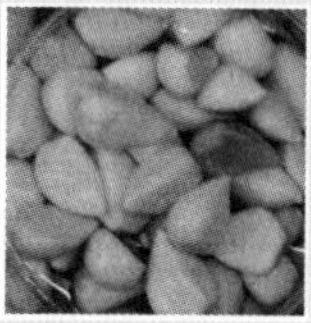
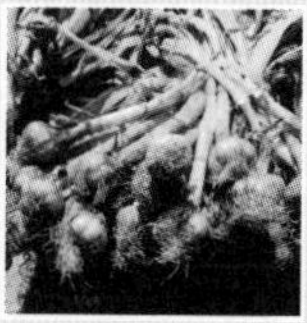

용성 성분이 많아 대부분 몸 밖으로 배출되기 때문에 별 부작용은 없다. 다만 생마늘의 경우 위에 자극을 주기 때문에 하루에 2~3쪽이 적당하다. 하지만 위가 약하거나 위장병이 있는 사람은 생마늘을 피하는 게 좋다. 마늘 보충제의 경우 마늘가루는 성인을 기준으로 하루 한 숟가락, 마늘환은 10~15개, 마늘즙 등은 1포 정도가 무난하다.

식품업체들이 흑마늘 음료 · 진액 등을 내놓고 있다. 흑마늘은 생마늘을 구운 뒤 40~90℃에서 20여 일간 자연 숙성 · 발효시킨 것으로 숙성과정에서 마늘 냄새가 줄고 과당함량이 늘어나 맛이 새콤달콤하다.

흑마늘은 일반 마늘에 비해 활성산소를 제거하는 항산화력이 무려 10배나 높다고 한다. 암 예방 · 콜레스테롤 저하 · 심장병 예방 기능이 일반 마늘에 비해 훨씬 높은 것으로 알려지고 있다. 또 일반 마늘에 없는 안토시아닌 성분도 많다. 안토시아닌은 인슐린 생성량을 증가시켜 심장병 · 암 등을 예방하는 데 효과가 있다.

마늘의 효능, 여름철 식중독 사멸

〈파이낸셜뉴스〉, 김아름 기자

마늘의 효능이 화제다. 마늘은 간에서 지방을 만드는 효소 활동을 막아 콜레스테롤 합성을 막는다. 또 다른 음식을 통해 몸에 들어온 콜레스테롤을 배설시켜준다. 따라서 마늘을 먹으면 혈중 콜레스테롤과 중성지질 농도를 감소시킬 수 있어 고지혈증, 동맥경화, 고혈압 등 혈관질환 치료에 도움이 된다.

여름에는 특히 마늘을 많이 먹는 게 좋다. 마늘은 식중독을 유발하는 황색포도상구균 · 연쇄구균 · 대장균 · 비브리오균 · 장염균 등을 사멸시키고, 폐렴균과 아구창캔디다균에도 항균효과가 있다. 마늘은 기생충 구제효과도 있는데, 선충 · 요충 · 구충을 죽이는 효과가 있어 고대 이집트 · 그리스 · 로마 · 인도 · 중국 등에서도 기생충 예방약으로 마늘을 사용했다고 기록돼 있다.

가장 주목받고 있는 마늘의 효능은 항암작용. 미국 국립암연구소는 마늘을 '최고의 항암식품'으로 꼽았다. 마늘 성분 중 유기성 게르마늄, 셀레늄 등이 암 억제와 예방을 해준다고 알려졌다. 식도암, 대장암, 유방암, 피부암, 구강암, 간암, 위암, 폐암 등에 마늘의 항암작용 효능도 입증됐다. 마늘 항암 성분은 수입산보다 국내산에 56배 더 들어 있다.

마늘은 조리하지 않고 생으로 먹으라는 의견도 있고, 반대로 익혀 먹어야

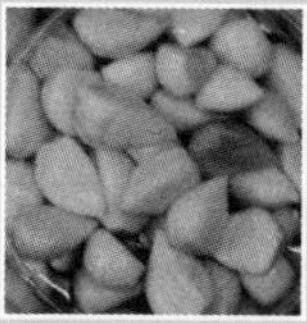
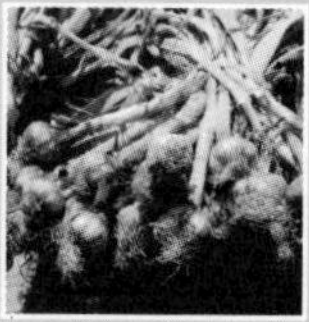

부작용을 최소화할 수 있다는 의견도 있다. 마늘의 효능을 높이기 위한 섭취법은 질환과 목적에 따라 섭취법을 달리하는 것이다. 혈관질환자는 아침과 저녁으로 익힌 마늘을 1쪽씩 먹는 게 적당하다. 3개월간 꾸준히 먹으면 혈중 콜레스테롤 수치를 낮춘다. 고혈압 환자는 아침저녁으로 익힌 마늘을 1쪽씩 먹는다.

생마늘 1쪽을 곱게 갈아 물에 타 마셔도 되고, 매운맛에 예민한 사람은 마늘장아찌를 만들어 먹는 것도 좋다. 당뇨병 환자는 밥 먹을 때마다 비타민 C 200mg 이상과 익힌 마늘을 1쪽씩 먹는다. 간질환자는 마늘장아찌나 익힌 마늘을 아침저녁으로 1쪽씩(하루 2쪽) 먹으면 좋다.

'마늘'은 최고의 항생물질

〈농민신문〉

김치는 물론이고 국, 찌개, 각종 나물 등 마늘이 들어가지 않는 음식을 찾아보기 힘들 정도로 한국 사람은 세계에서 마늘을 가장 많이 먹는 민족 중 하나다. 마늘의 한문 표기는 대산(大蒜). 오랑캐 땅에서 나는 풀이라서 호(葫)라고도 하고, 강하고 독특한 냄새 때문에 훈채(葷菜)라고도 한다. 중국 문헌에 보면 한나라 때 서역 지방을 탐험했던 장건이 마늘을 갖고 들어온 것이 중국에서 마늘을 재배하기 시작한 시초라고 한다. 그러나 우리나라에서는 단군신화에 마늘이 등장하는 것으로 미뤄 중국에서 전래되었다기보다 북방에 야생한 것을 예부터 보약으로 먹어온 것이 아닌가 싶다.

마늘의 성분 중 특히 약효가 있는 것은 알리인 · 스코르진 · 알리신 등 세 가지다. 알리신은 냄새를 가진 항세균 화합물로 마늘을 자르거나 빻을 때 생성된다.

1994년에 화학자 체스터 카바리토는 마늘의 냄새를 내는 화합물인 알리신을 분리하여 그것이 항생물질임을 알아냈다. 여러 차례 실험에서 마늘이 페니실린이나 테트라사이클린보다도 강력하다는 것이 밝혀졌다. 수백 건의 연구에서 마늘이 보툴리누스 식중독, 결핵, 설사, 포도상구균증, 티푸스 등 다양한

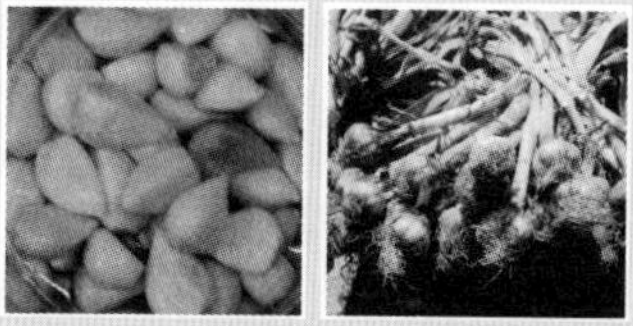

질병을 퍼뜨리는 광범위한 미생물에 대한 항생물질임이 확인되었다. 현재까지 마늘이 억제하는 미생물은 70여 종이 밝혀져 있다.

많은 나라가 마늘을 항생물질로 사용하는 것을 법적으로 허용하고 있다. 러시아에서는 마늘을 '러시아의 페니실린'으로 부르며 인플루엔자 박멸을 위해 정부가 500톤이나 수입하기도 했다. 알리신은 지질의 산화를 막는 항산화기능도 한다. 또 나쁜 지질인 LDL과 중성지방을 낮춰주고, 좋은 지질인 HDL은 올려주며, 혈액순환을 원활하게 해 혈압을 내리는 효과도 있다. 그래서 심혈관질환에 이로운 대표적인 식품을 꼽을 때 마늘을 빼놓을 수 없다.

많은 사람이 마늘을 생으로 먹는 것과 구워서 먹는 것 중 어느 것이 더 효과가 있는지 궁금해 한다. 세균을 죽이고 면역기능을 높이며 여러 생리활성 효과를 나타내는 데는 생마늘이 효과가 있다. 하지만 위가 약해 자극성이 강한 생마늘을 삼가야 할 사람은 익혀서 먹어도 어느 정도 효과를 볼 수 있다.

이처럼 마늘은 유용한 식품이지만 강한 냄새로 인해 불쾌감을 줄 때가 많다. 마늘의 냄새를 완전히 제거하는 것은 쉽지 않으나 어느 정도는 없앨 수 있고, 요즘은 냄새가 적은 마늘도 생산되고 있다. 땅콩이나 껌 혹은 우유를 마시거나 김을 먹으면 마늘의 냄새를 어느 정도 약화시킬 수 있다.

6장 마늘 활용법

장아찌에 벌레가 생기지 않게 한다

여러 가지 재료로 장아찌를 만드는데 여름에는 간을 맞추기가 어렵고 조금이라도 달면 반드시 벌레가 번식합니다. 어렵게 만든 장아찌에 벌레가 한 마리라도 생기면 먹고 싶은 마음이 싹 사라집니다.

이때 방법이 있습니다. 된장으로 장아찌를 담글 때 된장에 껍질 벗긴 마늘 하나를 넣어두면 됩니다. 이 경우 2~3일이 지나면 효력이 없어지므로 새로운 마늘로 바꾸어야 합니다. 이렇게 하면 벌레가 절대로 생기지 않습니다. 마늘을 사용했다고 해서 장아찌에 마늘 냄새가 배지는 않습니다.

마늘술을 담근다

껍질 벗긴 마늘 30쪽 정도를 잘 씻어 말려서 물기를 없애고 과실주 담그는 요령으로 용기에 담습니다. 그 위에 설탕 600g, 담금용 소주(35도짜리) 1.8리터를 붓습니다. 두 달 정도 어두운 곳에 두면 마실 수 있지만 충분히 숙성시키려면 넉 달쯤 두어야 합니다. 냄새가 강한 것은 약효와 상관관계가 있으므로 너무 신경 쓰지 않아도 됩니다. 완성되면 옅은 황색으로, 특유의 강한 냄새가 남지만 약주로서 효용 범위가 매우 넓고 만능의 신약이라고 할 수 있습니다.

마늘술을 그냥 마시기보다는 다른 과일주와 칵테일을 하는 것이 풍미도 있고 좋습니다. 마늘술은 스코루지닌, 알릴, 알리신, 알리티아민 등을 함유하고 있습니다. 예부터 보정, 강장, 신경안정, 건위, 이뇨, 몸을 데우는 등 우수한 약효가 알려져 있습니다.

저항력을 키운다

저항요법이란 몸을 강건하게 해서 병에 걸리지 않게 하는 것입니다. 같은 조건에서 생활해도 병에 걸리는 사람과 그렇지 않은 사람이 있습니다. 이른바 저항력이 강한 사람은 병에 걸리지 않고 저항력이 약한 사람은 병에 걸린다고 생각할 수도 있습니다. 같은 음식을 먹어도 저항력이 있는 사람은 중독되지 않고 저항력이 없는 사람은 중독되는 결과가 나옵니다. 병에 대한 저항력을 얻기 위해서는 어떻게 해야 할까요?

마늘을 매일 날로 먹는 것이 효과가 가장 좋습니다. 마늘은 어떻게든 생으로 먹는 것이 가장 좋습니다. 마늘의 독특한 냄새 걱정 없이 복용이 가능한 마늘 제1요법을 사용하는 것입니다. 바쁘게 사는 현대인은 운동량이 부족하고 영양분도 충분히 섭취하지 못할 수 있는데, 이때도 마늘 제1요법으로 건강을 지킬 수 있습니다.

마늘종, 대사증후군 개선 효과

〈연합뉴스〉, 신영근 기자

마늘의 싹인 마늘종에 대사증후군 개선 효능이 있는 것으로 나타났다. 농촌진흥청은 동물 실험을 통해 고혈압과 복부 비만, 고지혈증, 당뇨 등 여러 신진대사 관련 질환이 한꺼번에 발생하는 대사증후군 개선에 마늘종이 효과적임을 입증했다고 밝혔다.

농진청은 지방이 많은 먹이를 먹여 비만을 유도한 생쥐를 대상으로 4주 동안 체중 1㎏당 250㎎의 분말화한 마늘종 추출물을 먹였다. 마늘종 추출물을 먹은 쥐는 먹지 않은 쥐와 비교해 체중은 9.6%, 복부 지방세포 크기는 38% 줄었다. 또 혈중 총콜레스테롤은 19.6%가 줄었고 공복 혈당 역시 20% 이상 감소한 것으로 나타났다. 간의 중성지질은 26%, 콜레스테롤 농도는 17%까지 줄어 간 조직 내 지방 축적을 마늘종 추출물이 막아줬다.

농진청은 이번 연구 결과를 영국의 학술전문지 〈식품 농업 과학 저널〉 인터넷 홈페이지에 게재했으며 분말화한 마늘종 추출물의 특허 출원도 완료했다. 농진청은 추가 연구를 통해 마늘종의 어떤 성분이 대사증후군에 관여하는지 밝혀낼 계획이다.

겉껍질 잘 말라 제 빛깔 나고 인편의 크기 일정한 게 좋아

〈농민신문〉

한국인이 음식을 만들 때 빠뜨리지 않는 양념이 마늘이다. 음식의 고유한 맛을 내는 데 꼭 필요한 마늘은 손질과 보관이 무엇보다 중요하다. 한 알도 허투루 할 수 없는 귀중한 마늘. 어떤 걸 고르고 어떻게 손질해 보관하면 좋을지 그 비법을 알아본다.

통마늘을 좀 더 오래 보관하려면 양파자루에 담은 뒤 신문지 등에 싸서 플라스틱 용기에 넣어 냉장보관해야 한다.

마늘을 고르는 요령과 손질법

땅속의 줄기가 변해서 된 마늘은 다른 채소와 달리 여러 층의 껍질이 감싸고 있다. 모든 인편을 감싸는 겉껍질은 은은한 흰 빛깔을 띤다. 마늘 인편 하나하나를 감싸는 속껍질은 붉은 빛깔이고, 그 속에 투명한 막의 껍질이 마늘을 보호하는 구조다.

마늘을 고를 때는 겉껍질이 잘 말라 제 빛깔이 나고, 인편의 크기가 일정한 것이 좋다. 너무 가볍거나 속이 빈 것, 싹이 난 것은 맛이 덜할 수 있으므로 주

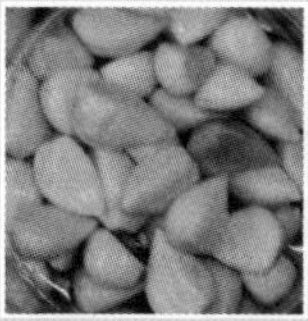
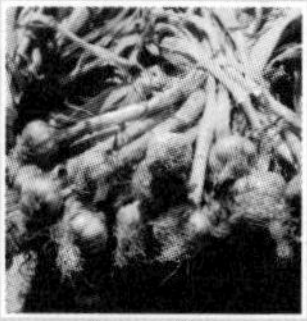

의한다. 또 뿌리를 잡아당겼을 때 밑이 쏙 빠지는 것은 오래됐거나 바이러스에 감염된 것일 수 있다.

구입한 마늘은 가능한 한 주대와 잔뿌리를 없애는 게 좋다. 오염원을 차단해 오랫동안 품질을 보존할 수 있기 때문이다.

통마늘은 뿌리 부분을 적당히 자른 다음 접시에 담아 전자레인지에서 20초 동안 가열하면 껍질을 쉽게 벗길 수 있다. 통마늘을 하나씩 분리해 물에 담가 뒀다가 끝 부분을 자르고 문질러도 껍질이 잘 벗겨진다.

보관법에 따라 신선도는 천차만별

마늘은 보관 방법에 따라 품질 차이가 크게 난다. 보통 통마늘은 제대로 말린 다음 그물 자루에 넣어 바람이 잘 통하는 응달진 곳에 매달아두면 2개월가량 보관할 수 있다. 통마늘을 보다 안전하게 보관하고자 한다면 저장고의 습도는 70~75%, 온도는 0~2℃로 맞추면 된다. 이때 주대를 제거한 마늘을 양파자루에 담은 뒤 신문지 등에 싸서 플라스틱 용기에 넣어 냉장보관하면 1년 가까이 품질이 그대로 유지된다. 다만 비닐봉지에 담아 완선히 밀폐해 보관하면 마늘이 호흡을 할 수 없어 썩을 수 있다. 통마늘과 달리 깐마늘은 비닐에 담아 밀봉해서 냉동실에 보관해도 괜찮다.

마늘 먹은 피부 '탱탱'

〈농민신문〉

'마늘, 피부에 양보하세요.' 하지만 마늘즙을 그대로 피부에 발랐다간 피부염을 유발할 수도 있다. 꿀이나 오일 등 주변에서 손쉽게 구할 수 있는 재료와 마늘을 혼합해 자극은 적고 미용엔 좋은 '마늘피부용품'을 만들어보자.

마늘팩

병에 꿀을 넣고 얇게 썬 마늘을 3일 정도 재우면 하얀 진액이 나와 병 위쪽에 뜬다. 이것만을 따로 건져내 팩으로 써도 되고 그대로 꿀과 섞어 써도 된다. 다만 얼굴에 바른 후 10분 이내에 미지근한 물로 씻어내야 피부 트러블이 생기지 않는다. 마늘팩은 노폐물 배출을 원활히 해 피부를 탄력 있게 하고, 멜라닌 색소의 침착을 막아 피부를 밝게 가꾸어준다.

마늘오일

마늘가루를 사거나 마늘을 저며 말린 후 곱게 간다. 준비한 마늘가루와 피부노화 방지에 좋은 해바라기씨유를 1 대 9의 비율로 섞는다. 이를 2주간 숙성시키면 훌륭한 보디오일로 변한다. 목욕 후 전신에 바르면 피부 속 수분이

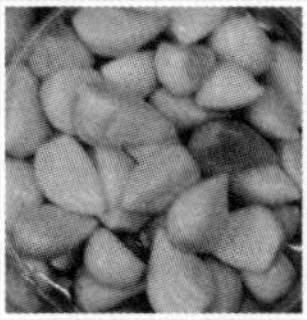 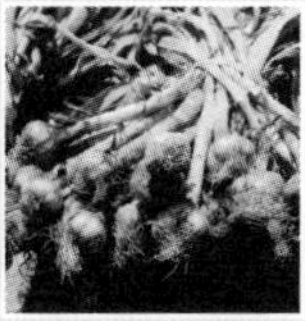

달아나는 것을 막고, 탈모가 있는 건성 두피에 바르고 지압하면 수분 유지는 물론 혈액순환을 촉진시켜 모발 성장에도 도움을 준다.

마늘화장수

피부에 좋은 마늘을 매일같이 바르기에는 화장수만 한 게 없다. 껍질을 벗겨 깨끗이 손질한 마늘과 레몬을 소주에 6개월간 담그면 마늘과 레몬의 성분이 소주에 스며든다. 이후 마늘과 레몬은 건져내고 남은 액체만 끓여 알코올을 날리면 마늘화장수가 된다. 마늘화장수를 평소 바르던 크림과 섞어 써도 좋다.

마늘입욕제

마늘 10쪽을 찜통에 넣고 완전히 흐물흐물해질 정도로 찐 후 면주머니에 담자. 이를 따뜻한 물을 채운 욕조에 넣고 몸을 담그면 피부 미용에 좋고 피로 해소에도 그만이다. 마늘입욕제는 여성들이 걸리기 쉬운 냉증이나 요즘 아이들에게 잦은 아토피 치료에도 도움이 된다.

흑마늘, 전기밥솥 보온으로 일주일씩 2회 숙성

〈농민신문〉

"참 좋은데, 정말 좋은데, 만들 방법이 없네." 즐겨 먹던 마늘 건강식품을 이번 기회에 직접 만들어보는 건 어떨까. 크게 품 안 들이고 조리해 가정이나 직장에서 간편히 즐길 수 있는 방법을 알아봤다.

흑마늘

통마늘째로 사용하되, 대와 뿌리 부분은 잘라내고 껍질은 한 겹 정도만 벗긴다. 물에 씻거나 불려서 다듬으면 숙성 중에 물러지니 주의한다. 전기밥솥에 마늘대나 채반을 깔고 손질한 마늘을 채운 다음 밥솥을 보온으로 설정하고 일주일 동안 숙성시킨다. 이때 중간에 뚜껑을 열지 않는 게 좋다. 일주일 뒤 반쯤 숙성된 마늘을 꺼내 하루 이틀 선선한 곳에서 건조하고 다시 일주일을 숙성시킨다. 이후 다시 말리면 쌉쌀하고 쫀득쫀득한 흑마늘이 된다.

마늘꿀

깐마늘이 물렁물렁해질 때까지 약한 불로 천천히 삶는다. 삶은 물은 버린 후 마늘이 절반가량 잠길 정도로 꿀을 붓고 주걱으로 저으면서 다시 끓인다.

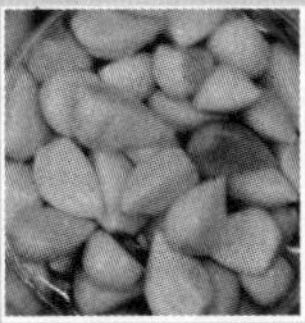 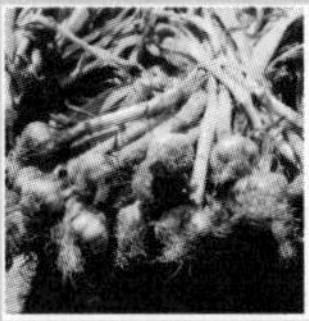

마늘이 부드러운 크림처럼 변하면 용기에 옮겨 담고 식힌다. 일주일 동안 숙성시킨 뒤 뜨거운 물에 1큰술씩 타서 차로 마시면 피로해소와 피부미용에 좋다.

마늘잼

깐마늘을 물과 함께 냄비에 넣고 30분간 끓이되 뚜껑을 닫아야 매운 향이 집 안에 가득 차지 않는다. 이후 물을 따라내 버리고 프락토올리고당이나 설탕을 적당량 넣고 약불에 졸이면 달콤한 마늘잼이 완성된다. 취향에 따라 레몬주스나 사과과즙 등을 첨가해 향과 맛을 더해도 좋다. 너무 묽을 경우 푸딩을 만들 때 쓰는 한천가루를 첨가하자.

마늘커피

기름을 두르지 않은 프라이팬에 얇게 저민 마늘을 올리고 약한 불에 굽듯이 볶다가 짙은 갈색을 띠면 불을 끈다. 이렇게 볶은 마늘을 곱게 갈면 커피가루와 흡사해진다. 가루를 뜨거운 물에 타 마시면 색은 물론이고 향도 구수해 커피를 마시는 듯한 분위기를 낼 수 있다.

에필로그

지금까지 증상에 따른 마늘의 효능을 자세히 설명했습니다. 마늘요법의 첫 번째 장점은 마늘을 먹어도 냄새가 안 나서 다른 사람에게 민폐를 끼치지 않는다는 것입니다. 두 번째 장점도 된장에 담그면 마늘 냄새가 된장 속으로 흡수되어 역시 다른 사람에게 민폐를 끼치지 않는다는 것입니다. 게다가 마늘은 누구라도 손쉽게 구할 수 있으니 마늘요법을 시도하는 것이 어렵지 않을 것입니다.

마늘요법은 실제 환자를 대상으로 한 것입니다. 마늘을 복용했다고 다른 병이 생기거나 하는 일은 없습니다. 마늘요법이라는 것을 잘 생각하면 환자 자신이 의사이고 약제사이고 간호사입니다. 제약회사이기도 합니다. 자기가 자기 몸을 진찰하고 약을 처방할 수 있으므로, 다른 사람의 도움이 필요 없습니다. 모든 과정을 혼자서 할 수 있는 멋진 치료법입니다.

최근 병의 종류도 많아지고 그만큼 약의 종류도 매우 많습니다.

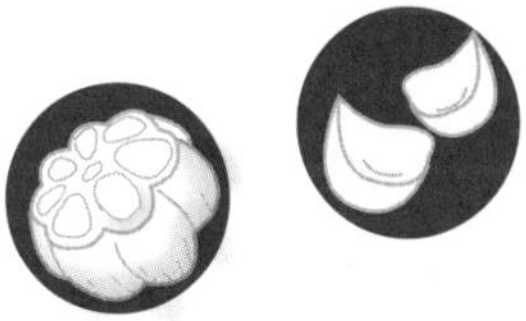

하지만 이런 약 중에는 항생물질을 이용한 것이 많아서 신체에 부작용을 일으키는 예도 많다고 들었습니다.

어릴 적 먹었던 맛있는 쌀의 맛을 기억하고 있지만 지금은 그런 쌀을 어디서도 구할 수 없습니다. 우리가 어렸을 때의 비료는 퇴비, 말똥 등 식물성이 많았으므로 쌀이 맛있었다고 생각합니다. 그러나 현재는 화학비료가 주역이라서 쌀 생산량은 많아졌지만 쌀의 질이 떨어진 것이 사실입니다. 옛날 쌀을 먹어본 사람들은 잘 아는 사실입니다.

의학은 독일의학에서 미국의학으로 옮겨가고 있습니다. 요법도 국부적으로 치료하는 것으로, 인간의 몸을 부위별로 나누어 약을 쓰기 때문에 폐해가 많아졌다고 생각합니다.

마늘요법은 몸을 하나로 보고 치유하는 것입니다. 또한 식물성이라서 폐해도 없고 하나의 요소가 위, 장, 간장, 심장을 거쳐 동맥에서 모세관에 이르기까지 영향을 미쳐서 몸 전체가 완전히 원 상태로 돌아옵니다.

인간의 심리는 참 묘해서 바쁠 때는 가능한 한 빨리 일을 처리하고 마음의 여유, 시간의 여유도 만들지만 한가로울 때는 허접한 일에 마음이 분산되어 여유가 없어지는 법입니다. 조금 큰 걱정거리가 생기면 지금까지의 작은 걱정거리가 사라지고, 걱정이 없는 사람은 하찮은 걱정거리를 찾아서 항상 걱정하는 것 같습니다.

여유가 없다고 마늘요법을 게을리하는 것을 이해할 수 없습니다. 그런 사람일수록 쓸데없이 보내는 시간이 많습니다. 마늘요법을 시행했다면 이럴까 저럴까 걱정할 필요도 없습니다.

앞에서도 말한 바와 같이 인체실험으로 연구하고 경험과 실증으로 기록한 것입니다. 병의 전조가 있는 분은 반드시 복용하고 내 몸을 위해서, 가족을 위해서 좋은 성을 쌓아 행복한 일생을 보내길

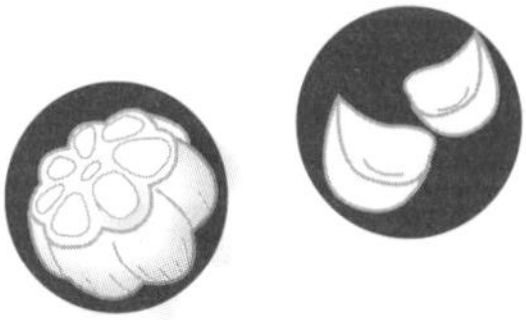

진정으로 바랍니다.

한방요법은 병을 잘 치유하지만 그 약효를 과학적으로 증명하는 이론이 서지 않아 현대 의학자들은 비과학적이라고 배척합니다. 그래도 오랜 경험은 존중되어야 합니다.

우리는 다년간 연구에 몰두하고 병으로 고생하는 많은 사람을 도왔습니다. 많은 양약 중에서도 실제로 80% 이상 효과를 기대할 수 있는 약은 열 손가락에 들 정도라고 합니다. 수많은 한약재 중에서도 효능이 확실한 것은 그다지 많지 않습니다. 특히 독소가 있거나 사용법, 분량배합 등에 따라 효과가 바뀌기 때문에 일반인이 사용해도 실패가 없는 확실한 약은 그다지 많지 않습니다.

그러나 경험상 화학의 힘으로 천연물을 분해해서 만든 약보다 천연물 자체의 약이 효과가 확실하다는 것을 확신합니다. 인간의 병은 천연물로 치유되도록 만들어졌습니다.

한 가지 주의할 점은 반드시 항목에 따른 복용량, 복용 방법 등은 이 책에서 설명한 대로 실행해야 한다는 것입니다.

마지막으로 지금까지 소개한 모든 방법은 실증경험에 따른 것이니 안심하고 시도해보기 바랍니다. 세상의 모든 병은 마늘요법으로 치유할 수 있다고 확신합니다.

옮긴이의 글

그동안 중앙생활사에서 많은 책을 번역했다. 반신욕에서 시작해서 몬스터 식품에 이르기까지 그 수도 많지만 내용도 다양했다. 모두 하나같이 건강, 더 나아가 우리 삶을 윤택하게 하는 유익한 내용이 담겨 있었다. 책을 번역하면서도 내 몸을 다시 생각하고 가족의 건강을 챙기는 기회가 되어 감사하게 생각하면서 작업했다.

가토 요시오 선생의《내 몸을 살리는 기적의 마늘 동의보감》역시 예외가 아니었다. 마늘은 우리에게 특별한 먹거리가 아니다. 마늘은 식탁에 오르는 모든 음식에 들어간다. 그러다 보니 그 효능을 간과하는 부분이 있다.

마늘이 항균작용이 있고 고혈압, 당뇨병, 간장질환, 위장병 등에 효능이 있으며 암의 예방과 치료에도 도움이 된다는 사실은 널리 알려져 있다. 그럼에도 마늘에 대해서 우리가 참고할 수 있는 책이 많지 않은 것은 마늘이 우리 생활에 깊이 들어와 있기 때문일 것이다.

이 책을 통해 독자들이 우리가 항상 곁에 두고 즐겨 먹는 먹거리 마늘에 대해 다시 한 번 생각해보고 가족의 건강을 챙기는 기회가 되기를 바란다.

고선윤

참고문헌

- 김미리, 《마늘, 내 몸을 살린다》, 한언, 2009.
- 류병호, 《마늘, 제대로 알고 먹자》, 삼호미디어, 2008.
- 박홍현 · 이영남 · 이경희 · 김태희, 《마늘의 세계》, 도서출판 효일, 2004.
- 손숙미 · 임현숙 · 김정희 · 이종호 · 성정숙 · 손정민, 《임상 영양학》, 교문사, 2011.
- 이승환, 《웰빙식품 마늘 건강법》, 도서출판 청연, 2007.
- 전희정, 《전희정 교수의 마늘 이야기》, 지구문화사, 2002.
- 정동효, 《마늘의 과학》, 월드사이언스, 2005.
- Joan Wilen & Lydia Wilen, *Garlic Nature's Super Healer*, 1997.

중앙생활사 Joongang Life Publishing Co.
중앙경제평론사 | 중앙에듀북스 Joongang Economy Publishing Co./Joongang Edubooks Publishing Co.

중앙생활사는 건강한 생활, 행복한 삶을 일군다는 신념 아래 설립된 건강 · 실용서 전문 출판사로서
치열한 생존경쟁에 심신이 지친 현대인에게 건강과 생활의 지혜를 주는 책을 발간하고 있습니다.

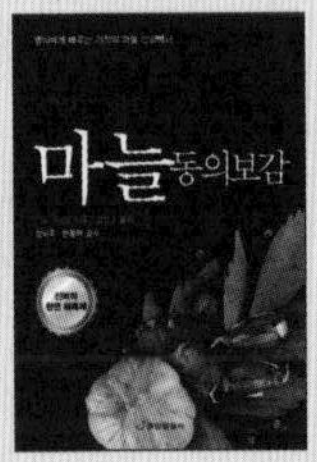

질병을 치료하는 **마늘 동의보감**

초판 1쇄 인쇄 | 2016년 7월 13일
초판 1쇄 발행 | 2016년 7월 18일

지은이 | 가토 요시오(加藤義雄)
옮긴이 | 고선윤(Sunyun Ko)
감 수 | 성낙주(Nakju Sung) · 한동하(Dongha Han)
펴낸이 | 최점옥(Jeomog Choi)
펴낸곳 | 중앙생활사(Joongang Life Publishing Co.)

대 표 | 김용주
책임편집 | 이상희
본문디자인 | 박근영

출력 | 현문자현 종이 | 한솔PNS 인쇄 · 제본 | 현문자현

잘못된 책은 구입한 서점에서 교환해드립니다.
가격은 표지 뒷면에 있습니다.

ISBN 978-89-6141-183-7(03510)

원서명 | 知られざる霊薬 - 臭くないニンニク療法

등록 | 1999년 1월 16일 제2-2730호
주소 | ㊐04590 서울시 중구 다산로20길 5(신당4동 340-128) 중앙빌딩
전화 | (02)2253-4463(代) 팩스 | (02)2253-7988
홈페이지 | www.japub.co.kr 블로그 | http://blog.naver.com/japub
페이스북 | https://www.facebook.com/japub.co.kr 이메일 | japub@naver.com
♣ 중앙생활사는 중앙경제평론사 · 중앙에듀북스와 자매회사입니다.

※ 이 도서의 국립중앙도서관 출판시도서목록(CIP)은 서지정보유통지원시스템 홈페이지(http://seoji.nl.go.kr)와
국가자료공동목록시스템(http://www.nl.go.kr/kolisnet)에서 이용하실 수 있습니다.(CIP제어번호:CIP2016015347)